Christoph Seidler, Michael J. Froese (Hg.)
Traumatisierungen in (Ost-)Deutschland

»Psyche und Gesellschaft«
Herausgegeben von Johann August Schülein
und Hans-Jürgen Wirth

Christoph Seidler, Michael J. Froese (Hg.)

Traumatisierungen in (Ost-)Deutschland

Mit einem Vorwort von Carl Nedelmann

Mit Beiträgen von
Dorothee Adam-Lauterbach,
Karl-Heinz Bomberg, Inge Brüll,
Christa Ecke, Mario Erdheim, Michael J. Froese,
Frank-Andreas Horzetzky, Wolfgang Kruska,
Christina Matthé, Christoph Seidler,
Annette Simon, Astrid Wahlstab
und Lutz Wohlrab

Erweiterte Neuauflage

Psychosozial-Verlag

Bibliografische Information der Deutschen Nationalbibliothek
Die Deutsche Nationalbibliothek verzeichnet diese Publikation
in der Deutschen Nationalbibliografie; detaillierte bibliografische Daten
sind im Internet über <http://dnb.d-nb.de> abrufbar.

Erweiterte Neuauflage der Ausgabe von 2006 (Psychosozial-Verlag)

Walltorstr. 10, D-35390 Gießen.
E-Mail: info@psychosozial-verlag.de
www.psychosozial-verlag.de

Umschlagabbildung: Gudrun Olthoff: »Kopf« von 1976

Umschlaggestaltung & Satz: Hanspeter Ludwig, Gießen
www.imaginary-art.net
ISBN 978-3-8379-2011-6

Inhalt

Vorwort

Sechzehn Jahre nach der Wende, am Wochenende nach dem 9. November 2005, veranstaltete das Ost-Berliner Psychoanalytische Institut eine Arbeitstagung zum Thema: »Traumatisierung in der Geschichte und Gegenwart (Ost-)Deutschlands«. »Arbeitstagungen«, steht im Einleitungstext des Programms, »haben bei uns Tradition, diese ist unsere vierte. Zunächst ging es um unsere Wege zur Psychoanalyse, dann um die multi-kulturellen Übergangsphänomene, schließlich um die Biografien. Nun sind wir folgerichtig bei den Themen angelangt, die am schwersten zu bearbeiten sind, weil die Annäherung an so viel Schmerz, Wut, Scham, Schuld und Trauer alle Widerstände mobilisiert.«

Der psychohistorische Gesichtspunkt rückt in den Vordergrund, wenn in psychoanalytischen Behandlungen Folgen von Traumatisierungen historischen Ausmaßes zu bearbeiten sind. Dann wird die Geschichte zur wichtigen Hilfswissenschaft. Hillel Klein, einer der Großen unter den Psychoanalytikern, die die Shoah erforschten, hat immer wieder auf die Geschichte verwiesen (s. Klein 2003). Es stellt uns vor die doppelte Aufgabe, nicht nur mit den Folgen der Traumatisierungen unserer Patienten, sondern auch mit den Folgen unserer eigenen Traumatisierungen zurechtzukommen.

Zur Last des Nationalsozialismus kommt im Osten die Last der SED-Diktatur hinzu. Verfolgungsangst verhinderte öffentliche Kritik. Das hatte Rückwirkungen auf das Wahrnehmungssystem. Was nicht öffentlich zur Sprache kommt, verfällt leichter der Verleugnung. Daher »war die DDR eine Gesellschaft, die sich selbst nicht kannte« (Simon 2000, S. 261).

Die Arbeitstagung diente der Verständigung der Kollegen im Osten untereinander und richtete sich zugleich an die Kollegen aus dem Westen. Die Einladung erging an viele – aber nur vier Kollegen aus dem Westen kamen. Solches Desinteresse weist auf einen Mangel an Anerkennung hin und wird im Osten mit Enttäuschung wahrgenommen. Umso mehr ist dieser zweiten Auflage des Tagungsbandes auch im Westen Erfolg zu wünschen.

Warum ich um das Vorwort gebeten wurde, hängt mit der Geschichte meiner Beziehung zum Osten zusammen. Es ist eine Geschichte, die in der letzten Augustwoche des Jahres 1961, zwei Wochen nach Beginn des Baus der Berliner Mauer begann. Damals war ich zum ersten Mal in der DDR und blickte zum ersten Mal auf das Brandenburger Tor von Ost nach West. Der große Platz war leer und trostlos. Nur neben mir stand jemand, er wirkte versunken wie ich. Schließlich sagte ich wie zu mir selbst, aber halb zu ihm: »Wie sieht das hier aus«. Er blickte mich ausdruckslos an, sagte nichts und ging.

Zwei weitere Episoden, die in einem komplementären Verhältnis zueinander stehen, will ich erzählen. Die eine Episode ereignete sich 1962, als ich noch sehr DDR-unerfahren war. Ich hatte mich mit einem Buchhändler angefreundet, der in Greifswald am Marktplatz ein Antiquariat leitete. Einmal saß ich dort und tat, als läse ich. In Wirklichkeit hörte ich einigen Kunden zu. Sie sprachen politisch dermaßen offen, dass ich dachte: »das ist ja wie im Westen«. Aber plötzlich sprach dieselbe Gruppe im selben Tonfall über das Wetter. Von mir unbemerkt war ein Unbekannter in das Antiquariat gekommen. Die Gruppe lernte ich bald kennen – es war der Freundeskreis meines Freundes. Ich kannte sie noch nicht, aber sie wussten schon, wer ich war. Deshalb hatten sie ungeniert sprechen können.

Die andere Episode ereignete sich zehn Jahre später im Bahnhof Friedrichstraße. Ich war auf dem Weg nach Greifswald und konnte dort erst das Visum für die Weiterfahrt in den Osten in Empfang nehmen. Eine Freundin brachte es mir. Ich stieg aus dem Wagen und begrüßte sie auf dem Bahnsteig. Als ich wieder einsteigen wollte, wurde mir befohlen, meinen Koffer aus dem Zug zu holen. Dann wurde ich abgeführt. Nach einem langen Weg durch finstere Gänge kam ich in einen fensterlosen

Großraum mit vielen kleinen Holzverschlägen als Zellen. Mir wurde eine dieser Zellen zugewiesen. Der weitere Befehl lautete, den Koffer zu öffnen und mich bis auf die Unterhose auszuziehen. Danach wurde die Zelle von außen abgeschlossen. Ich tat wie befohlen. Dann stand ich da. Ich wusste nicht, was passiert. Ich wusste nicht, wie lange es dauert. Ich werde die Angst und die Gefühle der Ohnmacht und der ohnmächtigen Wut nicht vergessen, die ich damals empfand. Tatsächlich mag die Wartezeit nicht viel mehr als eine viertel Stunde gedauert haben. Es erfolgte eine oberflächliche Untersuchung. Noch nicht einmal der zwischen zwei Hemden notdürftig versteckte letzte *Spiegel*, den ich immer mitzunehmen pflegte, wurde gefunden. Mir schien, dass überhaupt nichts gefunden werden sollte, das Ganze dem Inhalt nach eine Farce war. Aber es galt, was wir auch sonst von Als-Ob-Beziehungen wissen: Die Gefühle, die darin entstehen, sind echt. Als ich viele Stunden später in Greifswald ankam und der Antiquar mich am Bahnhof abholte, sagte ich ihm, dass mir die DDR soeben einen Schnellkurs zur Anpassung habe angedeihen lassen.

Im Weiteren beschränke ich die Geschichte meiner Beziehung zum Osten auf professionelle Begegnungen. Sie begannen 1984. Michael Geyer, Professor in Leipzig, Vorsitzender der Gesellschaft für ärztliche Psychotherapie der DDR, hatte ein Internationales Psychotherapie-Symposion in Dresden durchsetzen können. Nur auf diesem Weg ließen sich Kollegen aus dem Westen Deutschlands einladen. Umgekehrt hatte ich auf eine solche Einladung schon gewartet. Ich war zu dieser Zeit der Vorsitzende der DGPT, der berufspolitischen Dachgesellschaft der westdeutschen psychoanalytischen Fachgesellschaften. Mir schien die Einladung so wichtig, dass ich mit meinem gesamten geschäftsführenden Vorstand anreiste. Das hatte zur Folge, dass ich in Dresden als »westdeutscher Delegationsleiter« galt.

Der Beginn des Symposions war für mich ungewöhnlich. Ich war eben immer noch nicht DDR-erfahren genug. Der Eröffnungsvormittag war Hetzreden gegen den Westen gewidmet. Ich wurde zornig und suchte in der Kaffeepause Geyer. Wir hatten uns vorher noch nicht gesprochen Und es war unsere Begrüßung. Ich sagte leise, aber heftig: »Ich rede gleich«. Er antwortete ebenso leise und heftig: »Sie halten den Mund«.

Dann aber fügte er hinzu: »Heute Nachmittag bekommen Sie das erste Wort.« Ich wählte als Thema die Grundregel der Psychoanalyse: die Grundregel des freien Einfalls. Daraus konnte keine Diskussion in der Öffentlichkeit des Symposions entstehen. Es war ein Statement. Später fand ich bestätigt, wie sehr ich ins Schwarze getroffen hatte: »Die große gesellschaftliche Lüge in der DDR, die Allgegenwart der Stasi, die oft verleugnete Ohnmacht der Therapeuten, gehörten zu den konstituierenden Bedingungen jeder Therapie« (Schade 2000, S. 248f.). »Bekanntlich gab es inoffizielle Mitarbeiter unter unseren Kollegen, und die Staatssicherheit kam auch an die Krankenakten heran, wenn sie dies wollte. Sie wollte dies nur sehr selten, aber mit dem Faktum an sich war der geschützte Therapieraum für alle eine Fiktion« (Simon 2000, S. 262).

In besonderer Erinnerung ist mir der Vortrag von Professor Roshnow, dem Psychiatrie-Papst aus Moskau, geblieben. Er sprach über akute neurotische Krisen und ihre Behandlung. Seine Ausführungen wiesen auf einen empfindlichen Einfühlungsmangel hin. Dazu passte sein ungehobeltes Aussehen – so stellt man sich im Westen einen russischen Bären vor. Als er geendet hatte, entstand eisiges Schweigen. Weder die Kollegen aus östlichen noch die Kollegen aus westlichen Ländern sagten auch nur ein einziges Wort. Auch ich war sprachlos. Dann aber dachte ich, dass das so nicht geht. Seine Teilnahme bedeutete für das Symposion viel. Er war der Hauptredner. Er durfte nicht ins Leere laufen. Das wäre eine Beleidigung gewesen. Ohne schon zu wissen, wie ich argumentieren könnte, meldete ich mich, stand auf und redete. Ich weiß nicht mehr, was ich sagte. Im Grunde war es auch egal. Wesentlich war, das Schweigen zu brechen. Dann folgte die Pause. Roshnow ließ mir durch die Dolmetscherin sagen, dass er mit mir Kaffee zu trinken wünsche. Als wir zusammensaßen, er ohne deutsche oder englische, ich ohne russische Sprachkenntnisse, erkundigte ich mich, ob wir es mit Französisch probieren könnten. In diesem Augenblick verwandelte sich der russische Bär in einen alten Charmeur, wirkte kultiviert und sensibel, sprach fließend französisch und freute sich, mit mir Erinnerungen an Paris auszutauschen.

Später hat mich Geyer einmal gefragt: »Weißt Du eigentlich, dass du damals das Symposion gerettet hast?« Das wusste ich nicht. Mir schien, das Symposion war ihm so gut gelungen, dass es nicht gerettet werden musste. Aber vorstellen kann ich mir, dass ich ihm bei der Planung der nächsten Ost-West-Tagung, die 1987 in Erfurt stattfand, manches leichter gemacht habe.

1985 feierte Kurt Höck seinen 65. Geburtstag. Er war der Ärztliche Direktor und Chefarzt des Institutes für Psychotherapie und Neurosenforschung im Haus der Gesundheit. Ich kannte ihn bis dahin nur flüchtig und von der »Intendiert Dynamischen Gruppenpsychotherapie« wusste ich gerade soviel, dass es ihm mit dieser Methode gelungen war, ein aufdeckendes Verfahren zu etablieren und damit die Grundlage der Anerkennung der Psychotherapie in der DDR zu schaffen.

Ich war noch der Vorsitzende der DGPT und nutzte die Gelegenheit, Höck einen Besuch des geschäftsführenden Vorstands der DGPT ihm zu Ehren vorzuschlagen. Der Besuch kam an einem wunderschönen Spätsommertag zustande. Wir Westler hatten eine Tagesgenehmigung für Ost-Berlin. Gleich am Bahnhof Friedrichstraße wurden wir von Mitarbeitern von Höck abgeholt und illegal in die DDR zu seiner Datscha gefahren. Wir wurden wunderbar bewirtet. Danach saßen Höck und ich auf einer Bank hinter der Datscha und blickten in seinen schönen Garten. Ich gestand ihm, dass ich von seiner Gruppenmethode kaum etwas weiß, ob es möglich wäre, sie mir kurz zu schildern. Darauf ging er ein und erzählte von seiner Methode mit einer Liebe, wie ich sie selten in Berufsdingen erfahren habe. Sein Erfolg war nicht nur der Kaltblütigkeit in der Politik, sondern auch, wahrscheinlich vor allem, der Liebe zur Sache zu verdanken. Die Herausgeber dieses Buches, Christoph Seidler und Michael Froese, waren Assistenten von ihm. In ihrer Unermüdlichkeit könnte Höck'sches Erbe stecken.

Meine letzte Reise in die DDR, solange die Mauer noch stand, begann am Mittwoch, dem 18. Okober 1989, dem Tag, an dem Honecker zurücktrat. Keine zwei Wochen zuvor, am 7. Oktober, hatte die DDR ihren vierzigsten Gründungstag gefeiert. »Gorbatschow! Hilf!« hatten Sprechchöre gerufen. An die Obrigkeit gerichtet hatte Michail Gorbatschow mit dem berühmt gewordenen Satz geantwortet: »Wer in der Politik zu spät kommt, den bestraft das Leben.« Von entscheidender Bedeutung war zwei Tage später, am Montag, dem 9. Oktober 1989, die Demonstration in Leipzig mit 70.000 Teilnehmern. »Der wichtigste Slogan der Masse war: ›Keine Gewalt‹. Die gewaltfreie Haltung beeinflußte die Gegner, denn auch sie gebrauchten ab einem bestimmten Zeitpunkt keine Gewalt mehr« (Schade 2003, S. 43).

Ich hielt Vorträge und leitete Seminare in Leipzig, Jena und Halle. Am Montag, dem 23. Oktober, fuhr ich zurück nach Hamburg. Geyer brachte mich zum Zug. Wir überlegten, dass ich im nächsten Frühjahr wiederkomme. »Möglichst wieder als offizieller Gast, dann werde ich an der Grenze nicht kontrolliert«, sagte ich. Er antwortete: »Ich will es versuchen, aber es wird schwer sein«. An die Möglichkeit, die Mauer könnte fallen, dachten wir nicht.

Niemand dachte daran. Richard v. Weizsäcker bemerkte nach der Demonstration am 4. November auf dem Alexanderplatz mit 500.000 Teilnehmern: »Aber selbst dann ahnte ich noch nicht im Geringsten, daß schon in fünf Tagen die Mauer fallen würde, ohne jegliches Blutvergießen« (zit. nach Mak 2008, S. 780).

In meinen bald nach dem 9. November 1989 einsetzenden regelmäßigeren Lehrveranstaltungen im Osten erfüllte mich mit Respekt und Bewunderung, wie sich die Kollegen trotz vielfacher realer Bedrängnis, die die Wende mit sich brachte, die Freiheit nahmen, sich der Psychoanalyse nun auch praktisch zu nähern. Zugute kam ihnen, dass sie über einen breiten Erfahrungsschatz verfügten und psychotherapeutische Institute existierten oder präformiert waren. Außerdem waren die Kollegen im Osten erstaunlich belesen. Hans-Joachim Koraus hat die Rezeption des psychoanalytischen Gedankenguts in der DDR als einen Vorgang der »heimlichen Infiltration« beschrieben (2000). Als andere Methode des Denkens, in Abhebung von dogmatischen Wissenschaften, konnte die Psychoanalyse die Grenze überwinden, erst im Untergrund, am Ende fast offen.

Was die Grenze hingegen nicht hatte überwinden können, war die praktische Handhabung der Psychoanalyse. Es fehlte, wie schon genannt, der geschützte Raum. Es fehlte die Lehranalyse. Es fehlte das Vorbild des Lehrers, die Art und Weise, wie er in der Kontrollstunde oder im Seminar zuhört und spricht und wie er Theorie und Praxis in der Erörterung eines Falles verknüpft. Insbesondere fehlte eine sichere Kenntnis, wie eine Psychotherapie einzuleiten und woran bei der Vereinbarung zu denken ist.

Ich springe zurück in die Gegenwart und komme zu der Tagung, deren Vorträge in diesem Buch versammelt sind. Mario Erdheim, der Gast aus Zürich, war der Gast aus größerer Ferne. Allen anderen Autoren, schreiben Christoph Seidler und Michael Froese, die beiden Herausgeber, ist »eine gelebte Vergangenheit in der DDR« gemeinsam. Sie untersuchten vom Seelenende her den dunkelsten, traumatischsten Teil der DDR-Geschichte, der auch ihre eigene Geschichte gewesen war und zumindest als Drohung über ihnen gelegen hatte. Im Nachhall war es auf der Tagung zu spüren. Was hier verhandelt wurde, ging jeden an. Angst und Schmerz wurden in der Erinnerung wieder lebendig. Es entstand eine Stimmung, wie ich sie auf einer psychoanalytischen Tagung nur selten erlebt habe: Jeden hätte es treffen können.

Hier werden jene beschrieben, die es traf. Mehr als 300.000 Menschen wurden zwischen 1945 und 1989 aus politischen Gründen inhaftiert. Die Auslieferung an die totale Willkür traumatisierte jeden Häftling. Jeder Dritte, ist zu lesen, leidet infolge der Traumatisierung an manifesten psychischen Störungen. Den Autoren ist zu danken, dass sie darüber Auskunft geben.

Carl Nedelmann
Hamburg, November 2008

Literatur

Henningsen, F. (1998): Vom Dialog zur Institution? Reflexionen über DPV-Kontakte in den neuen Bundesländern. In: Diederichs, P. (Hg.): Psychoanalyse in Ostdeutschland. Psychoanalytische Blätter 11. Göttingen (Vandenhoeck & Ruprecht), S. 66–95.

Klein, H. (2003): Überleben und Versuche der Wiederbelebung. Psychoanalytische Studien mit Überlebenden der Shoah und mit ihren Familien in Israel und in der Diaspora. Hg. v. C. Biermann und C. Nedelmann, übers. v. B. Strehlow. Stuttgart (Frommann-Holzboog).

Koraus, H.-J. (2000): Freuds Weg nach Osten vor und nach der Wende. Von der heimlichen Infiltration zur öffentlichen Integration. Forum Psychoanal 16: 177–185.

Mak, G. (2004): In Europa. Eine Reise durch das 20. Jahrhundert. München (Pantheon), 2008.

Schade, J. (2000): Die Zukunft der Psychoanalyse in Ostdeutschland. In: Strauß, B.; Geyer, M. (Hg.): Psychotherapie in Zeiten der Veränderung. Wiesbaden (Westdeutscher Verlag), S. 242–252.

Schade, J. (2003): Massenpsychologie der Leipziger Montagsdemonstrationen. Forum Psychoanal 19: 42–49.

Simon, A. (2000): Fremd im eigenen Land? In: Strauß, B.; Geyer, M. (Hg.): Psychotherapie in Zeiten der Veränderung. Wiesbaden (Westdeutscher Verlag), S. 259–267.

I. Äußere und innere Realität in (Ost-) Deutschland

Kriege, Traumatisierungen, Befreiungen, Neuanfänge und Verluste

Zur weiteren Differenzierung der psychohistorischen Perspektive in (Ost-) Deutschland

Einführung in die aktualisierte und erweiterte zweite Auflage

> Fröhliche Völker haben keine Geschichte.
> *Französisches Sprichwort*

Als wir anfingen, Geschichtliches in das psychodynamische Verständnis ostdeutscher Psychotherapie-Patienten einzubeziehen, waren wir beeindruckt von einer sich in Deutschland neu formierenden öffentlichen Erinnerungskultur. In der deutschen Öffentlichkeit, wie innerhalb der Psychoanalyse, entwickelte sich nach Mauerfall, deutscher Vereinigung und dem Ende des Kalten Krieges ein Bewusstsein für seelische Schäden, die zwei Weltkriege in unserem Volk hinterlassen haben. Emotionaler Ausgangspunkt für deren Verortung war zunächst eine nahe liegende Traumaperspektive. Zwanzig Jahre nach diesen epochalen historischen Ereignissen ist es Zeit, deren psychische Verarbeitung differenzierter und komplexer zu betrachten.

Für Psychoanalytiker ist es nicht selbstverständlich, der äußeren Realität einen angemessenen Stellenwert einzuräumen. Marion M. Oliner hat unlängst (2008) eindrucksvoll darauf hingewiesen, wie nötig es zum Verständnis bestimmter Biografien ist, der offen oder verdeckt gewaltsam Einfluss nehmenden äußeren Realität, den ihr gemäßen Platz einzuräumen. Zu oft und zu leicht würden Analytiker ihr eine Abwehrfunktion im therapeutischen Prozess zuerkennen. Die Psychoanalyse neige in ihrem substanziellen Bemühen, *die psychische Realität* eines Menschen zu verstehen, dazu, die Innenperspektive überzubetonen. Es käme aber darauf an, aus der psychoanalytischen Perspektive, ein vollständigeres Verständnis, gleichsam *ein Zimmer mit Aussicht*, zu machen.

Wir ostdeutschen Psychoanalytiker fühlen uns durch unsere Geschichte verpflichtet, genauer mit dem Verhältnis von äußerer zur inneren Realität umzugehen. Wir haben sowohl vor als auch nach dem Mauerfall vielfach erfahren, dass historische, politische oder kulturelle Umstände, Ereignisse und Prägungen auslösende Bedingungen für psychische Störungen geworden sind (Seidler 2003). In Anamnesen oder Analysen hat sich nach unseren Erfahrungen bewährt, bei aufkommendem Verdacht, äußere Einflüsse könnten für eine psychische Reaktion oder Störung bedeutsam sein, eine *psychohistorische Wahrnehmungseinstellung* vorzunehmen. Nicht selten ließ sich so der Verständnisbereich innerer Reaktionen sinnvoll erweitern. Nicht immer erhärtet sich der Verdacht. Oft sind die Zusammenhänge anders als vermutet. Aber: Wird man fündig, ergeben sich oft erstaunliche und den Analysanden entlastende Perspektiven.

Krieg und transgenerative Übertragungen

Innerhalb des psychoanalytischen Diskurses haben Hartmut Radebold u.a. (2008) gezeigt, auf welche Weise beide Weltkriege traumatische Spuren in deutschen Familien hinterlassen haben. Bei den *Vätern* ist deren kriegsbedingte *Abwesenheit* in der präödipalen und ödipalen Entwicklungsphase ihrer Kinder hervorzuheben. Nach der Abwesenheit war vor allem der *Verlust* vieler dieser Väter Schicksal. Diejenigen, welche den Krieg *überlebten,* kamen als geschlagene, versehrte, depotenzierte Männer zurück, die oft zusätzlich schwer kommunizierbare *Täterschicksale* besaßen. Deutsche *Mütter* hatten während des Krieges sehr häufig Mehrfachbelastungen zu tragen, die sie meist nachhaltig gezeichnet haben. Sie waren für Lebensunterhalt, Kinder, die Alten und Kranken zuständig.

Zuerst eine Traumaperspektive einzunehmen, wenn es um die Einbeziehung psychohistorischer Einflüsse bei Ostdeutschen geht, entspricht unseren Erfahrungen aus dem Leben in der DDR. Viele Psychotherapie-Patienten in Deutschland entstammen Familien, in denen Traumatisierungen durch aktive Teilnahme an politischer Herrschaft, Krieg, politischer Verfolgung, Flucht, Bombenkrieg, Vergewaltigungen, Vertreibung u.a.m. vorgekommen sind. Zu den Einflüssen der beiden Weltkriege kommen in Ostdeutschland prägnante psychohistorische Einflusse aus der DDR-Zeit: Es geht zumeist um den stalinistischen Terror, politische Bespitzelung und Haft, die Fixierung der deutschen Spaltung durch Mauerbau und Schießbefehl. Ergebnisse von Extremtraumatisierungen haben gezeigt, wie extreme äußere Ereignisse nicht nur die Betroffenen nachhaltig verstören. In der Folge sind deren Familien mitbetroffen.

Vor allem die unbewusste Weitergabe von nicht verarbeiteten Traumaanteilen an Partner und Kinder der Opfer ist heute unumstritten. Familien, die Traumata verarbeiten müssen, reagieren mit einem *Telescoping der Generationen* genannten, besonderen Mechanismus des Ineinanderrückens der Generationen. Partner, Kinder oder Eltern werden zu »Containern«, die den Betroffenen helfen sollen, sich weniger überwältigt und eingeschränkt zu fühlen, seelische Verletzungen zu verarbeiten. So entstehen besonders enge Bindungen zwischen den Generationen. Je nach konkreten Umständen kommt es zur Auflösung oder auch zur Verstärkung der Eltern-Kind-Bindungsmuster. Im Falle der Anerkennung der Bedürftigkeit der Eltern durch die Kinder, entwickeln sich *parentifizierende Beziehungen.* Können sich die Kinder mit den seelisch verletzten Eltern nicht identifizieren, kommt es zu einem *Sich-Abwenden*, einer forcierten Verselbstständigung der Jugendlichen. Sowohl *Parentifizierung* als auch *Pseudoprogression* behindern adoleszente Ablösung und Identitätsbildung in oft erheblichem Ausmaß.

Wir nehmen an, dass transgenerationelle Weitergaben überwältigender seelischer Erlebnisse nicht nur für Opfer von Extremtraumatisierungen gelten. Wir glauben stattdessen, dass *politisch-kulturelle Umbruchsituationen*, sofern sie die beteiligten Menschen in ihrer Identität auf eine Weise treffen, wie es das Kriegsende oder der Mauerfall in Deutschland taten, zu ähnlichen Weitergaben überwältigender Affekte und nachhaltiger psychischer Reaktionen führen.

Die Analyse seelischer Kriegsfolgen, erst recht aber die Untersuchung von Folgen der DDR-Geschichte zeigen natürlich auch, dass seelische Verletzungen und Prägungen *nicht* unbedingt traumatischer Natur *sein müssen!* Wir wissen, dass anhaltende posttraumatische Belastungsstörungen nur bei ca. einem Drittel der Betroffenen auftreten. Aus sozialpsychologischen Studien ist bekannt, dass in Kulturen, die fundamentale Systemumbrüche verarbeiten müssen, vor allem *Verlust- und Trauerprozesse* überwiegen. Zentrale Werte, politische, philosophische, religiöse Weltanschauungen und Überzeugungen, Ich-Idealbildungen, praktische Lebensformen, Rituale, Identitäten bestehen nicht mehr. Neue kulturelle Formen müssen entwickelt werden. Jonathan Lear (2007) hat darauf hingewiesen, dass Analytiker sich auf das Trauma deshalb konzentrieren, weil sie Menschen behandeln, die nicht nur ihre Kultur verloren haben, sondern »gleichzeitig misshandelt, vergewaltigt, gefoltert oder auf andere Weise verwundet worden sind« (S. 355). Aber der *Untergang einer Kultur* bedeutet nicht automatisch, dass ihre Mitglieder sämtlich traumatisiert worden sind. »Die psychischen Zustände der betroffenen Individuen sind unterschiedlich und komplex und können nicht unter der Kategorie Trauma subsumiert werden« (S. 345). Wenn man das anerkennt, käme es in einem nächsten Schritt darauf an, herauszufinden, welche psychischen Auswirkungen der Verlust einer Kultur auf ihre Mitglieder und deren innere Repräsentationen hat. Mit dieser *Aufgabe einer analytischen Kulturkritik* stehen wir – so Lear – aber noch ganz am Anfang.

Trauma – Verdrängung – Latenz – Wiederkehr

Öffentliche Aufarbeitungs- und Trauerprozesse nach Systemumbrüchen, wie sie seit den Verbrechen der beiden Weltkriege mit Recht gefordert werden, unterliegen eigenen Gesetzen. Diese Gesetze beinhalten, wie wir heute wissen, eine offenkundig unvermeidliche Latenzzeit. Zunächst müssen die Angehörigen einer »untergegangenen« Kultur vorwiegend ihr neues Leben organisieren. Reaktionen, die sich auf den Verlust alter identitätsstiftender Werte und Normen beziehen, werden zurückgestellt, verdrängt und abspalten. Die psychoanalytische Erforschung des Traumas spricht daher von einer grundsätzlichen Zweiphasigkeit in der Verarbeitung überwältigenden affektiven Erlebens (Freud 1939). Das Trauma hält sich in verkapselter Form und gerät mitunter erst nach Jahren ins Bewusstsein. Trauma – Verdrängung – Latenz – Wiederkehr:

ein Algorithmus, den Freud immer wieder, zuletzt im »Mann Moses« (1939), für die »Menschenart« aufgestellt hat. Dies ist der Beginn einer psychoanalytischen Kulturtheorie, die das Trauma der kreativen Kraft des Unbewussten überlässt. Spaltungen des Wissens über die schlimmen Ereignisse der Kriege, Verdrängung von Verbrechen und Schmach der erbärmlichen Mitläuferschaft, die Verleugnung der eigenen Verletzungen haben zunächst das Überleben in Europa ermöglicht. Man könnte sagen, diese Latenz war möglicherweise für viele lebensrettend. Die Forderung nach sofortiger Trauer wirkt da lebensfremd und hochmoralisch. Aber solange eine angemessene Trauerarbeit nicht zustande kommt, überwiegen Zustände sekundärer Idealisierungen der alten Zeit. Man darf annehmen, dass Radikalität und Dämonisierung, mit denen ein solcher Systemumbruch stattfind, Auswirkung auf die Entstehung der Latenzzeit haben. Je größer das potenziell traumatische Potenzial eines solchen Übergangs von einem politischen System zum nächsten ausfällt, desto stärker müssen die Angehörigen der Kultur die aktuell als problematisch erlebten Teile ihrer Vergangenheit verschweigen, abwehren und verleugnen.

Realitätsnahe Geschichtsschreibung

Wir haben in der ersten Fassung unseres Buches (2006) darauf hingewiesen, wie notwendig eine eigene ostdeutsche Perspektive ist. Denn immer wieder fehlt diese in öffentlichen Diskussionen um die jüngere deutsche Geschichte. Stattdessen werden westdeutsche Deutungsmuster auf die DDR-Zeit übertragen. Ein aktuelles und instruktives Beispiel liefert Hans-Ulrich Wehler (2008). Auch er erklärt die DDR zu einer Fußnote der deutschen Geschichte. »Das Intermezzo der ostdeutschen Satrapie muss aber nicht an dieser Stelle durch eine ausführliche Analyse aufgewertet werden« schreibt er im Vorwort zur Deutschen Gesellschaftsgeschichte 1949–1990.

Geschichte schreiben immer die Sieger, zunächst. Fatal ist aber, dass Wehler mit dieser Haltung einer ganzen politischen Tendenz in West und Ost die Möglichkeit eröffnet, sich selbstgerecht zurückzulehnen. Wieder einmal wird es wichtig, dass ein Teil der deutschen Geschichte nicht vergessen, verdrängt und verleugnet wird. Vierzig Jahre Leben im Sozialismus haben die Ostdeutschen natürlich nachhaltig geprägt! Immerhin war die *linke Utopie* bis 1989 eine fundamentale politisch-philosophische Alternative zum kapitalistischen Gesellschaftssystem. *Francois Furet*, einer der »blendendsten Geister der französischen Geschichtsschreibung« (Rudolf Augstein) belegt, wie diese »große Illusion« den Lauf des 20. Jahrhunderts bestimmt hat: »Im 19. Jahrhundert tritt an die Stelle Gottes und seiner Allmacht über das Schicksal der Menschen die Geschichte, aber erst im 20. Jahrhundert manifestiert sich der politische Wahnsinn, der aus dieser Substitution entstanden ist (1998, S. 47) [...] Die Bolschewiki wollten die bürgerliche Gesellschaft zerstören und die Faschisten die Grundsätze von 1789 auslöschen. Doch sowohl die einen als auch die anderen bleiben Zeloten der revolutionären Kultur: Menschen, die die Politik zum Gott erhoben haben, um sie nicht verachten zu müssen« (S. 50). Es mag unangenehme Gefühle wecken, sich mit der DDR-Geschichte zu beschäftigen. Das geht uns oft auch so. Aber sie deshalb zu meiden, auszuklammern oder zu verleugnen ist unangebracht. Das Leben in der DDR hat – trotz all ihrer Widersprüche – Erkenntnisse, Haltungen und Sichtweisen hinterlassen, die nicht vergessen werden sollten. Die DDR hat im Bereich der Kultur, der Wissenschaft und des Sports Leistungen und Persönlichkeiten hervorgebracht, die zum Teil noch heute von Bedeutung sind. Gerade in Zeiten, in denen das kapitalistische System in neue Krisen gerät, zeigt sich, wie vorschnell mit der linken Utopie wichtige gesellschaftskritische Denkfiguren abgetan worden sind. Angesichts dieser Situation sehen wir es als dringend geboten, seelische Prägungen, Besonderheiten und Verletzungen Ostdeutscher aus einer Perspektive einzubringen, die wir kennen. Aus der klinischen Praxis und der eigenen gelebten Geschichte!

Von der Traumaperspektive zu einer komplexeren Sicht

Inzwischen sind einige Jahre vergangen. Wir haben begonnen, einen jüngeren historischen Schwerpunkt der ostdeutschen Geschichte hinsichtlich seiner psychischen Verarbeitung genauer zu untersuchen. Im aktuellen

Erleben Ostdeutscher gilt *der Mauerfall* als *das markante historische Ereignis* des Lebens in der DDR. Der Systemumbruch, der durch friedliche Revolution, Fall der Mauer und die deutsche Vereinigung zustande kam, hat bis heute eine starke und nachhaltige äußere wie innere Wirkung. Mit der – von der letzten SED-Regierung so genannten – *Wende* endete der Zweite Weltkrieg. Die Spaltung Deutschlands konnte überwunden werden. Gleichzeitig implodierten die DDR und das sozialistische System Osteuropas. Die Ostdeutschen waren von diesen Ereignissen naturgemäß existenzieller betroffen als die Westdeutschen. Transformationsprozesse, die nach 1989 in Gang kamen, haben in vielen ostdeutschen Familien tiefe Spuren hinterlassen. Der Systemwechsel hat je nach spezifischen Gegebenheiten sowohl *befreiende*, entwicklungsfördernde als auch *destabilisierende* und hemmende Wirkungen angenommen.

Auf familiärer Ebene bedeutete diese Entwicklung, dass in aller Regel die Eltern in ihren Rollen erheblich labilisiert waren. Diese Verunsicherung gab es auch bei Lehrern, Professoren, Juristen und anderen »Kulturträgern«. Für Jugendliche bewirkten diese besonderen Umstände eine *veränderte Pubertät*. Denn eine Pubertät mit Eltern, die sich selbst in einem quasi-adoleszenten Prozess befinden, muss anders verlaufen, als eine, in welcher die Eltern in sicherer Form, als Bezugsobjekte insbesondere für aggressive Auseinandersetzungen und Ablösungen zur Verfügung stehen. Diese Art Fragen haben wir aufgegriffen und Überlegungen angestellt, wie Adoleszenz in einer Gesellschaft, die selbst gerade einen derartigen Transformationsprozess durchmacht, psychoanalytisch beschrieben werden kann.

Soziologische Untersuchungen (Bürgel 2004) zeigen bedeutsame Unterschiede zwischen Jugendlichen, welche den Mauerfall in der frühen (Pubertät) und solchen, die ihn in ihrer späten Adoleszenz erlebt haben: *Spätadoleszente* haben die *Wende* positiver empfunden, konnten sie stärker zur Abnabelung von ihren primären Objekten nutzen. Jugendliche in der *Pubertät* wurden durch die Prozesse des Systemwechsels in viel stärkerem Maße verunsichert. Sie bekamen die Labilisierung ihres sozialen Umfeldes, insbesondere ihrer Eltern, deutlicher zu spüren. Je nach Familiendynamik kam es vor allem zu *Parentifizierungen,* im Fall der Entwertung der Eltern zu *forciert-progressiven Entwicklungen.* Im Fall der Spätadoleszenten scheint es gehäuft zu beschleunigten Loslösungen von den Eltern, im Fall der Pubertierenden per Parentifizierung eher zu verzögerten Ablösungen gekommen zu sein. Die *Identitätsbildungsprozesse* beider Gruppen von Jugendlichen dürfte durch diese Entwicklungsbesonderheiten längerfristig beeinträchtigt worden sein.

Wiederherstellung der Biografien

Eine in unseren Diskussionen der letzten Monate verstärkt auftauchende Frage ist die nach dem tatsächlichen Stellenwert von Traumatisierungen bei unseren Patienten. Nach unserem bisherigen Verständnis kommen derzeit kaum noch Patienten, in deren Geschichte direkte Kriegstraumatisierungen eine Rolle spielen. Häufiger, wenn auch nicht in dem Umfang, wie man sie annehmen könnte, sind es politisch bedingte seelische Verwundungen aus der DDR-Zeit. Die weitaus größte Gruppe besteht aus *weitergegebenen seelischen Beschädigungen und Traumatisierungen*, in denen sich amorphe Einflüsse aus der Nazizeit mit solchen aus DDR-Geschichte in schwer fassbarer Form vermengt haben.

Von ihrem Beginn an war die Psychoanalyse eine Traumatheorie. *Sigmund Freud* schrieb seinen berühmten Artikel »Erinnern, Wiederholen, Durcharbeiten« nach Ausbruch des Ersten Weltkrieges 1914. Diese Arbeit ist insofern interessant, als Freud die Konzepte des *Wiederholungszwangs* und des *Durcharbeitens* samt ihrer behandlungstechnischen Implikationen erstmalig darstellt. In Freuds damaligem Konzept hatten traumatische *Erinnerung* und *lebensgeschichtliche Rekonstruktion* zentrale Bedeutung. Für die heutige analytische Technik ist die Analyse des Hier-und-Jetzt der therapeutischen Beziehung sowie deren intersubjektive Beeinflussungsdynamik der State-of-the-Art.

Bohleber (2007) wendet sich vehement gegen diese Entwicklung: »Aus dem Blickfeld verschwindet damit die Vergangenheit sowohl in ihrer determinierenden Bedeutung als auch als hermeneutisches Gegenüber, um die Gegenwart zu verstehen. Im Brennspiegel eines so verstandenen analytischen Prozesses verdampft die Reichhaltigkeit, Komplexität und Sperrigkeit einer realen Geschichte zu einem geschichtsvergessenen Beziehungsdenken. Die Macht der Vergangenheit, Wiederholungszwang und Wiederkehr des Verdrängten sind Topoi analytischen Denkens, die mehr oder weniger aus der klinischen Diskussion verschwunden sind« (S. 317f.). Als Hauptgrund für diese Entwicklung sieht Bohleber vor allem kollektive Abwehrleistungen gegen die traumatischen Aspekte der Vergangenheit, die sowohl in den Betroffenen als auch ihren Therapeuten Ängste vor schmerzhaften Wiederbelebungen traumatischen Materials hervorrufen. Insofern kommt öffentlichen Debatten eine Türöffner-Funktion zu, historisch bedingten seelischen Verletzungen und ihrer kollektiven wie individuellen Rekonstruktion wieder den ihnen gebührenden Stellenwert einzuräumen.

Die Rolle der Öffentlichkeit

Wenn wir zwanzig Jahre nach dem Fall der Mauer erneut mit dem Thema historisch bedingter seelischer Verletzungen an die Öffentlichkeit gehen, dann einmal um eine ostdeutsche Perspektive in die historische Diskussion einzubringen. Zum anderen wollen wir aber auch zeigen, wie wir daran gehen, die erlebte Geschichte in den Begegnungen mit unseren Psychotherapie-Patienten wahrzunehmen und einzuordnen. Denn wie wir Analytiker wissen, identifizieren sich Traumatisierte mit ihren Aggressoren. Und bleiben diesen ihre Verletzungen unbewusst, neigen Traumatisierte zu Wiederholungen des traumatischen Geschehens. Hinzu kommt eine unausweichliche Überzeugung der Geschädigten, am verletzenden Geschehen selbst schuld zu sein. Deswegen ist genaue Betrachtung der Prozesse erforderlich und wie gesagt, eine öffentliche Debatte. Damit bekommt »Öffentlichkeit« eine besondere Bedeutung. Sie kann zu einer grundsätzlich motivierenden Kraft werden. So haben wir nicht wenige Patienten gesehen, denen die medialen Debatten überhaupt erst ermöglichten, psychotherapeutische Hilfe zu suchen oder sich zu trauen, innerhalb laufender Therapien über bisher gemiedene, abgespaltene oder verdrängte überwältigende Erlebnisse zu sprechen. So kann die öffentliche Diskussion eine *triangulierende*, in den analytischen Prozess eingreifende *Instanz* werden. Das subjektiv Erlebte, besonders wenn es mit Scham- und Schuldgefühlen behaftet ist, wie das bei traumatischem Material regelhaft der Fall ist, kann so das eigene Erlebens validieren. Diese *Zeugenschaft* ist für die Heilung seelischer Verletzungen von allergrößter Bedeutung.

Gesellschaftliche Umbrüche – eine Herausforderung für die Psychoanalyse

Die vorliegende aktualisierte zweite Auflage beginnt mit einem Vorwort von Carl Nedelmann. Sie ist erweitert um Beiträge von Christina Matthè, Frank Horzetzky und Dorothee Adam-Lauterbach. Alle drei Beiträge beschäftigen sich damit, in welcher Form der Systemumbruch von 1989 in analytischen Behandlungen praktisch auftaucht. Horzetzky und Adam-Lauterbach stellen darüber hinaus auch eigene theoretische Überlegungen zum Verständnis von Adoleszenz in gesellschaftlich-kulturellen Systemumbrüchen an.

Carl Nedelmann lernten wir in berufspolitischen Zusammenhängen und in fachlich-kollegialen Kontakten kennen und schätzen. Er engagierte sich schon vor dem Fall der Mauer für deutsch-deutsche Kontakte zwischen den Psychoanalytikern der Bundesrepublik und ihren ostdeutschen Kollegen in der DDR. Hierüber gibt er in Form einiger köstlicher Anekdoten Auskunft. In den frühen 90er-Jahren war er dann im Auftrag der psychoanalytischen Dachgesellschaft, der DGPT, federführend an einer Regelung zur Anerkennung und Integration ostdeutscher Kollegen beteiligt. Auf seine Initiative hin etablierte die DGPT *Lehranalytiker-Konferenzen*, die teilweise bis zum heutigen Tage den klinischen Erfahrungsaustausch und eine fallbezogene Weiterbildung für die beteiligten Kollegen aus Ost und West ermöglichen.

Christina Matthé berichtet über einen *psychosomatisch erkrankten Patienten* aus dem Oderbruch, an dem einiges verallgemeinerbar scheint: Auslösend für psychische Dekompensation war die Öffnung der Mauer. Matthé zeigt, wie sehr die DDR-Enge einen haltenden elterlichen Rahmen bieten und wie dann ihr Zusammenbrechen als Verlassen-Werden gefühlt werden kann. Aus dem Zusammenbruch entsteht zugleich eine

Chance für die Sinngebung des Patienten. Oder man sieht, wie eine politisch begründete strukturelle Abwehr sich in individuellen Mechanismen wiederfindet. Natürlich sind Analogiebildungen zwischen äußerer Realität und innerer Repräsentation, wie sie *Matthé* vornimmt, immer auch Gedankenexperimente. Vernachlässigung und Verlassenheitstrauma hinterlassen bei dem Patienten eine Mentalisierungsstörung, die sich auf markante Art in die Sprechweise des Patienten eingeschrieben hat. Sie enthält Momente der so rational-bemühten, emotionsarmen wenig symbolisierenden Sprache der SED-Oberen. Wichtig an diesem Beitrag erscheint die Erkenntnis der Notwendigkeit eines *flexiblen Umgangs mit der psychohistorischen Sicht*: Es war für das Verständnis der Störung ihres Patienten zunächst sehr sinnvoll, auf die DDR-Besonderheiten zu achten. Später wurde es dann nötig, den geschichtlichen Blick wieder in einen analytischen zu verwandeln, um nicht neue Widerstände zu schaffen.

Frank Horzetzky beschäftigt sich grundlegend mit dem *Zusammenhang von Wende* und *Pubertät*. Horzetzky gibt zunächst einen ausführlichen theoretischen Überblick über die Adoleszenzproblematik. Historische Umbrüche haben ihre besonderen Wirkungen und Nebenwirkungen gerade auf Heranwachsende. Horzetzky verortet die psychische Verarbeitung des Mauerfalls im Spannungsfeld von Trauma und nachhaltig prägender Erfahrung: Die Wende ist wahrscheinlich von den meisten Adoleszenten nicht traumatisch erlebt worden, eher als *starke Verunsicherung*. Horzetzky verweist auf das Problem des *verdeckten Traumas*: Hinter Irritationen, die man mit anderen teilt, können sich traumatische Reaktionen verbergen! Anhand des literarischen Beispiels von Jana Hensel *Zonenkinder* illustriert Horzetzky seine Annahmen. Hensel, ein Kind aus einer »roten« Familie, beschreibt wie sie die Wende erlebt hat. Horzetzky interpretiert ihre Biografie entlang seiner theoretischen Annahmen. Bei der gründlichen Darstellung der psychoanalytischen Pubertätsliteratur wird eine Aufgabe für die zeitgenössische Psychoanalyse deutlich: Die Lebensverhältnisse von Jugendlichen, auf welche sich die Adoleszenzliteratur bezieht, meist vor rund 40 Jahren verfasst, haben sich inzwischen deutlich verändert!

Dorothee Adam-Lauterbach entwickelt einen eigenen *theoretischen Zugang* zum *adoleszenten Entwicklungsprozess* aus einer gesellschaftlich-kulturellen Perspektive der Wende-Zeit. Adam-Lauterbach, eine in der Bundesrepublik sozialisierte Psychoanalytikerin, setzt sich mit dem westdeutschen Blick auf die ostdeutsche Geschichte auseinander. Sie zeigt, wie unzureichend die sozialpsychologische Reflexion des Mauerfalls aus westlicher Sicht bisher geleistet wurde. Sie beschreibt die Behandlung einer Patientin, die bis zu ihrer Spätadoleszenz in der DDR aufwuchs. Dabei zeigt sie, wie sich die Patientin aus einer kommunistisch identifizierten Familie *gegenidentifikatorischer Mechanismen* bedient, um die Ablösung von den inneren Eltern zu bewerkstelligen – und damit scheitert. Danach kommt sie zu ihr in die analytische Behandlung. Dass sie dabei im Sinne des traumatischen Wiederholungszwanges mit einem unbewussten Abhängigkeits-/ Unterwerfungsmuster unter die westlichen Wertvorstellungen und Objekte agiert, verwundert nicht wirklich, ist aber für die Westanalytikerin zunächst schwer zu durchschauen. Denn die Konstellation, dass eine Ostpatientin eine Westanalytikerin aufsucht, enthält natürlich neben spezifischen Verständnismöglichkeiten die Gefahr bedeutsamer *kulturspezifischer Abwehrmomente*. Hier geht es konkret um die schamhafte und unter Umständen auch schuldhafte Verleugnung der eigenen Anteile einer heute denunzierten politischen Vergangenheit. Adam-Lauterbach hat gleichsam ein Ohr für das ostdeutsche Unbewusste. Sie entwickelt aber auch ihre eigenen westdeutschen Übertragungen auf das Ostdeutsche!

Symbolisches

Nach längeren Diskussionen haben wir uns für diese Auflage des Buches entschlossen, das *Cover* zu ändern. Das in der untergehenden DDR berühmte Gemälde Wolfgang Mattheuers *Die Ausgezeichnete* erschien uns treffend, die Traumaperspektive, wie wir sie in der ersten Auflage des Buches eingenommen hatten, zu symbolisieren. Zwischenzeitlich hatten wir uns für diese Auflage entschlossen, das Buchcover zu ändern und Wolfgang Mattheuers Gemälde Die Ausgezeichnete durch eine Fotografie der Grafikerin Gudrun Olthoff zu ersetzen, die das Foto 1976 in Potsdam am Schloss Sanssouci aufgenommen hat. Dort waren nicht nur zahlreiche Statuen verwittert und umgefallen. Wie das Bild zeigt, sind einzelne von ihnen offenbar sogar aktiv zerstört worden. Diese beschämenden Spuren der DDR-Vergangenheit gab es eben auch: Nach Errichtung der proletarischen Kultur ließ man *aristokratische und bürgerliche Denkmale, Objekte und Lebensweisen verfallen und verkommen*. Olthoff stellte dieses Foto 1977 nach der Ausbürgerung Wolf Biermanns im *Verband Bildender Künstler der DDR* mit einem Wort von Anna Seghers aus:

> »Das Schweigen der Schriftsteller ist am furchtbarsten, denn sie sind durch Natur und Gesellschaft ausdrücklich dazu bestimmt, nicht zu schweigen!«

Als wir den Entwurf diskutierten, fühlten sich mehrere Autoren von dem Foto so bedrängt und unangenehm berührt, dass er zunächst abgelehnt wurde. Als aber die Erben Wolfgang Mattheuers aus für uns wenig nachvollziehbaren Gründen ihr Veto gegen die weitere Verwendung seines Bildes einlegten, sahen wir uns bestätigt, jetzt das Bild von Gudrun Olthoff mit dem Titel *Kopf* zu verwenden.

Aus unserer Sicht passt die Verwendung gerade dieses so bedrückenden Bildes zur *Ausweitung unserer Perspektive* von einer *einseitigen Betonung des Traumatischen* hin zu einer komplexeren Sicht im *Spannungsfeld von Trauma und Verlust*.

Aber Erfahrungen von *Verlust und Trauer*, wie auch jene von *Verantwortung und Schuld* – das spüren wir in Diskussionen über das Auftauchen der DDR-Geschichte in unseren Behandlungen – werden bisher noch selten reflektiert. Sicher ist, dass es neben seelischen Verletzungen, die während der DDR-Zeit entstanden sind, signifikante Verluste zu betrauern sind, die durch ihr Verschwinden kamen. Je älter die Menschen heute sind, desto mehr haben sie unter Umständen mit dem Mauerfall und der deutschen Vereinigung trotz aller Befreiung, Demokratisierung und der Verbesserung des durchschnittlichen Lebensstandards an sicherem Alltag, liebgewordener Heimat und guten Objekten verloren. Diese Verluste stellen nicht selten eine Neuauflage der Verluste dar, die nach dem Kriegsende in ähnlicher Weise zu verkraften waren. Neben den

Verlusten stehen auch Fragen von Verantwortung und Schuld an, die zum Teil noch von solchen des Mauerfalls und der Wiedervereinigung verdeckt werden. Aber mit diesem Kapitel unserer Geschichtsverarbeitung stehen wir noch ziemlich am Anfang (vgl. Froese/Seidler in Vorber.).

Michael J. Froese & Christoph Seidler
Potsdam und Berlin im November 2008

Literatur

Bohleber W. (2007): Erinnern, Trauma und kollektives Gedächtnis – Der Kampf um die Erinnerung in der Psychoanalyse. Psyche – Z Psychoanal 61, 293–321

Bürgel T. (2004): Die friedlichen 89er-Revolutionäre und ihre skeptischen Kinder. Erfahrungsgeschichtliche Befunde zu einer Generationsdifferenz in Ostdeutschland. SFB 580, Heft 12, Jena, S. 19–30.

Freud S. (1914, 1975): Erinnern, Wiederholen, Durcharbeiten. Studienausgabe Ergänzungsband, S. 205–216.

Froese, M. (2008): Einige psychohistorische Besonderheiten Ostdeutschlands. In: Radebold, H. et al. (Hg.): Transgenerationale Weitergabe kriegsbelasteter Kindheiten. Weinheim, München (Juventa Verlag).

Froese, M. & Seidler, C. (2010): »Die DDR-Vergangenheit im Behandlungszimmer.« Gießen (Psychosozial-Verlag) in Vorber.

Furet, F. (1998): Das Ende der Illusion. Der Kommunismus im 20. Jahrhundert. München, Zürich (Piper Verlag).

Haubl, R. (2008): Die Angst, persönlich zu versagen oder sogar nutzlos zu sein. Leistungsethos und Biopolitik. Form Psychoanal 24, 317–329

Krause, R. (2008): Die Nazizeit als »Chosen Trauma«. Über die Ambivalenz der Erinnerungsarbeit in den Medien. Forum Psychoanal 24, 341–349

Lear, J. (2007): Den Untergang einer Kultur durcharbeiten. Psyche – Z Psychoanal 61, 345–367

Massing, A. (2008): NS-Zeit im Spiegel von Psychoanalyse. Forum Psychoanal 24, 330–340

Oliner, M. (2008): Die Psychoanalyse: ein Zimmer mit Aussicht? Psyche – Z Psychoanal 62, 1122–1147

Radebold, H.; Bohleber, W.; Zinnecker, J. (Hg.) (2008): Transgenerationale Weitergabe kriegsbelasteter Kindheiten. Weinheim, München (Juventa Verlag).

Seidler, C. (2003): Lange Schatten – die Kinder der Kriegskinder kommen in die Psychoanalyse. Psychosozial 92: 73–80
Seidler, C. & Froese, M. (2006): Traumatisierungen in (Ost-) Deutschland. Gießen (Psychosozial-Verlag).
Wehler, H-U. (2008): Deutsche Gesellschaftsgeschichte 1949–1990. München (C.H. Beck-Verlag).

Traumatisierung in der Geschichte und Gegenwart (Ost-)Deutschlands – Editorial zur ersten Auflage

Das Titelbild

Lässt man sich auf Wolfgang Mattheuers Bild »Die Ausgezeichnete« nur ein wenig ein, so kann man etwas von der psychischen Integrationsleistung spüren, die uns Ostdeutschen während unseres Lebens in der ehemaligen DDR permanent abverlangt wurde: Wir sollten mit einer Wirklichkeit zufrieden sein, die wir oft als traurig, schmerzhaft und enttäuschend empfanden! So wie in der vom Maler dargestellten Szene: Einer älteren Frau ist gratuliert worden. Sie hat etwas geleistet, das anerkannt, geehrt wurde. Statt stolz und glücklich zu sein, sitzt sie blass, müde, deprimiert und allein auf ihrem Platz. Vor ihr liegen die Attribute der Würdigung: drei Tulpen. Das erschreckt den Betrachter. Denn mit dem Titel ist eine Szene der Auszeichnung versprochen. Hierzu erwartet man eine angemessene Ehrung, einen würdigen Rahmen, passende Geschenke.

Gerade an dieser besonderen Relation von Proklamation und Wirklichkeit macht Mattheuer seinen Widerspruch auf: Das Graue, Deprimierte, Leidende der dargestellten Frau einerseits, die – bis auf die Blumen, leere – Szenerie andererseits. Keine wirkliche Gabe, die die Verheißung einlöst, kein menschlicher Kontakt, der den Betrachter ablenkt oder kein Symbol, das über die Verlorenheit der Situation tröstet. Allein nach dem Akt der Ehrung können wir ihr ins Gesicht, fast sogar ihr blutendes Herz fühlen. So zeigt die Szene eigentlich eine Abspeisung statt eines Geehrt-Werdens. Die Frau zeigt eine Vertreterin der – ehemals die herrschende Klasse genannten – Schicht der Arbeiter und Bauern. Eine Heldin der Arbeit, verbraucht und gezeichnet. Diese Verlorenheit scheint sie zu kennen; sie hat den Krieg schon erlebt. Und sie begehrt nicht mehr auf. Resigniert trägt sie ihr Schicksal. Enttäuschung und Wut scheinen in dem kranken, fast toten Gesicht eingefroren. Noch ist sie am Leben.

So steht dieses Bild wie kaum ein anderes für das andauernd enttäuschende Verhältnis von Ideal und Wirklichkeit, das wir Ostdeutschen gut kennen. Wer im Land blieb, war entweder mit dem politischen System der DDR identifiziert. Oder er glaubte, dass es sich lohne, für linke Ideen zu bleiben. Damit waren wir Ostdeutschen nicht allein; viele Intellektuelle im Westen bekannten sich zu ähnlichen Werten. In welch ausgeprägtem Maße diese Vorstellungen illusionär waren, zeigte sich erst beim Kollaps des gesamten Ostblocks 1989. Insofern enthielt die Identifikation mit dem politischen System der DDR immer eine gewisse Idealisierung der eigenen Lage, samt der zu ihr gehörenden Verdrängung der täglichen, oft äußerst bescheidenen Realität. Dass die Regierung, die sogenannten Funktionäre der Arbeiterklasse, längst nicht nur ihre eigenen Ideen, sondern auch die Menschen, die an sie glaubten, verraten hatten, zeigt das Mattheuer'sche Bild wie kaum ein anderes.

Traumatisierungen und ihre Weitergabe

Heute stellt das *Traumatische* eine eigene Verständnismöglichkeit für psychisches Leid dar. Obwohl Psychoanalytiker und Psychiater schon seit Beginn des 20. Jahrhunderts auf die Besonderheiten von Traumatisierungen hinwiesen, begann erst mit der Verarbeitung von Holocaust und Vietnamkrieg eine Anerkennung des Traumas als eigene Störungsform in den westlichen Gesellschaften. Unser psychologisches und psychotherapeutisches Wissen um die verschiedenen Formen, Folgen und Behandlungsmöglichkeiten von Traumatisierungen haben sich in den letzten 20 Jahren ganz erheblich entwickelt und ausdifferenziert.

Standen im Westdeutschland der 70er- und 80er-Jahre zunächst die *psychischen Folgen des Holocaust* zur Diskussion, ist es mit der Wiedervereinigung Deutschlands und mit der Beendigung des Kalten Krieges in Europa zu einer umfassenderen Wahrnehmung der verschiedenen *Traumatisierungen* durch den zweiten Weltkrieg gekommen. Angesichts der riesigen Täter- und auch der Opferzahlen innerhalb der deutschen Bevölkerung ist es in höchstem Maße erstaunlich, dass weder in der BRD noch in der DDR vor dieser Zeit psychische Störungen auch von Psychoanalytikern fast vollständig als neurotische Störungen familialisiert worden sind und nicht in angemessener Weise mit dem Zweiten Weltkrieg in Verbindung gebracht werden konnten.

Ein erstes Thema stellen in dieser Hinsicht die *Besonderheiten der Kriegskindheit* dar. Als ein weiterer wichtiger Mechanismus kann die *transgenerative Weitergabe* unverarbeitbaren psychischen Materials an die nachfolgende Generation angesehen werden. Neben den aus dem Krieg hervorgehenden potenziell traumatisch wirkenden Faktoren, kommen in der ehemaligen DDR mit dem 17. Juni, dem Mauerbau und der Wende, der Stasi-Bespitzelung, fehlender Meinungs- und Reisefreiheit und den Pervertierungen des Rechts- und Justizsystems *eigene Ereignisse und Mechanismen* als mögliche traumatogene Faktoren hinzu. In diesem Band werden Anfänge von verschiedenen Positionen und sozialpsychologischen Feldern her unternommen, diese DDR-spezifischen seelischen Verletzungen besser zu verstehen. Gemeinsam ist allen Autoren eine gelebte Vergangenheit in der DDR und ein psychotherapeutischer bzw. psychoanalytischer Blickwinkel.

Wir gehen mit diesen Beiträgen an die Öffentlichkeit, um sowohl mit unserem Erfahrungshintergrund als Ostdeutsche und Psychoanalytiker die Integration von fragmentierten, verödeten und abgespaltenen Lebensbereichen anzuregen, die durch Traumatisierungen entstanden sind. Der Charakter der öffentlichen Traumabearbeitung bestimmt in starkem Maße die individuelle Reflexion traumatischer Prozesse – er kann sie befördern oder behindern. Zögernd mit Beginn der 90er-Jahre, verstärkt seit dem Jahr 2000 hat sich die öffentliche Diskussion ideologisch motivierter Denkbarrieren entledigt. Jetzt können die verschiedenartigen Aspekte von Kriegserlebnissen auch bei der Normalbevölkerung vorurteilsfrei beschrieben und diskutiert werden. Da die Ostdeutschen an der Geschichtsschreibung Deutschlands bisher wenig teilhaben, geraten ihre

Traumatisierungen durch Nazizeit und Krieg, durch Flucht und Vertreibung, durch stalinistische Repressionen und Mauerbau, Inhaftierung oder berufliche Benachteiligung aus politischen Gründen und allgegenwärtige Angst vor Bespitzelung leichter in Vergessenheit. Ein besonderes Kapitel stellen die Konflikte und Kränkungen durch die sogenannte *Wende* dar. Diese spezifisch ostdeutschen seelischen Verletzungen passen nicht ins neue Deutschlandbild und werden oft als Larmoyanz und Verbitterung denunziert. Deswegen geraten sie unter eine kollektive Minderschätzung und genau deshalb müssen sie auf die Tagungsordnung kritischer Diskussion und umfassenderer Würdigung.

Wir wissen, dass mit so etwas Brüchigem und Zartem wie der menschlichen Erinnerung vorurteilsfrei, behutsam und geduldig umzugehen ist, damit sie einigermaßen wirklichkeitsnah auftauchen kann. Das sehen wir Psychoanalytiker als unseren Auftrag an. Die Grundregel der Psychoanalyse ermutigt den Analysanden zu sagen, was ihm durch den Kopf geht, auch wenn es unangenehm, peinlich oder nebensächlich zu sein scheint! Befolgt er diese Regel, so kann er entdecken, dass er mehr weiß, als er sagt, – und das ist manchmal überraschend – auch mehr sagt, als er weiß. Damit kann er auf ein Wissen stoßen, das er in sich trägt, ohne es längst zu kennen, seine subjektive Wahrheit.

Dennoch: das traumatisierte Gedächtnis ist erbarmungslos! Verlassenheitserlebnisse, Angstüberflutungen, Vertrauensverluste werden dauerhaft ins *Gehirn* eingeschrieben, wie wir aus der neueren Hirnforschung wissen. Und auf das autobiografische Gedächtnis ist wenig Verlass. Denn es schreibt Vergangenheiten jeweils so um, dass sie zum Aktualzustand des Ichs passen. *Wir erinnern uns so, wie es uns heute am besten passt!* Und dieser Jetzt-Zustand wird ganz erheblich von der herrschenden Moral beeinflusst, was auf die individuelle Traumaverarbeitung zurückwirkt. Welche Abweichungen es zwischen dem wirklich Erlebten und dem heute Erinnerten gibt, fällt dem Zeitgenossen natürlich besonders auf, da er diese Dinge meist persönlich erlebt hat. Nicht selten reagieren wir Therapeuten mit Befremden, wenn uns ostdeutsche Patienten politisch eingefärbte Versionen ihres Lebenslaufs mit einem Duktus des (politischen) *Helden- oder Opferstatus* erzählen, der einen Verwertungsmodus in der aktuellen westlichen Gesellschaft erkennen lässt. Wer aber die früheren Verhältnisse kennt, kann die vom Patienten intendierte Tendenz gut erkennen. Deswegen halten wir es für unsere Aufgabe, die Öffentlichkeit an unseren diesbezüglichen Erfahrungen teilhaben zu lassen.

Einführende Zusammenfassung der Beiträge

Einige einführende Bemerkungen zu den verschiedenen Artikeln des Buches. Als Gastautor gewannen wir den Züricher Psychoanalytiker *Mario Erdheim.* In seinem Beitrag zeigt er, wie sich Kulturen des Erinnerns und Vergessens in Abhängigkeit von den Machtverhältnissen entwickeln. Uns Ostdeutschen hält er warnend einen Spiegel vor. Er macht es taktvoll an einem historischen, einem exotischen Beispiel, dem aztekischen Reich. Seine Botschaft:

> »Die in uns allen wirksamen Größen- und Allmachtsfantasien treiben uns zu einer Identifikation mit dem Mächtigen [...] Zuwenig wird daran bedacht, dass das Problem des Ichs auch darin besteht, dass es ein Herr sein möchte [...] Es ist dieser Machtanspruch, der vergesslich macht [...] Arbeitet dieses Ich an einer ›Erinnerungskultur‹, die im Dienst von Machtansprüchen steht, so kann man gewiss sein, dass die Produktion von Unbewusstheit bald in vollen Gang kommen wird.«

Erinnerung an die Identifikation mit den Mächtigen dagegen ist mit Trauerarbeit verbunden, Schuld und Scham werden schmerzlich bewusst. Denn die *Identifikation mit den Mächtigen* erzeugt zugleich *unbewusste Schuldgefühle,* welche erst verständlich machen, in welch ungeheuer schneller Weise Kulturen wie die der Azteken durch relativ geringfügige (kriegerische) Bedrohung kollabiert sind.

In seinem Beitrag »Trauma, Schweigen und Erinnern« führt *Christoph Seidler* in das Thema aus ostdeutscher Perspektive ein. Ausgehend von den je unterschiedlichen Mythenbildungen in Ost- und Westdeutschland über die historische Bewertung von Kriegsende und Nachkriegszeit, erörtert er die Frage, wie es zum jetzigen Zeitpunkt möglich wird, differenzierter auf den Krieg und die von ihm hinterlassenen Traumatisierungen blicken zu können. Er plädiert anhand der Diskussion zahlreicher historischer, soziologischer und sozialpsychologischer Zusammenhänge für die Notwendigkeit der Einbeziehung einer psychohistorischen Perspektive in die Psychotherapie. Auf der Grundlage einer statistischen Sichtung des Patientengutes des Ostberliner Psychoanalytischen Instituts kann er Häufigkeiten von direkten und transgenerativ an die dritte Generation weitergegebenen Traumatisierungen darstellen. Anhand von Beispielen aus eigenen analytischen Behandlungen beschriebt er schließlich einige sogenannte »Spuren«, d.h. Mechanismen dieser transgenerationellen Weitergabe: Tabus, die zu Introjekten werden, die Identifikation mit dem Aggressor und die pathologische Normalität.

Michael J. Froese plädiert in seinen »Überlegungen zur psychohistorischen Situation Ostdeutschlands« dafür, dass den Ostdeutschen ein eigenes Verhältnis zu ihrer Geschichte zusteht. Die Deutschen sind ein traumatisiertes Volk. Sie sind sowohl Täter als auch Opfer schwerster Gewalterfahrungen. Das in Westdeutschland entstandene Geschichtsverständnis fokussiert darauf, die Vergangenheit vor allem unter Aspekten von Schuld und Scham hinsichtlich der Zeit des Nationalsozialismus zu reflektieren. In Ostdeutschland gibt es über »Drittes Reich« und Zweiten Weltkrieg hinaus eigene zeitgeschichtliche Themen, die ostdeutsche Biografien geprägt haben: die *deutschen Teilung*, *40 Jahre* andauernde *Diktatur*, die *friedliche Revolution* und die *deutsche Wiedervereinigung!*

Fast die Hälfte der Beiträge befasst sich mit dem Thema *Staatssicherheit*. Das entspricht ihrer unmittelbaren und mittelbaren traumatisierenden Bedeutung. Die »Stasi« ist gewissermaßen die Spitze des Eisbergs der kommunistischen Diktatur. Vielleicht tut man dem Kommunismusbegriff damit sogar Unrecht: Es gab in der DDR keinen Kommunismus und es gab keine Diktatur der Arbeiterklasse. Es gab schlicht eine SED-Diktatur mit den vielen Unrechtsfacetten, an deren Spitze die Stasi stand. Diese Art der Geheimpolizei und der Breitenwirkung von Angst hat eine Vorgeschichte, nämlich den Stalinismus und – wenn auch anders begründet – die Zeit des Nationalsozialismus. Aber – einmalig in der Welt – die Staatssicherheitsakten werden geöffnet und das in einer demokratischen-rechtstaatlichen Weise. Die Behörde, die dies verwaltet, hat sehr viele nützliche Wirkungen. Sie hat aber auch Nebenwirkungen:

neue Verletzungen und neue Toxizität. Über dieses Thema schreibt *Annette Simon* sehr persönlich.

Aus der Sicht der Opfer berichten Karl-Heinz Bomberg und Lutz Wohlrab. *Karl-Heinz Bomberg* beschreibt die Probleme der analytischen Psychotherapie bei durch Haft traumatisierte Patienten. Mehrere Studien belegen, dass politische Inhaftierungen in der DDR zu ausgeprägten Schäden psychischer und physischer Art geführt haben. Von 1945 bis 1989 waren in der SBZ und der DDR *300.000 Personen* aus politischen Gründen inhaftiert. Bei etwa einem Drittel bildeten sich *Haftfolgeschäden* heraus, darunter neben Depressionen, Angststörungen, psychosomatischen Erkrankungen auch posttraumatische Belastungsstörungen. Dauer und Schwere der Haft stehen im proportionalen Zusammenhang zum Umfang der psychischen Erkrankung. Die Anerkennung der Opfer ist in Theorie und Praxis noch unzureichend. Hier sind weitere politische Entscheidungen notwendig. Mittlerweile haben sich die Behandlungsmöglichkeiten durch Traumaforschung und Traumatherapie verbessert. In einem Fallbeispiel wird dargestellt, dass bei einer kompetenten tragfähigen therapeutischen Beziehung Besserung möglich ist.

Lutz Wohlrab favorisiert das psychoanalytische *Konzept* von der *malignen Internalisierung des Täters im Opfer*, um dessen oft merkwürdig erscheinendes Verhalten zu erklären. An einem Fallbeispiel beschreibt er die transgenerationelle Weitergabe der Traumatisierung eines Vaters, der 1968 inhaftiert wurde, an seinen Sohn, der ihn mit vier Jahren verlor und eine aggressive Gehemmtheit mit Impulsdurchbrüchen entwickelte, die ihn als Erwachsener in analytische Psychotherapie führte. Lutz Wohlrab ist es ein Anliegen, dass die Traumatisierung durch politische Haft in der DDR als solche anerkannt wird. Er tritt für eine »Ehrenpension für politisch Verfolgte« ein, wie sie der Entwurf des 3. SED-Unrechtsbereinigungsgesetzes vorsieht. Das System der psychischen Folter hat bei vielen Betroffenen zu Misstrauen, Verbitterung, Rückzug, Somatisierungen, chronischen Depressionen, Sucht und Suizidalität geführt.

Inge Brüll berichtet über einen Inoffiziellen Mitarbeiter (IM), sozusagen von innen. Auch hier findet sich eine transgenerative Weitergabe. In diesem Fall diejenige eines KZ-Traumas der Mutter an ihren Sohn, der seine tief sitzenden Spaltungsverhältnisse relativ gut im DDR-System unterbringen konnte. Eine narrative Querverbindung zu dem Roman »Nackt unter Wölfen« von Bruno Apitz macht den Zusammenbruch reifer Abwehrmechanismen in der Literatur sinnlich erfahrbar. Darüber gibt es schließlich ein Verstehen für die Gespaltenheit des Patienten, die ihn zum IM und damit letztlich zu einem Verbrecher werden lässt. In die Diskussion um Jerzy Zweig, das Kind, das im KZ Buchenwald überlebt hat und Held des bekannten Romans »Nackt unter Wölfen« ist, greift die Autorin nicht ein. Es geht ihr um die von einem Schriftsteller beschriebene Vernichtung von psychischen Strukturen durch das KZ und deren Folgen bis in die dritte Generation.

Astrid Wahlstab geht den Brüchen in den Moralvorstellungen, Utopien, Ideologien, Wunsch- und Tagträumen nach, die in der Folge von Nationalsozialismus, Zweitem Weltkrieg, autoritärem DDR-Regime und nicht zuletzt durch die politische Vereinigung der zwei deutschen Staaten auftraten. Sie versucht, den Verlust dieser Fantasie- und Wertvorstellungen, Utopien und Ideale als traumatischen Verlust in ostdeutschen Biografien nachzuvollziehen. Anhand von Biografien öffentlicher und anonymer Personen werden beispielhaft einige Verflechtungen gesellschaftlicher und persönlichkeitsbezogener Traumafolgen beschrieben. Dabei wird von der psychoanalytischen Hypothese ausgegangen, nach der sich psychische Traumatisierungen auch in der Dimension vom Fantasie-Erlebnis-Zusammenhang ereignen können, die vergleichbar mit anderen Traumen zu Hilflosigkeit und Überforderung des Ich führen.

Christa Ecke teilt Erfahrungen aus der Behandlung von Patienten mit, die *sexuelle Gewalt im Rahmen von Beziehungstraumen* erlitten haben. Diese erscheinen unabhängig von west- oder ostdeutscher Sozialisation. Mit ihnen wird das Urvertrauen in die Zuverlässigkeit der sozialen Beziehungen grundlegend erschüttert. Introjektion und Identifizierung mit dem Aggressor gewährleisten die Aufrechterhaltung der Beziehung durch das Kind oder den Jugendlichen. Langfristige kumulative Beziehungstraumen untergraben zudem das Vertrauen in die Zuverlässigkeit der eigenen Kognitionen. Damit steht ein therapeutischer Möglichkeitsraum nicht zur Verfügung und muss durch eine modifizierte analytische Therapie erst geschaffen werden.

Wolfgang Kruska benutzt die Metapher des sich *drehenden Windes*, der vorwärtstreiben oder behindern kann, um *Traumatisierungen des Therapeuten/Analytikers* im Kontext des sich wandelnden Ostdeutschlands nach der Wende zu beschreiben. Der Therapeut/Analytiker wird als handelnde und betroffene Person zugleich gesehen. Er ist Teil der Gesellschaft, der Geschichte seines Volkes einschließlich ihres sozialmedizinischen Systems und im Besonderen des Systems der psychoanalytischen Theorienbildung. Es werden Probleme, aber auch Chancen gezeigt, trotz vielfältiger Abhängigkeiten und der daraus resultierenden Verwundbarkeiten in einer sich wandelnden Gesellschaft, seinen Platz zu finden und zu behaupten. Schließlich geht es beim Analytiker in der Therapie traumatisierter Patienten um die Fähigkeiten des Mit-Leidens, aber auch des Sich-Treu-Bleibens, die immer wieder auf eine harte Probe gestellt werden.

Probleme, die eigene Geschichte zu schreiben

Insgesamt haften den Beiträgen dieses Buches zwei weitere Eigenschaften an, die dem aufmerksamen Leser nicht verborgen bleiben werden. Es geht zum einen um eine *Vorläufigkeit*, die dem noch geringen zeitlichen Abstand zur bedeutsamen historischen Situation geschuldet ist. In nahezu allen Artikeln wirkt der Anteil äußerer Ereignisse, also der historischen, politischen, kulturellen Fakten den inneren Reaktionen, der eigentlich psychischen Ebene gegenüber übermächtig. Die Geschichte ist noch sehr lebendig und das behindert die Öffnung des analytischen Raumes. Dies zeigt sich beispielsweise dann, wenn die Genauigkeit der dargestellten psychischen Traumareaktionen mit ihrer zeitlichen Distanz zunimmt. Anders ausgedrückt: Der Leser findet zu den kriegsbedingten seelischen Verletzungen deutlich ausführlicheres und genaueres Material als über die Beeinträchtigungen, die zwischen der Nachkriegszeit und in den 90er-Jahren entstanden sind. Zum anderen stammen alle Beiträge – außer dem Artikel von Mario Erdheim – von ostdeutschen Psychotherapeuten, denen man *Befangenheit* vorwerfen kann. Wir haben schließlich alle in der ehemaligen DDR gelebt und sind mitbeteiligt, von den alten Verhältnissen gleichsam *imprägniert*. In welchem Maße sich diese Mitbeteiligung reflektieren und darstellen lässt oder inwieweit sie noch abgewehrt wird, werden unsere Texte zeigen.

Erst seit etwa 15 Jahren ist mit der deutschen Vereinigung der Kalte Krieg beendet und mit ihm der Zweite Weltkrieg. Erst jetzt gibt es in Deutschland eine systematische Forschung zu Folgen der *Kriegskindheit* mit den Gruppen um *Hartmut Radebold*, *Michael Ermann* oder den Projekten zur transgenerationellen Weitergabe konkreter Kriegsereignisse, wie des *Hamburger Feuersturms.* Derartige Forschungen fehlen für Ostdeutschland bisher.

Seit der Gründung des Ostberliner Psychoanalytischen Instituts im Jahr 1990 machen wir daher in Abständen von mehreren Jahren die Ergebnisse unserer eigenen Erfahrungen, Diskussionen und Reflexionen auf sogenannten *Arbeitstagungen* öffentlich. Dabei geht es schließlich um Erfahrungen aus zwei totalitären Systemen. Gemeinsam mit Kollegen, psychoanalytischen Weiterbildungskandidaten und fachlich Interessierten diskutieren wir die Produkte dieser Überlegungen und veröffentlichen unsere Arbeiten (2001, 2002, 2004). Das vorliegende Buch ist aus Beiträgen zum letzten dieser Symposien im Jahre 2005 hervorgegangen. Wir laden Kollegen ein, die an diesen Themen interessiert sind, an unseren Symposien teilzunehmen oder auf direktem Wege den Austausch mit uns zu suchen (www.apb.de). Denn das Bemühen um ein Verständnis der psychischen Phänomene des Übergangs von der autoritär/totalitären in die moderne oder gar postmoderne Gesellschaft wird uns noch länger beschäftigen. Hierzu bietet die deutsch-deutsche Geschichte ein naheliegendes und berührendes Beispiel.

Danken möchten wir vor allem unseren Autorinnen und Autoren. Aber auch unseren Patientinnen und Patienten, unseren Weiterbildungskandidaten und Kollegen fühlen wir uns verpflichtet. Ohne sie und ihre Offenheit hätten die hier vorliegenden Beiträge nicht entstehen können. Besonderer Dank gilt Herrn Hans-Jürgen Wirth vom Psychosozial-Verlag und seinem Team.

Berlin und Potsdam, im Mai 2006
Christoph Seidler & Michael J. Froese

Die Produktion von Unbewusstheit in der Erinnerungskultur

Mario Erdheim

Aus der Geschichte lernen?

Der Mensch hat sich schon immer mit der Geschichte beschäftigt, also mit dem Umstand, dass es nie so bleibt, wie es ist, kurz: dass sich die Lebensverhältnisse ändern. Oft waren diese Veränderungen katastrophisch und gewalttätig, eigentlich waren sie dies allzu oft, und das heißt, dass der Mensch offensichtlich Mühe hat, aus der Geschichte zu lernen, vor allem zu lernen, dass Herrschaft und Gewalt nicht dazu taugen, Probleme langfristig zu lösen. Das Jahrhundert, das hinter uns liegt, ist nicht zu Unrecht das »Jahrhundert der Katastrophen« genannt worden – es ist zu einem schrecklichen Zeugnis für die Unbelehrbarkeit des Menschen geworden.

Einer der Gründe für diese Unbelehrbarkeit sind die Schwierigkeiten des Menschen mit seiner Erinnerung – er scheint laufend zu vergessen, was er erlebt und getan hat. Aber wie kann man soziale Katastrophen »vergessen«? Einen Ansatz, diese Unbelehrbarkeit zu verstehen, bietet der Titel dieses Beitrages: Es ist die Produktion von Unbewusstheit in der Erinnerungskultur, die die Lernfähigkeit des Menschen in Bezug auf die Geschichte lädiert. Erinnerung wird zu einer Art Gegenbesetzung, die im Dienst der Verdrängung dessen steht, was wesentlich wäre, um sich in der Gegenwart orientieren zu können. Diesen abstrakten Gedankengang möchte ich an einem historischen und exotischen Beispiel illustrieren, und ich treffe eine solche Wahl, weil man sich am Fremden oft leicht etwas zu vergegenwärtigen erlaubt, während es im Eigenen mühsam und schmerzhaft errungen werden müsste.

Es geht um den Untergang des aztekischen Reiches, das einst so mächtig und glanzvoll erschien, dass kaum jemand sich hätte vorstellen können, dass es dem Angriff von wenig mehr als siebenhundert Spaniern erliegen würde (Erdheim 1982). Es ging damals nicht nur ein politisches Gebilde unter, sondern eine ganze Lebensweise, eine Kultur. Aber was heißt das: Eine Kultur geht unter? Wenn die Menschen, die diese Kultur lebten, nicht durch eine Katastrophe vernichtet werden, heißt das in der Regel, dass ein hoch komplexer Transformationsprozess in Gang kommt, in dem manche Kulturzüge verschwinden, andere – oft in einer Art Verkleidung – fortbestehen und dass schließlich auch Neuschöpfungen entstehen.

Das aztekische Reich beherrschte um 1500 Mittelamerika. Es zeichnete sich aus durch große Städte, hohe Bevölkerungsdichte und eine Weltanschauung, die den Azteken ihre Geschichte folgendermaßen erklärte: Aus einem Volk von Fischern und Jägern stiegen die Azteken im Verlauf von 200 Jahren zum mächtigsten Volk Mittelamerikas auf. Sie behaupteten, ihr Gott, Huitzilopochtli, habe ihnen diese Macht verliehen, und sie dankten es ihm mit unzähligen Menschenopfern. Krieger und Priester inszenierten in der Hauptstadt und in den anderen großen Städten gewaltige religiöse Feste. Die aztekische Ökonomie beruhte vorwiegend auf den Tributleistungen der unterworfenen Völker. 1517 landete Cortez mit ungefähr 700 spanischen Soldaten an der Küste des aztekischen Reiches. Und bereits 1521 eroberten und zerstörten sie die aztekische Hauptstadt Tenochtitlan.

Der Zusammenbruch des aztekischen Reiches führte nicht nur zur Außerkraftsetzung bestimmter Vorstellungsinhalte (also der Religion mit ihren Menschenopfern), sondern auch:

- zur Abschaffung der den Alltag strukturierenden religiösen Feste. Dabei verschwanden ganze Handwerkszweige, die die für die Rituale nötigen Utensilien, Schmucksachen und nicht zuletzt Esswaren produzierten;
- zur Zerstörung der Architektur und Siedlungsform. Dadurch kam es zur Desorientierung in den symbolischen Räumen. Die katholischen Kirchen zum Beispiel wurden zwar auf oder in der Nähe der zerstörten Tempel und Pyramiden aufgebaut, aber nach Jeru-

salem ausgerichtet. Wer heute in Mexiko herumreist, wird sofort an die spanischen Städte und Dörfer erinnert. Die Zerstörung der Bausubstanz steht im Dienste der gesellschaftlichen Produktion von Unbewusstheit und die neu aufgerichteten Gebäude sind die materialisierte Gegenbesetzung, die die Verdrängung perpetuiert; und schließlich

- ➢ zur Auflösung der bisherigen Priesterklasse und aller Einrichtungen, durch welche diese auf die Bevölkerung Einfluss genommen hatte, insbesondere Schulen und Akademien.

Anschließend an die Zerstörung der Hauptstadt kam es in Mexiko zu einer demografischen Katastrophe. Die Bevölkerung wurde durch neue Krankheiten (wie Pocken, Tuberkulose und Grippeepidemien) dezimiert; der Sinnzusammenbruch scheint die physische Abwehr so geschwächt zu haben, dass die Bevölkerung diesen Krankheiten schutzlos ausgeliefert war. Weil die aztekische Kultur eine Kriegerkultur war und dementsprechend auf Gewalt beruhte, ahnten die Azteken, dass sie untergehen könnte. Aber sie konnten sich nur von Göttern ausgelöste Naturkatastrophen und Weltuntergänge vorstellen. Dass diese Gefahr mit ihrer Politik und mit ihrer Art, mit den eroberten Völkern umzugehen, zu tun haben könnte, war keine unter Priestern und Kriegern herrschende Lehrmeinung. Die Gründe für den Zusammenbruch ihrer Kultur blieben ihnen verborgen, und dieser Umstand trug sicherlich dazu bei, den Lebenswillen der Bevölkerung zu schwächen.

Es gab aber auch Kontinuitäten, die die alten mit den neuen Verhältnissen verbanden.

- ➢ Die geschlagene Krieger- und Adelsschicht reorganisierte sich relativ schnell und übernahm neue Funktionen, vor allem die Vermittlung zwischen den neuen Herrschern, den Spaniern, und den Eingeborenen. »Erinnern« war nicht ihre Sache, sowohl aus Angst vor den Spaniern als auch vor ihren Untertanen.
- ➢ Es kam zu einer Vermischung des Christentums mit Versatzstücken der vorspanischen Religiosität (zum Beispiel im Marien- und Totenkult). Aber die alten Götter verloren ihren Namen, versteckten sich hinter den neuen Heiligen und waren so nicht mehr hilfreich

> bei der Herstellung einer Identität, die das Alte mit dem Neuen verknüpft hätte. Auch in diesem Bereich war »Erinnerung« nichts Erwünschtes.

Es kommt also zu weltanschaulichen Transformationen, und es entsteht eine neue kulturelle Struktur: der Kolonialismus. Im Lauf von 300 Jahren kommt es auch zu einer demografischen Erholung, aber die neu entstandene Kolonialkultur dient fortan vor allem dazu, die Unterdrückung und Abhängigkeit zuerst von den europäischen und später von den amerikanischen Zentren fortzusetzen.

Fragt man sich, wie der Untergang der aztekischen Kultur im heutigen Mexiko erinnert wird, so fällt ein merkwürdiger Riss in der Erinnerungskultur auf: Im öffentlichen Bewusstsein spielt die Pracht der indianischen Kultur eine wichtige Rolle. Großartige Museen sammeln die Zeugnisse der vorspanischen Vergangenheit, und am liebsten möchte man die Pyramiden und Tempel von Tenochtitlan in Mexico City wieder aufbauen und dafür die Zeugnisse der kolonialen Zeit niederreißen. Vergessen wird, was sich einst in diesen Heiligtümern abgespielt hat: die blutrünstigen Rituale und Menschenopfer der Azteken. Woran man sich auch gern erinnert, ist der mexikanische Befreiungskampf Anfang des 19. Jahrhunderts gegen das spanische Mutterland; dabei erscheinen die Spanier als die Bösen und die Mexikaner als die armen, unterworfenen Opfer. Vergessen wird hier die Kolonialzeit zwischen 1517 und der Aufrichtung der Unabhängigkeit. Aber »vergessen« ist nicht das treffende Wort, denn in gespenstischer Art und Weise wird die Kolonialzeit weiterhin gelebt. Im Alltag sehen sich heute die Nachkommen der Azteken und all der Völker, die einst von ihnen unterdrückt worden waren, der gleichen Verachtung und Entwertung ausgesetzt wie während der Kolonialzeit. Die Mischung aus Christentum und altem Glauben bestimmt weiterhin den Alltag und rechtfertigt die sozialen Ungerechtigkeiten ebenso wie die allgegenwärtige Korruption.

Es scheint also so zu sein, dass das, was man »vergisst« bzw. was nicht Platz im Bereich des Bewusstseins erhält, gelebt werden muss. Wesentliches kann also gar nicht zum Verschwinden gebracht werden. Was nicht erinnert wird, muss gelebt werden, und man merkt dabei gar nicht, dass man etwas lebt, was schon längst vergangen ist.

»Erinnerungskultur« ist ein vieldeutiger Ausdruck. Es kommt darauf an, woran man sich erinnert und was man vergisst. Manchmal erinnert man Ereignisse, um andere besser vergessen zu können. Eine Erinnerungskultur ist gegen die Produktion von Unbewusstheit nicht gefeit.

Erinnerung und Kultur

Der Zusammenhang zwischen Kultur und Erinnerung scheint bekannt und einfach zu sein: Kultur ist das, was im Menschen nicht biologisch verankert ist, sondern tradiert wird und in Erinnerung gerufen werden kann. Eine Kultur verlöscht dann, wenn sich niemand mehr an sie erinnert. Aus diesem Grund wurden auch immer wieder erbitterte Kämpfe um die Erinnerung geführt. So waren zum Beispiel die ethnischen Kämpfe um Sprache, Sitten und Gebräuche immer auch Kämpfe um das, was aus der Vergangenheit in Erinnerung bleiben sollte, um in der Gegenwart Identität zu stiften.

Wenn wir jedoch über den Zusammenhang zwischen Kultur und Erinnerung zum Beispiel in Bezug auf den Nationalsozialismus nachdenken, müssen wir uns auf komplexere Modelle beziehen. Denn kann man beim Nationalsozialismus tatsächlich sagen, dass eine Kultur erlischt, wenn man sich nicht mehr an sie erinnert? Dann wäre es bestimmt das Beste, den Faschismus zu vergessen und ihn damit zum Verschwinden zu bringen. Weshalb würden dann aber gerade die Faschisten selbst dafür plädieren, die Sache doch endlich auf sich beruhen zu lassen, die Vergangenheit zu vergessen oder zumindest nicht immer wieder über sie zu sprechen, während die (potenziellen) Opfer, die doch jedes Interesse haben müssten, den Faschismus zum Verschwinden zu bringen, auf dem Erinnern beharren? Offenbar sind die Beziehungen zwischen Kultur und Erinnerung doch komplizierter als angenommen: Kulturelle Züge können nämlich auch verschwinden, wenn man sich an sie erinnert, und fortbestehen, wenn wir sie der Vergessenheit anheimfallen lassen.

Freud hat diese Probleme in ein neues Licht getaucht, denn er erkannte, dass das, was wir vergessen, nicht verschwindet, sondern ins Unbewusste eingeht und von dort aus unser Handeln jenseits unseres bewussten Willens beeinflusst. Eine historische Phase zu vergessen und unbewusst zu machen, hieße infolgedessen, sie im Unbewussten zu konservieren und so auch weiterhin unser Handeln bestimmen zu lassen. Der Zusammenhang zwischen Kultur und Erinnerung erhält somit eine neue Bedeutung: Das Erinnern wird zu einer Voraussetzung, um den Zwängen der Geschichte ein Ende zu bereiten.

Wir können hier an einer Bemerkung von Marx anknüpfen, der in seiner Einführung zu *Der achtzehnte Brumaire des Louis Bonaparte* schrieb:

> »Die Menschen machen ihre eigene Geschichte, aber sie machen sie nicht aus freien Stücken, nicht unter selbstgewählten, sondern unter unmittelbar vorgefundenen, gegebenen und überlieferten Umständen. Die Tradition aller toten Geschlechter lastet wie ein Alp auf dem Gehirne der Lebenden. Und wenn sie eben damit beschäftigt scheinen, sich und die Dinge umzuwälzen, noch nie Dagewesenes zu schaffen, gerade in solchen Epochen revolutionärer Krise beschwören sie ängstlich die Geister der Vergangenheit zu ihrem Dienste herauf, entlehnen ihnen Namen, Schlachtparole, Kostüm, um in dieser altehrwürdigen Verkleidung und mit dieser erborgten Sprache die neue Weltgeschichtsszene aufzuführen« (1852, S. 15).

Marx zufolge versucht der Mensch sich aufs Alte zurückzubeziehen, weil er die Ungewissheit des Neuen fürchtet und die neuen Verhältnisse, wie eine neu erlernte Sprache, in die alten zurückübersetzt. Und Marx' Bemerkung, dass die Tradition aller toten Geschlechter wie ein Alp auf dem Gehirne der Lebenden laste, erhält eigentlich erst dank Freuds Theorie ihren vollen Sinn. Wie unter Zwang muss der Mensch laut Freud das wiederholen, was ihm seine Vorfahren unverarbeitet und unbewältigt weitergegeben haben. Dieser Wiederholungszwang setzt sich mittels der Unbewusstheit durch, in der das geschichtliche Handeln stattfindet. Eine Gesellschaft, die sich eine offene und freie Zukunft wünscht, muss daher über eine Kultur verfügen, die nicht auf das Verdrängen und Vergessen der Vergangenheit ausgerichtet ist. Wenn wir diesen Gedanken weiterverfolgen, so müssen wir grundsätzlich unterscheiden zwischen Kulturformen, die auf das Erinnern zielen, und Kulturformen des Vergessens, die das Verdrängen und Isolieren bevorzugen.

Kulturen der Erinnerung und Kulturen des Vergessens

Was ich damit meine, lässt sich am Phänomen der Denkmäler verdeutlichen: Ein Denkmal ist offensichtlich ein kulturelles Produkt, das bewusst auf das Erinnern ausgerichtet ist. Der österreichische Schriftsteller Robert Musil hielt zwar nicht sehr viel von der Psychoanalyse, hatte aber ein gutes Gespür für das Unbewusste. So erkannte er, dass die Denkmäler zwar bewusst an etwas erinnern wollen, dass sie aber unbewusst das zu Erinnernde der Vergessenheit preisgeben sollen.

> »Das auffallendste an Denkmälern ist nämlich, dass man sie nicht bemerkt. [...] Sie wurden doch zweifellos aufgestellt, um gesehen zu werden [...] aber gleichzeitig sind sie durch irgend etwas gegen Aufmerksamkeit imprägniert. [...] der Beruf der meisten Denkmale ist es wohl, ein Gedenken erst zu erzeugen [...] und diesen ihren Hauptberuf verfehlen Denkmäler immer. Sie verscheuchen geradezu das, was sie anziehen sollten. Man kann nicht sagen, wir bemerkten sie nicht; man müsste sagen, sie entmerken uns, sie entziehen sich unseren Sinnen«,

schrieb er und fragte sich,

> »weshalb dann, wenn die Dinge so liegen, gerade großen Männern Denkmale gesetzt werden. Es scheint eine ganz ausgesuchte Bosheit zu sein. Da man ihnen im Leben nicht mehr schaden kann, stürzt man sie gleichsam, mit einem Gedenkstein um den Hals, ins Meer des Vergessens« (1936, S. 480–483).

Musil beschrieb hier also ironisch die Grundzüge einer Kultur des Vergessens, die sich als Kultur des Gedenkens tarnt. Ernsthafter könnte man sich diesem Problem annähern, indem man Kriegsdenkmäler untersuchte. Diese sollen zwar an die Toten der Kriege erinnern, bringen aber oft im gleichen Zug das Leiden und die Sinnlosigkeit ihres Sterbens zum Verschwinden. So bringt zum Beispiel Alfred Hridlickas Ergänzung zum alten Hamburger Kriegsdenkmal eben das zum Ausdruck, was das ursprünglich gesetzte Denkmal verdrängen sollte. Das rostende Eisen, die verbrannten Leichen und die herausragenden Körperteile mahnen daran, dass es im Krieg letztlich nicht um Heldentaten geht, sondern um das Sterben. Die beiden Denkmäler können veranschaulichen, was eine Kultur des Vergessens ist, und was eine Kultur des Erinnerns wäre. Es scheint mir auch kein Zufall zu sein, dass Hridlickas Denkmal noch unvollendet ist: Das Erinnern macht uns Mühe, und Freud wählte wohl auch deshalb den Begriff der *Erinnerungsarbeit.*

Erinnerungsarbeit und Herrschaft

Was unter Erinnerungsarbeit verstanden werden soll, kann entweder aus der Sicht der Herrschenden oder aus der Sicht der Beherrschten beschrieben werden. Die Herrschaft bedarf, um sich zu legitimieren und an der Macht zu erhalten, anderer Erinnerungen und Erinnerungsarbeiten als die Untertanen, die sich befreien wollen. Was Musil anhand der Denkmäler beschrieben hat, dass sie gedenkend Vergessenheit produzieren, hat mit der in den Dienst der Herrschaft gestellten Erinnerungsarbeit zu tun.

Nietzsche, der selbst von Macht und Herrschaft sehr fasziniert war, ging davon aus, dass der Mensch eine ursprüngliche Tendenz zum Vergessen habe. Eine Grundfrage der Kultur habe deshalb gelautet: »Wie macht man dem Menschen-Tiere ein Gedächtnis« (1887, S. 289) Nietzsche beantwortete diese Frage folgendermaßen:

> »Vielleicht ist sogar nichts furchtbarer und unheimlicher an der Vorgeschichte des Menschen, als seine Mnemotechnik. ›Man brennt etwas ein, damit es im Gedächtnis bleibt: nur was nicht aufhört, weh zu tun, bleibt im Gedächtnis‹ – das ist ein Hauptsatz aus der allerältesten Psychologie auf Erden. Es ging niemals ohne Blut, Martern, Opfer ab, wenn der Mensch es nötig hielt, sich ein Gedächtnis zu machen; die schauerlichsten Opfer und Pfänder (wohin die Erstlingsopfer gehören), die widerlichsten Verstümmelungen (zum Beispiel die Kastration), die grausamsten Ritualformen aller religiösen Kulte (und alle Religionen sind auf dem untersten Grunde Systeme von Grausamkeiten) – alles das hat in jenem Instinkte seinen Ursprung, welcher im Schmerz das mächtigste Hilfsmittel der Mnemotechnik erriet. Je schlechter die Menschheit ›bei Gedächtnis‹ war,

> umso furchtbarer ist immer der Aspekt ihrer Bräuche; die Härte der Strafgesetze gibt insbesondere einen Maßstab dafür ab, wie viel Mühe sie hatte, gegen die Vergesslichkeit zum Siege zu kommen und ein paar primitive Erfordernisse des Zusammenlebens diesen Augenblickssklaven des Affektes und der Begierde gegenwärtig zu erhalten« (ebd., S. 289–290).

Vom Standpunkt der Herrschaft aus betrachtet, besteht Erinnerungsarbeit also aus einer Art Folter: Nur was Schmerzen bereitet, bleibt im Gedächtnis haften. Nietzsche deutete die Gewalt der Institutionen, die »Bräuche«, als ein Mittel zur Herstellung von Erinnerung und Bewusstsein. Die Religion mit ihren Opferritualen und Denkmälern und das Recht mit seinen Gesetzen und Strafen sollten den Menschen ein Gedächtnis machen. Woran aber sollten sie erinnert werden? Was man ihnen gewaltsam ins Gedächtnis einbrennen musste, war vor allem, dass sie eigentlich nichts seien und deshalb ohne Widerrede gehorchen sollten. Kulturen, die auf diese Weise entstehen, sind menschenverachtend, und wir verstehen nun auch besser, weshalb ihre Denkmäler immer auch ein Vergessen beinhalten. In seinem berühmten Gedicht »Fragen eines lesenden Arbeiters« zeigt Brecht sehr klar, was es ist, was diese Kulturdenkmäler vergessen machen sollten: die Menschen, die sie gebaut haben:

> »In den Büchern stehen die Namen von Königen. Haben die Könige die Felsbrocken herbeigeschleppt? Und das mehrmals zerstörte Babylon – Wer baute es so viele Male auf? In welchen Häusern des goldstrahlenden Lima wohnten die Bauleute? [...] Das große Rom ist voll von Triumphbögen. Über wen triumphierten die Cäsaren?«

Kulturen des Vergessens haben auch eine eigenartige Vorstellung von dem, was Bewusstsein und Denken seien, und begegnen den Intellektuellen infolgedessen nur mit größten Vorbehalten. Bewusstsein und Intellektualität werden in der Regel mit Aggressivität, Querulantentum und zersetzender Kritik gleichgesetzt, wohingegen Unbewusstheit als eine Art Bequemlichkeit und harmlose Freundlichkeit erscheint.

»Glücklich ist, wer vergisst, was nicht zu ändern ist«, lautete eine weitverbreitete Redensart in Wien. Die Beliebtheit dieser Einstellung macht

Freuds Leistung in dieser Stadt umso größer. Freud ging nämlich nicht von der Voraussetzung aus, dass der Mensch das vergessliche Tier sei. Er betrachtete den Menschen als erinnerndes Wesen, das nur mit großem Aufwand zum Vergessen gebracht werden kann. Er betonte dabei die aktive Qualität des Vergessens: Das Vergessen ist nicht ein allmähliches Verlöschen; es muss vielmehr etwas beiseite geschoben bzw. verdrängt werden, und damit es verdrängt bleibt, muss eine Gegenbesetzung aufgerichtet werden. Das Vergessen versteht sich also nicht von selbst, sondern erweist sich als ein mühsamer, energieraubender Prozess. Aus dieser Sicht macht das Vergessen auch nicht glücklich, sondern kränklich.

In »Erinnern, Wiederholen und Durcharbeiten« beschrieb Freud eine zusätzliche, oft übersehene Art, Erinnerungen zu neutralisieren: »Man hat es zwar immer schon gewusst – heißt es dann, wenn man auf Vergangenes angesprochen wird – aber man habe nicht daran gedacht« (1914, S. 127–128). Wissen und Denken sind also zweierlei: Man kann durchaus etwas wissen, ohne es denkend verarbeiten zu müssen. Freud bezeichnete diese Umgangsweise mit Erfahrungen als Absperrung. Indem man das Gewusste nicht denkt, sperrt man es vom Fluss des Lebens ab. Wer auf das Denken verzichtet, kann sich also auch das Vergessen ersparen und trifft damit sozusagen zwei Fliegen auf einen Schlag: einerseits vermeidet er die Mühsal des Denkens und andererseits den psychischen Aufwand des Verdrängens und Vergessens.

Die Absperrung hat jedoch ihren sozialen Ort: Nur wer auf der Seite der Herrschaft steht und zu den Tätern gehört, kann sich nämlich diese Abwehr gegen das Erinnern leisten. Das Opfer hingegen drängt es immer wieder dazu, die traumatische Situation zu reproduzieren und das Denken quälend um seine Niederlage kreisen zu lassen. Es wird sich immer wieder fragen: Wie war es möglich? Hätte ich mich anders verhalten sollen? Wäre jenes passiert – hätte ich jenes Zeichen beachtet und nicht übersehen, so wäre es womöglich anders gekommen.

Dem Opfer können also nur die Mechanismen der Abspaltung, Verschiebung, Verleugnung und Verdrängung helfen, die traumatische Erfahrung zu neutralisieren, um sie vor dem Denken zu schützen. Anders verhält es sich hingegen mit dem Täter: Wo die Tat die Identität des Täters weder infrage stellt noch bedroht, kann das Denken leicht von der

Erinnerung an die Tat ferngehalten werden. Das Denken muss nämlich nur in dem Maße in den Umkreis der Erinnerung zugelassen werden, als die Tat verheimlicht werden soll.

Doch nun zurück zu den kulturellen Mustern des Vergessens und zur Aufgabe der Erinnerungsarbeit: Wenn sich laut Freud das Erinnern von selbst versteht – welchen Sinn sollte dann die Erinnerungsarbeit haben? Die Erinnerungsarbeit richtet sich einerseits gegen den von der herrschenden Kultur ausgehenden Verdrängungsdruck und andererseits gegen die Absperrungen, die Wissen und Denken voneinander isolieren. Wenn wir Erinnerungsarbeit leisten wollen, müssen wir zunächst in den Institutionen, in denen wir tätig sind, die Identifikation mit dem Stärkeren und Mächtigeren, mit dem Aggressor, verweigern. Diese Verweigerung ist die Voraussetzung für die Entstehung eines Raums, in dem sich eine andere Art von Kultur als die des Vergessens und Verdrängens entfalten kann.

Grundsätzlich macht jede hierarchisch gegliederte Institution Angebote zur Identifikation mit dem Mächtigeren: Vom Soldaten heißt es, er trage den Marschallstab im Tornister, und der Student, der im Seminar einen Vortrag halten soll, identifiziert sich in der Regel mit dem Professor, und zwar nicht nur mit dessen intellektuellen Leistungen sondern vor allem mit dessen sozialer Position und dem dazu gehörenden Habitus. Diese Identifikationen hat Freud in »Massenpsychologie und Ich-Analyse« beschrieben.

Erinnerung und sozialer Tod

Gegen den Identifikationsdruck in den Institutionen aufzukommen, ist keine leichte Aufgabe. Man macht dabei die unangenehme Erfahrung, dass der Sinn zu schwinden beginnt und alles trüb und leer aussieht. Maya Nadig hat für diese Art Sinnverlust den Ausdruck des »sozialen Sterbens« geprägt. Die in uns allen wirksamen Größen- und Allmachtsfantasien treiben uns zu einer Identifikation mit dem Mächtigen: Sobald unsere narzisstischen Anteile nun nicht mehr an solche Identifikationen gebunden sind, fallen sie auf uns selbst zurück, und wir müssen sehen, was wir damit anfangen. Erinnern wir uns aber daran, dass auch Freud eine Art sozialen Tod auf sich genommen hat, als er seine akademischen Identifikationen nicht mehr aufrechterhalten konnte und als junger Arzt Misserfolg um Misserfolg erleben musste. Und letztlich war es die erzwungene Aufgabe von Rollen voller Prestige, die ihn befähigte, die Erinnerungsarbeit zu leisten, die er Psychoanalyse nennen sollte.

Ich hatte vorhin Nietzsches Ansichten zitiert, wonach dem Menschen, diesem vergesslichen Tier, durch Schmerzen ein Gedächtnis gemacht werden sollte. Aber der Schmerz behindert eigentlich das Erinnern, also das Hinstellen in die Vergangenheit; der Schmerz macht vielmehr etwas gegenwärtig. Was weh tut, spielt sich immer in der Gegenwart ab. Erinnerung ist mit Trauerarbeit verbunden, indem die Trauer die schmerzliche Erfahrung verzeitlicht und ihr so einen Platz in der Vergangenheit zuweist. Für Freud ist der Mensch das sich erinnernde Tier, und dementsprechend ist für die Psychoanalyse nicht das Erinnern zu erklären, sondern das Vergessen. Bezieht man sich auf das Instanzenmodell, so kann man sagen, dass das Ich die erinnernde Instanz ist. Erinnerung ist also eine Ich-Funktion. Freud wusste aber auch um die Schwäche des Ichs, und es ist ja richtig, wenn es in der Einladung zur Tagung heißt: »Auf das autobiografische Gedächtnis ist weniger Verlass. Es schreibt Vergangenheiten immer so um, dass sie zum Aktualzustand des Ichs passen«.

Wenn das Ich ein solcher Opportunist ist, dann kann man es vielleicht auch überlisten, und zwar indem man seinen Aktualzustand so gestaltet, dass das Ich die Wahrheiten, die es betreffen, bewusst halten kann. Was wäre das für ein Zustand? Der französische Soziologe Maurice Halbwachs verwies auf die gesellschaftlichen Voraussetzungen des Gedächtnisses. Erinnern ist demnach nicht so sehr ein individueller als ein sozialer Akt. Meine Erinnerungen haben mit den sozialen Beziehungen, in denen ich lebe, zu tun. Wer seine sozialen Beziehungen verliert, verliert auch seine Erinnerungen – und umgekehrt. Auch wenn ich allein in einem Gefängnis eingesperrt wäre, bestimmen die sozialen Beziehungen, die mir wichtig sind, die Tiefe und Schärfe meiner Erinnerungen. Man kann sagen, dass das Erinnern ein politisches Handeln voraussetzt: Wollen wir uns die Erinnerung an das, was uns relevant war, nicht nehmen lassen, so müssen wir gesellschaftliche Bedingungen herstellen, in denen das möglich ist. Und dabei ist nicht zu vergessen, dass Macht und Herrschaft die kulturellen Kräfte sind, die dem Ich beim Erinnern die größten Schwierigkeiten bereiten. Dass das Ich nicht Herr im eigenen Haus sei, wird als eine von Freuds zentralen Entdeckungen betrachtet, die den bürgerlichen Individualismus infrage stellte. Und das ist sicherlich richtig. Zu wenig wird aber bedacht, dass das Problem des Ichs auch darin besteht, dass es ein Herr sein möchte. Es wäre auch nicht unbedingt ein Fortschritt, würde man den Satz umformulieren und sagen, dass das Ich nicht die Dame des Hauses sei. Worum es geht, ist vielmehr der Machtanspruch des Ichs. Es ist dieser Machtanspruch, der vergesslich macht. Die Illusion eines autonomen Ichs ist nur möglich, wenn es all die Abhängigkeiten verleugnet und vergisst, in denen es steht. Arbeitet dieses Ich an einer Erinnerungskultur, die im Dienst von Machtansprüchen steht, so kann man gewiss sein, dass die Produktion von Unbewusstheit bald in vollen Gang kommen wird.

Literatur

Erdheim, M. (1982): Die gesellschaftliche Produktion von Unbewusstheit. Frankfurt a.M. (Suhrkamp).

Freud, S. (1914): Erinnern, Wiederholen und Durcharbeiten. In: G.W. Bd. X. 1945, London (Imago), S. 127f.

Marx, K. (1852): Der achtzehnte Brumaire des Louis Bonaparte. Berlin 1965.

Musil, R. (1936): Denkmale. In: Nachlass zu Lebzeiten. Prosa, Dramen, späte Briefe. 1957, Hamburg (Rowohlt), S. 480–483

Nietzsche, F. (1887): Zur Genealogie der Moral. In: Kröners Taschenausgabe, Bd. 86, 1959, Stuttgart (Kröner).

II. Traumatisierungen durch den Krieg

Trauma, Schweigen und Erinnern

Christoph Seidler

Zur Einstimmung

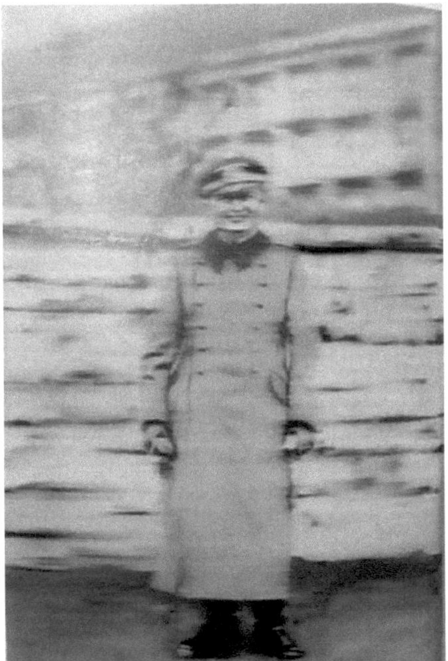

Gerhard Richter (1965): »Onkel Rudi«.
Öl auf Leinwand – nach einem Foto:

Gerhard Richter wurde 1932 in Dresden geboren. Er hat seine Kindheit und Jugend im zerstörten Dresden verbracht, dort auch Kunst studiert. Dann übersiedelte er ins zerstörte Köln und studierte noch einmal Kunst. Seinen Augen traute er nie mehr ganz. Auch dieses Bild erhält durch das Aufgreifen eines Fotos einen doppelten Realitätseffekt: So ist das Lächeln von Onkel Rudi zugleich wahr und nicht wahr. Die Erinnerung verschwimmt, wenn man ihn ansieht. Man freut sich fast, und es läuft einem eiskalt den Rücken hinunter. Onkel Rudis Uniform ist die Uniform der Wehrmacht, aber auch die Uniform der NVA. Es ist überhaupt die Uniform vom lächelnden Offizier.

Und – quälende Einsicht: Onkel Rudi ist unser Onkel. Mit den Naziverbrechern verbindet uns nicht nur die gemeinsame Sprache, sondern auch unsere Herkunft, und dieser Konflikt wird thematisiert:

> »Einerseits ist der Onkel in Uniform über eine Photographie präsent, wie sie in vielen Familienalben zu finden ist, andererseits ist diese so verwackelt, wie nur ein schielender Blick ihn sehen kann. Erinnern und vergessen, Soldat der Wehrmacht und liebender Onkel gehen untrennbar ineinander über und verhindern jede Eindeutigkeit« (Flacke 2005, S. 164).

Diese Verwicklung ist auch eine Ursache dafür, dass erst heute eine Analyse dieser Ereignisse etwas möglicher wird.

Der Beitrag befasst sich mit vier Themenkomplexen:

1. Sprachlosigkeit über Kriegsfolgen bei den Deutschen,
2. Kinder der Kriegskinder als Patienten,
3. Einflüsse dieser Erfahrungen auf uns Psychoanalytiker und auf die Psychoanalyse,
4. Kränkungen bei der Geschichtsschreibung Ost.

Beschädigungen durch stalinistische Repressionen, Mauerbau, DDR – Unrecht und insbesondere Stasibespitzelung werden von anderen Autoren in diesem Band untersucht.

Sprachlosigkeit über Kriegsfolgen bei den Deutschen

60 Jahre nach dem Zweiten Weltkrieg

Zunächst möchte ich die Sprachlosigkeit besprechen, die sich jahrzehntelang über die Kriegsereignisse gezogen hat, die Deutschen widerfahren sind: Das Verschweigen, die Mythenbildungen und Tabus, Spaltungen der Geschichtsschreibung, deren Notwendigkeit, deren Wirkungen und Nebenwirkungen, die Kluft zwischen kollektivem und individuellem traumatischen Gedächtnis. Es geht aber auch um die Frage: Wieso taucht die Geschichte jetzt so machtvoll auf?

Von Paul Ricoeur stammt folgende Vorstellung: Solange die Erinnerung, also die Geschichte, nicht gerecht ist, bleiben Gespenster übrig, sowie Tote, die nicht beerdigt wurden. Insofern ist unser Beitrag, der sich auf die Traumatisierungen in Ost-Deutschland bezieht, der Versuch, einige Tote zu beerdigen. Zur Gerechtigkeit der Geschichte werden wir dadurch vielleicht in kleinsten Teilen beitragen. Es ist allerdings auch unsere Aufgabe, Unbehagen in der Kultur der Geschichtsschreibung zu äußern.

60 Jahre ohne Krieg – das gab es in Deutschland noch nie! Wir haben erstmalig die Möglichkeit, Kriegskindheiten auf ihre Spätfolgen zu untersuchen, sowohl in der betroffenen Generation, als auch bei deren Kindern und Kindeskindern. Erst nach so vielen Jahren ohne Krieg gibt es Erkenntnisse, wie Kriege auch Seelen verwüsten und zwar über Generationen hinweg. Das können wir nachweisen, und diesen Nachweis müssen wir öffentlich machen.

60 Jahre ohne Krieg in Deutschland bedeuten noch lange nicht Frieden. Immer noch und immer wieder durchziehen Spaltungslinien die Welt, auch die Welt der Erinnerungen. Seit 1945 gab es nicht einen Tag auf der Erde ohne Krieg. Sehen wir auf die Umstände in der Abschiebehaft in Berlin-Grünau oder in Dessau, jetzt auch in Amsterdam: Es ist keineswegs so, dass wir uns in Ruhe zurücklehnen können und von Spaltungsmechanismen frei wären. Wir überlassen nur die abgespaltene

unerfreuliche Abschiebearbeit dem Innenministerium. Der Weg zu einer gemeinsamen Welt oder zu einem weltweiten oder globalen Geschichtsverständnis ist noch so weit, dass wir es nicht erleben werden. Und nicht nur das:

Momentan reißen Spaltungen von lange nicht gekanntem Ausmaß die Welt wieder auseinander. Und es sind nicht nur die Verbrecher und Selbstmordattentäter aus dem Islamismus, die daran beteiligt sind, im Irak oder in Tschetschenien. »Outsourcing of torture« der CIA ist der jüngste Skandal: Folterungen werden heimlich in die ramponierten ehemaligen Ostblockstaaten und jetzigen »Partner« verlegt. Das alles ist ohne totale Desidentifikation der Täter mit den Opfern nicht möglich, eine Extremform der Spaltung.

60 Jahre ohne Krieg in Deutschland bedeuten nicht 60 Jahre Frieden in Deutschland. Am Beispiel des Bombardements von Dresden wird deutlich, dass noch nach 60 Jahren die unterschiedlichen Erinnerungen bei jeder Gelegenheit sofort feindselig aufeinanderprallen. Wie schwer es ist, an die Bombenopfer von Dresden zu denken und dabei nicht zu vergessen, dass zeitgleich z. B. Breslau zerschossen wurde, weil es von den Nazi-Verbrechern zur Festungsstadt erklärt worden war, oder dass in Dresden und in Hamburg die Mordmaschine des NS-Regimes weiterhin auf Hochtouren lief. Wahrscheinlich wird es noch Generationen dauern, bis diese Geschichtsschreibung integriert werden kann. Die Opfer von Dresden vom 13./14. Februar 1945 zu würdigen, ist höchste Zeit. Dabei ist aber nicht zu vergessen, dass die Zerstörung Dresdens mit dem Brand der Synagoge 1938 begann und dass die Gestapo bis Ende April 1945 akribisch Juden deportiert und ermordet hat.

Am 20. April, also 10 Wochen nach dem Bombardement Dresdens, hat es in Hamburg nach Aufzeichnungen von Tätern »furchtbar lange gedauert, 20 jüdische Kinder zu erhängen« (Schwarberg 2005). Als endlich die Engländer kamen, ging es ganz existenziell um Befreiung.

Andererseits kann Schönhuber, der frühere Offizier der Waffen-SS und langjährige Vorsitzende der Republikaner, womöglich mit der Wahrheit hetzen, wenn er auf die englischen und amerikanischen Tiefflieger hinweist, die flüchtende Kinder und Frauen auf den Elbwiesen niedergemetzelt hätten. Ob die antifaschistisch gestimmten Dresdner es zugeben wollen oder nicht: Zwischen ihrem 13. Februar 1945 und dem der Rechten verläuft keine klare Trennungslinie in der historischen Wirklichkeit. Es verläuft aber eine hochgeladene Spaltung in dieser Borderline-Geschichtsinterpretation: Hier die Guten, dort die Bösen. Die Erinnerungskonjunktur der »Nur-Guten« spielt den Rechten direkt in die Hand.

Es ist höchste Zeit festzustellen, dass damals alle moralischen (auch britische und amerikanische) Maßstäbe verloren gegangen waren. Wir können aber nicht das Schuldgebirge auf die Alliierten abwälzen, selbst, wenn diese es gegenseitig tun wie im Kalten Krieg. Historische Gerechtigkeit stellt sich noch lange nicht her. Ich verweise dabei auf die unbestechlichen Reportagen von Osmar White (»Die Straße des Siegers«).

Das Buch des australischen Kriegsreporters lag 1945 bereits vor, wurde erst jetzt, 2004 (»Conqueror's Road«), gedruckt und ins Deutsche übersetzt. Es passte lange nicht ins westliche Geschichtsbild, denn White sah auch u. a. die Brutalität der Vertreibung der Sudetendeutschen – und deren »fahlen Zug ins Elend«, und er sah auch marodierende, stehlende, vergewaltigende US-Soldaten, und dass fast nur schwarze Täter vor Gericht kamen. Vergewaltigungen sind offenbar ein obligater Teil aller Kriege und kamen nicht nur bei russischen Soldaten vor.

Mythenbildungen und Spaltungen in der offiziellen Gesichtsschreibung West und Ost

Als 1945 einer der furchtbarsten Kriege aller Zeiten zu Ende gegangen war (manche sprechen vom zweiten 30-Jährigen Krieg, der 1914 begonnen habe), bedeutete das für viele Völker nicht Frieden oder gar Freiheit. Nach dem Ende des Zweiten Weltkrieges sah sich der Kontinent mit unvorstellbaren Problemen konfrontiert. Von den heute geschätzten über 50 Millionen Toten waren die Hälfte Zivilisten, einschließlich 5–6 Millionen Juden und Millionen weiterer Bewohner Ost- und Südost-Europas.

Europa war voll von Flüchtlingsströmen, von Vertriebenen und Heimatlosen, die Städte Europas waren ein Trümmer- und Ruinenfeld ohnegleichen. In Scherben lagen auch alle ethischen, religiösen und eben auch nationalen Werte. Aus der heutigen Sicht beschreibt die Historikerin Monika Flacke, wie notwendig und unumgänglich damals Mythenbildungen und Spaltungen waren:

> »Die Nationen sahen sich nicht nur mit den Problemen des Wiederaufbaus konfrontiert, die zerrissenen Gesellschaften, mehrfach gespalten zwischen Mitläufertum, Kollaboration und Widerstand, mussten sich neu konstituieren. Im ideologischen Zentrum dieser Gründungen stand die Vorstellung, dass der Widerstand die Nation in der Zeit der Besatzung verteidigt habe. Wenn es auf beiden Seiten des Eisernen Vorhangs am Ende eine gewisse Stabilität gab, so lag dies wesentlich auch an Geschichtskonstruktionen, die im Widerstandsmythos den symbolischen Sockel der nationalen Wiedergeburt sahen« (Flacke 2005, S. 8).

Mythos West: Das Nachkriegswunder

Eine der zentralen Gründungsmythen der Bundesrepublik Deutschland erzählt von der schnellen Integration von etwa 12 Millionen deutschen Vertriebenen und Flüchtlingen nach dem Zweiten Weltkrieg. Diese spektakuläre Erfolgsgeschichte spiegelt den Stolz der westdeutschen Aufnahmegesellschaft wider auf eine große politische, ökonomische und sozialkulturelle Leistung.

»Vertriebene« war übrigens der Oberbegriff im Westen – im Osten hießen sie »Umsiedler«, in Österreich »Nationaldeutsche«. Nomen est Omen! Der Ton macht die Musik.

Seit Mitte bis Ende der 80er-Jahre allerdings wird dieses »Nachkriegswunder« nicht mehr nur als eine Erfolgsgeschichte, sondern auch als eine Problemgeschichte erzählt – und zwar bezeichnenderweise seit etwa 15 Jahren, seit der Wende. Darauf wird zurückzukommen sein. Typisch für die Generation der bei Kriegsende Erwachsenen war ein »beredtes, vom Integrationsdruck der Aufnahmegesellschaft, von Anpassungsbereitschaft und Verdrängung bestimmtes Schweigen« (Ackermann 2004).

Es beweist sich in diesem Zusammenhang erneut, dass es verschiedene Erinnerungskulturen gab, verschiedene Kommunikationsmilieus, in denen Betroffene ihre Erfahrungen und ihr Leid austauschen konnten oder eben nicht. Es gab aber auch immer eine politisch gewollte, und zwar nicht nur von deutschen Politikern gewollte »Vergangenheitspolitik«. Erklärtes Ziel der am Leitbild der Eingliederung orientierten Flüchtlingspolitik des Bundes und der Länder war es, die ökonomische, soziale und kulturelle Gleichheit der Flüchtlinge und Vertriebenen mit den Einheimischen herzustellen. Für den westdeutschen Frontstaat im »Kalten Krieg« bedeutete die erzwungene Massenabwanderung der Deutschen aus dem Osten – und während der 1950er-Jahre die Fluchtbewegung aus der DDR – immer auch einen Zugewinn an politisch-ideologischer Legitimation. So hatte die bundesdeutsche Gesellschaft die Möglichkeit, eine positive, von »eigener Leistung« geprägte und von Schuld weitgehend unbelastete nationale Identität zu entwickeln. Der Mythos von der großherzigen Aufnahme von Flüchtlingen in Westdeutschland ist bis heute identitätsstiftend.

Warum aber nicht nur die Eltern, also die bei Kriegsende Erwachsenen, jenseits der offiziellen Geschichtsschreibung von den anderen Wahrheiten schwiegen, sondern auch ihre Kinder, und welche Gründe es dafür gab, ist bei der Frage der Kriegskindheit, ihrer Verarbeitung und ihrer Konsequenzen von großer Bedeutung, man denke an die toxische Wirkung von Tabus. Dazu später mehr.

Bis Mitte der 50er-Jahre, danach allerdings nicht mehr, wurde die physische und psychische Gesundheitssituation der Kinder als Folge von Krieg, Flucht und Vertreibung sehr intensiv diskutiert; als besonders beeinträchtigt eingeschätzt wurde die Belastung der Flüchtlingskinder. Am wenigsten verschwiegen werden konnten die zu offen liegenden physischen Folgen.

Die äußere Erscheinung der vertriebenen Kinder hinterließ bei den Zeitgenossen einen starken Eindruck, weil sie am weitesten von dem normalen Durchschnittsbild von Kindern in Friedenszeiten abwich und ganz ohne Zweifel mit den Folgen des Krieges zusammenhing. In welchem Maße sich bei den jungen Menschen die Unterernährung bemerkbar machte, ging etwa aus der »Langeoog-Studie« hervor: Das Untergewicht betrug teilweise bis zu 20%, und auch das Längenwachstum blieb deutlich hinter den Normalwerten zurück. Das politische Dilemma war aber:

Einerseits wurden die negativen Folgen bei diesen Kindern politisch ja zu Appellzwecken gebraucht, andererseits galt es den o.g. Mythos von der schnellen Integration der Vertriebenen zu bewahren, und schließlich ließ der gebotene Anpassungszwang eine zu große Abweichung von der Norm nicht zu bzw. mussten die Defizite als positiv bewältigt angesehen oder zumindest so interpretiert werden. So kam eine – heute absurd erscheinende – Debatte auf über die »Lebenstüchtigkeit« und »Sozialtauglichkeit« der Flüchtlingskinder und trieb wilde Blüten: Karl Valentin Müller (1953) interpretierte die Vertreibung als »survival of the fittest«, als Überleben der Gesündesten in sozialdarwinistischer Manier. Müller hatte das Institut für Sozialanthropologie an der Deutschen Karls-Universität in Prag geleitet, war 1945 von dort vertrieben worden und hat in Hannover das Institut für Begabtenforschung (seit 1950 Institut für empirische Soziologie) gegründet.

Die Erforschung der Flüchtlingskinder wäre zunächst ganz zum Erliegen gekommen, wären da nicht die Flüchtlingskinder aus der DDR gewesen – ihnen wurde ca. seit 1954 ein Sonderstatus zugewiesen.

Da die Abwanderung aus dem Osten auf die Dauer eine »narzisstische Zufuhr« für den Westen bedeutete, konnte den DDR-Flüchtlingen eine spezifische psychische Befindlichkeit zuerkannt werden in der Anlehnung von George Orwells Roman *1984* mit der Bezeichnung »Meister des Zwiedenkens«. Der Kalte Krieg machte auch hier nicht halt.

Wir wissen heute, dass Anpassungsdruck bei Einwanderern oder Immigranten als so genannte »dritte Kultur« beschrieben wird, unabhängig davon, aus welcher Kultur die Menschen kommen und in welcher Kultur sie landen. Dieser Anpassungsdruck ist bei allen Migranten nachweisbar.

Natürlich gab es auch international Bedingungen dafür, dass in Westdeutschland die Frage der Flüchtlingskinder von der Agenda verschwand: Die (west-)deutschen Forschungen interessierten international überhaupt nicht – aus verständlichen Gründen. Die Nestorin der Kriegskindforschung war Anna Freud. Ihre Untersuchungsergebnisse in den Hampstead Nurseries ergaben das vielleicht wichtigste Ergebnis: Dass es nämlich schwere psychische Schäden beim Trennungserleben des Kindes gibt, und zwar besonders bei Trennung von der Mutter, mehr als durch

Bomben und Feuer. Diese internationale Commmunity hat die deutsche Bearbeitung des Themas überhaupt nicht zur Kenntnis genommen, sondern ignoriert aus gut verständlichen, aber sachfremden Gründen.

Dazu kam, dass die psychiatrische Auffassung von der Belastbarkeit des Menschen in extremen psychischen Situationen als unbegrenzt galt – auch ein Erbe der nationalsozialistischen Ideologie. Erst 1961 deutete sich ein Wandel an: Walter Ritter von Baeyer meint angesichts von Holocaust-Überlebenden:

> »Der alte Erfahrungssatz – der Kern der bis dato herrschenden Lehre –, dass der Mensch unglaublich viel verträgt, ohne dauernden Schaden an seiner Seele zu nehmen, gilt hier nicht mehr. Davor dürfen wir die Augen nicht länger verschließen« (S. 536).

Damit gab es zwar noch keinen Dammbruch, aber ein Bann war gebrochen. Endlich gab es einen sogenannten »erlebnisbedingten Persönlichkeitswandel«.

In die Charts der DSM III schafften es die »posttraumatischen Belastungsstörungen« und die »andauernde Persönlichkeitsänderung nach Extrembelastung« aber erst 1980, letzten Endes über eine starke Lobby der Vietnamkriegsveteranen, in die ICD 10 erst 1992, in die kassenärztliche Versorgung in Deutschland erst 1995.

Mythos-Ost: »Als wir 1945 den Hitlerfaschismus zerschlagen hatten«

> »In der sowjetischen Besatzungszone/DDR musste man vergessen, was wirklich im Krieg geschehen war. 1945/49 ging es darum, einen glaubhaften Neubeginn mit glaubhaften historischen Wurzeln zu versehen. Man musste das vergangene gemeinsame Leben, in dem die größten Verbrechen stattgefunden hatten, in eine Erzählung einbinden, welche die Gründung des Staates legitimierte und seine Friedfertigkeit vermitteln konnte. Die SED, die nach ihrer Gründung am 22. April 1946 sehr bald unter bis ins Detail gehender sowjetischer Kontrolle zunehmend die deutschen Verwaltungsorgane in der Sowjetischen Besatzungszone dominierte, bezog sich in

> ihrem Gründungsmythus auf den Antifaschismus bzw. auf die Befreiung vom Faschismus. Neben die Befreiung durch der Roten Armee wurde der kommunistische Widerstand eine der tragenden Säulen in der nationalen Geschichtsschreibung« (Flacke 2005, S. 173).

Der zentrale Gründungsmythos im Osten besagte – als habe die ganze DDR-Bevölkerung nur aus Antifaschisten bestanden: »Als wir 1945 den Hitlerfaschismus zerschlagen hatten [...]«. Das wurde gebetsmühlenartig wiederholt, und es begann die Geschichtsschreibung bei der Stunde Null, nämlich 1945.

Auch dieser Mythos ist bis heute identitätsstiftend, aber er hat ebenfalls Nebenwirkungen. Sie betrafen z.B. das Vertriebenenproblem: In der SBZ gab es die Bodenreform, und die stellte wohl tatsächlich eine gewisse Lösung des Vertriebenen-Problems dar. Das Problem selbst verschwand 1951 von der politischen Agenda vollständig. Es gab das Thema nicht mehr.

Unter der Leitung von Eva Schmidt-Kolmer, einer Wiener Kommunistin, die aus dem Exil in die DDR kam, wurde energisch die Krippenunterbringung der Kinder forciert – Frauen, also auch Mütter, mussten den Arbeitskräftemangel ausgleichen.

Problemgeschichten über Kindheit und Jugend wurden in der DDR offiziell sowieso nicht geschrieben.

Als ich z.B. 1987 zum Forschungsinstitut nach Leipzig fuhr, um die Untersuchungsdaten meiner jugendlichen Patienten – damals im Rahmen meiner Habilitation – mit den Normalstichproben des Instituts zu vergleichen, sollte ich mich erst GVS verpflichten lassen (»Geheime Verschlusssache«). Mein ökonomischer Direktor, den ich darum bat, sagte, das sei ja eine Stasi-Erklärung. So ließ ich es.

Wie gesagt – Problemgeschichten blieben in der DDR, je nach politischer Wetterlage, mehr oder weniger ein Staatsgeheimnis. In Kunst, Literatur, in Filmen und im Theater gab es deswegen heftiges Zensieren. Die Geschichte der DDR-Zensur ist ein sehr umfangreiches Kapitel, auf das hier nicht weiter eingegangen werden kann. Es gehört aber unmittelbar in den Kontext von Mythenbildung und Spaltungen. Eine Untersuchung über Unterschiede und Gemeinsamkeiten mit der westlichen »political correctness«, die auch in diesen Zusammenhang gehört, bietet sich an.

Wieso taucht die Geschichte gerade jetzt so machtvoll auf?

Fraglos spielt die Wende in Deutschland und insbesondere in Ostdeutschland eine große Rolle. Im Osten gab es weder Landsmannschaften noch eine Kriegsgräberfürsorge, weder eine Wehrmachtsauskunftsstelle (WAST) noch Soldatenverbände. Es trug auch niemand ein Ritterkreuz, wie z.B. Erich Mende auf diplomatischen Empfängen.

Dafür gab es die »Gesellschaft für Deutsch-Sowjetische Freundschaft«, und es gab den Antifaschismus als Staatsdoktrin. Das war übrigens nicht das Schlechteste: Damit war die Schuld reaktionsbildend abgewehrt, gleichzeitig die Trauer um die eigenen Beschädigungen erst recht unmöglich.

Mit der Wende brach diese Vergangenheit mit viel größerer Wucht ins Bewusstsein, sodass die Ostdeutschen diesen Einbruch der Geschichte nicht übersehen konnten. Inzwischen scheinen mir die west-deutsch-amerikanische, englische und französische »Freundschaft« eine ähnliche Bedeutung gehabt zu haben –wenn auch nicht so offensichtlich indoktriniert.

Jedenfalls wird erst mit dem langsamen Ende der Spaltung Deutschlands auch die Aufhebung der emotionalen Spaltungsprozesse möglich mit der Rücknahme der Projektionen z.B. vom Nazi-Nachfolge-Staat BRD und dem Antifaschismus-Staats-Mythos in der DDR.

Die Journalistin Sabine Bode spricht in ihrem Buch *Die vergessene Generation* eine sehr deutliche Sprache:

> »Je länger der Berliner Mauerfall zurückliegt, desto deutlicher wird, dass die Nachkriegszeit in Deutschland erst 1989 zu Ende gegangen ist. Durch die Wiedervereinigung wurden die letzen politischen Kriegfolgen beseitigt und – wie sich dann einige Jahre später zeigte – Raum geschaffen für gesellschaftliche Themen, die durch das Klima des kalten Krieges nicht an die Öffentlichkeit gedrungen sind. Das jeweilige Auftreten der Ideologie West gegen Ideologie Ost und umgekehrt war so selbstgerecht und laut und so sehr auf Einschüchterung programmiert, dass Nachdenklichkeit, feine Schattierungen und leise Töne davon regelrecht aufgesaugt wurden« (Bode 2004, S. 25).

Die so bedingte Sprachlosigkeit hinterließ viele weiße Flecken im gesellschaftlichen, familiären und individuellen Gedächtnis.

Jan Assmann hat in seinem Standardwerk über *Das kulturelle Gedächtnis* gezeigt, dass Erinnerung immer ein von den Eliten betriebenes soziales Training, eine Einigung in einen Kanon und damit in eine Hierarchie von Bedeutungen ist. Kein Staat könne es sich leisten, Erinnerungen, die seine Geschichte betreffen, sich ereignen zu lassen. So haben auch die beiden deutschen Staaten ihre Erinnerungspolitik betrieben.

Spaltungen und kein Ende?

Aber unabhängig davon, dass Geschichte hierarchisch betrieben wird, gibt es auch psychoanalytische Einsichten über Spaltung und Integration von Erinnerungen, die sozialpsychologische Dimensionen haben, z. B. Winnicott (1974). Nach Winnicott ist die Idee vom »Individuum« ein relativ modernes Konzept. Bis vor wenigen hundert Jahren sei – abgesehen von einigen außergewöhnlichen »vollständigen Individuen« (S. 222) – jeder unintegriert gewesen. Selbst heutzutage bestehe die Welt hauptsächlich aus Individuen, die zu einer vollständigen Integration als Einheit nicht in der Lage seien.

Wenn die Geschichte der Menschheit eine Kriegsgeschichte ist, dann ist Integration auch lebensfremd.

> »In Winnicotts Konzept setzt sich die soziologische Welt aus Millionen einander überlagernder Menschen zusammen. Seine Vorstellung, dass die meisten Menschen unintegriert seien, ließ ihn auch die soziologische Welt als unintegriert begreifen. So ist sein Interesse an politischen Teilungen und Grenzen nicht verwunderlich. Laut Winnicott kann vieles von dem, was wir als Zivilisation bezeichnen, an solchen Trennungslinien unmöglich werden« (Volkan 2000, S. 819).

Winnicott hält das geteilte Berlin für ein Symbol eines unintegrierten Individuums. Und weiter Volkan:

> »Winnicott wies darauf hin, dass einige politische Teilungen, wie etwa die Grenze zwischen England und Wales, sich aus den geographischen Gegebenheiten, etwa Gebirgszügen, verstehen lassen. Im Gegensatz hierzu

> war jedoch die Berliner Mauer ausschließlich ein Werk der Menschen. Darüber hinaus war sie hässlich und ließ keine Assoziation zu dem Wort ›Schönheit‹ aufkommen, insbesondere wenn wir uns daran erinnern, dass es ohne die Mauer in den sechziger Jahren zu einem Krieg gekommen wäre. Dennoch gestand Winnicott der Berliner Mauer auch ein positives Element zu. Und zwar meinte er, dass eine Trennungslinie zwischen zwei gegensätzlichen Kräften im schlimmsten Falle einen Konflikt verzögert und im besten Falle die beiden gegensätzlichen Kräfte für lange Zeiträume voneinander getrennt hält und den Menschen die Möglichkeit schafft, sich in Friedenskünsten zu üben und entsprechend zu leben.
>
> Genau in dieser vorübergehenden Einlullung, während der die Mauer nicht mehr Gut von Böse trennt, besteht der zeitweilige Erfolg einer Trennungslinie zwischen gegensätzlichen Kräften« (ebd.).

Winnicotts Ausführungen zu unintegrierten Individuen und zu sozialen und politischen Teilungen spiegeln die Erkenntnisse wider, die er aus der Untersuchung der inneren Welten von Patienten mit einer Borderline-Persönlichkeitsorganisation gewonnen hat, bei denen eine Spaltung in libidinös und in aggressiv besetzte Selbst- und Objektrepräsentanzen im Zentrum steht.

Solche Spaltungen ziehen sich auch nach dem Fall der Mauer durch die Erinnerungskulturen und Gedenkfeiern anlässlich des 8. Mai 2005 durch Berlin. Während die Ostbezirke einschließlich Friedrichshain-Kreuzberg den Jahrestag der »Befreiung« feiern wollten, ging es den Westbezirken vorwiegend um das Thema »Flucht und Vertreibung der Deutschen« oder »Tiefe Spuren – Kriegsflüchtlinge«.

Man könnte denken: Jetzt wächst zusammen, was zusammengehört, wenn auch die oben beschriebenen Gründungsmythen noch nach 60 Jahren voll durchschlagen.

Eine Ausnahme bildet einerseits der Bezirk Mitte, der aus den drei Stadtbezirken Mitte, Wedding und Tiergarten hervorgegangen ist, also ein West/Ost-Hybrid, der nicht wusste, was er will, und der zum 8. Mai keinen Plan hatte. Eine andere Ausnahme ist der Bezirk Steglitz-Zehlendorf. Dessen Bezirksparlament unter der Mehrheit von CDU und FDP hatte nämlich beschlossen, anlässlich des Kriegsendes auch der Deutschen Opfer der Roten Armee zu gedenken. Der 8. Mai, heißt es da, steht auch für »das Leid und den Schrecken, den die Rote Armee [...] zu verantworten hat«. Deshalb sollte auch der Flüchtlinge, Vertriebenen und geschändeten Frauen gedacht werden. Dieser Beschluss rief einen Sturm der Entrüstung in den anderen Berliner Bezirken hervor. Insbesondere die Jüdische Gemeinde protestierte energisch, wobei allerdings Rabbi Andreas Nachama selbst Mitglied der FDP in Steglitz-Zehlendorf ist. Der Bezirksbürgermeister Herbert Weber, CDU, verteidigt diesen Beschluss noch. Er wolle im Kern nämlich nichts anderes, als der Selektivwahrnehmung eine Absage zu erteilen. Den deutschen Politikern fehlen die Größe und der Mut zu einer politischen Gesamtschau, sagte Weber. Man könne nicht einfach sagen »Deutschland habe den Krieg angefangen, also müsse es auch die Folgen tragen«. Diese Argumentation ist nicht uninteressant, aber das ist jetzt nicht der Punkt.

Das Beispiel soll verdeutlichen: Inhalte, die durch Spaltung und Lückenbildung getrennt gehalten werden, produzieren bei Annäherung sofort affektive Funkenflüge, spannungsreiche Lichtbögen und u.a. Kurzschlüsse. Psychoanalytisch formuliert entstehen Dissoziationen und neue Spaltungen.

Die Funktion posttraumatischer Störungen

Spaltungen spielen bei der Bewältigung von Katastrophe eine immense Rolle. Ihre hilfreiche Bedeutung bei der menschlichen Evolution ist nicht zu unterschätzen. Krause (2002) argumentiert:

> »[...] dass die Vorstellung des Selbst als eines Organisationskerns und die damit verbundenen Identitätsvorstellungen ein hoch valorisiertes Kulturprodukt ist, das unter bestimmten Randbedingungen aufgegeben werden kann und muss [...]«. Posttraumatische Störungen sind Organisationsformen »die unter bestimmten psychischen, kulturellen und politischen Randbedingungen adaptive emotionale Überlebensreaktionen sind, die in jedem von uns zum Abruf bereit liegen. Von der emotionalen Organisation her kann man sie als Beute-Jäger-System beschreiben. Dieselben seien so miteinander verwoben, dass der Wechsel von der Beute zum Jäger sehr

> leicht zu bewerkstelligen ist. Die Verdauerung des Opfer/Beute- bzw. Täter/Jägerstatus als Identitätsmerkmale bedarf eines großen kulturellen, interaktiven und intrapsychischen Aufwandes, dessen Kern der Versuch einer Desidentifikation des Täters mit dem Opfer ist« (S. 47).

Und er führt später aus, dass für die posttraumatischen Störungen die Traumatisierung gewissermaßen offiziell vorbei ist.

> »In den affektiven Organisationsformen ist diese Erkenntnis noch nicht zu Buche geschlagen. Die Behandlungsversuche sind teilweise davon getragen, dieses Wissen in diejenigen affektiven Bereiche hineinzutragen, die am alten Wissen festhalten. Es ist nicht einfach, jemandem, der solche Erfahrung gemacht hat, klarzumachen dass Frieden ist« (S. 57).

Vielleicht waren 60 Jahre ohne Krieg noch nicht so entscheidend wie 15 Jahre »Einheit«, um zu verstehen, dass Frieden ist.

Andererseits: Betrachten wir die diagnostischen Leitlinien der »andauernden Persönlichkeitsänderung nach Extrembelastung« der ICD 10, so finden wir zuallererst eine feindliche oder misstrauische Haltung der Welt gegenüber, sozialen Rückzug und Entfremdung.

Jean Amery hat das in seinem Abschiedsbrief an seine Frau Maria so ausgedrückt: »Wer der Folter erlag, kann nicht mehr heimisch werden in der Welt. Die Schmach der Vernichtung lässt sich nicht austilgen. Das [...] in der Folter eingestürzte Vertrauen wird nicht wiedergewonnen.« Die Selbsttötung war ihm die letzte Wahrheit. Warum hätten die derart Gekränkten sich noch einmal an die Welt wenden sollen? Das jahrzehntelange Schweigen kann auch so erklärt werden. Außerdem gibt es eine Geheimsprache des Unbewussten.

Die transgenerationelle Geheimnissprache des Unbewussten

Für die Psychoanalytiker ist es nicht überraschend, dass nicht nur das gesprochene Wort gilt. Dennoch gibt die Radikalität der Wortlosigkeit bei traumatischen Erfahrungen einige Rätsel in der Theorie und in der analytischen Beziehung auf.

Mario Erdheim argumentiert sehr eindrucksvoll:

> »Die unbewusste Weitergabe der Traumata hat also eine Funktion, nämlich die Nachkommen auf eventuell kommendes Unheil vorzubereiten, damit sie ihm dereinst nicht so schutzlos ausgeliefert sein werden wie ihre Vorfahren. Diese Form der Verarbeitung eines Traumas kann als immer wieder neu angelegter Versuch verstanden werden, den Überraschungs- und Überwältigungseffekt der Ereignisse unter Kontrolle zu bringen. Deshalb herrscht hier das Prinzip des Wiederholungszwanges: Immer wieder versucht das Individuum – fast in einer Art des Übens – das Grauen der Überraschung zu überstehen. Dabei entsteht eine spezifische Form der Tradition, die dann auch als ein wesentliches Mittel betrachtet werden kann, kommende Traumata zu überleben« (Erdheim 2006, S. 24).

> »Es gibt jedoch noch eine unbewusste Form der Tradition, die gerade dadurch, dass sie unbewusst ist, gegen das Verschwinden der traumatischen Erfahrungen abgesichert ist. Es ist oft vom »Pakt des Schweigen« innerhalb traumatisierter Familien die Rede gewesen; bewusst hatte das Schweigen der Eltern über das erlebte Grauen damit zu tun, dass sie ihre Kinder nicht damit belasten wollten, unbewusst wurden von den Eltern ständig Informationen gesendet, die die schrecklichen Erfahrungen andeuteten: das Schreien in der Nacht, die Verzweiflung und die Krankheiten der Eltern lösten bei den Kindern eine ganze Welt von Fantasien aus, über das, was da einst geschehen sein musste. Es scheint mir, dass das Schweigen, bzw. die unbewusste Art der Mitteilung eine wichtige Funktion hat. Was bewusst ist und durch die Sprache vermittelt wird, ist gefährdetes Wissen, es kann verloren gehen, verzerrt oder manipuliert werden. Unbewusst Überliefertes ist in diesem Sinn sicherer, es entzieht sich dem Willen des Subjekts« (ebd.).

Kinder der Kriegskinder als Patienten

Fährtensuche

Es waren übrigens die weißen Flecken, die mich als erstes – wenn auch erst 1998 – auf die Fährte geführt haben. Seit einigen Jahren tauchen zunehmend Patienten auf – im typischen Lebensalter des Psychotherapie-/Psychoanalyse-Patientenguts, also um die 30 Jahre – deren Familienanamnesen sich häufig im merkwürdigen Dunkel verlieren, in Nichtwissen, in Tabuierungen und Geheimnissen, oder – gemeinsame Abwehr von Patient und Analytiker – es werden gar keine Familienanamnesen mehr erhoben. Als Leiter der Vermittlungsstelle eines psychoanalytischen Institutes bekam ich relativ viele Patienten und Kandidaten zu Gesicht, und ich habe nun versucht, die Spuren aufzunehmen, und diese führten oft in die Kriegskindheit der Generation zwischen 1939/45, also die Kindheit der Elterngeneration des jetzigen Patientengutes.

In diesem Aufsatz befasse ich mich auch insbesondere mit Kindern von vertriebenen Kindern, bei denen Entwurzelung und Geschichtsabriss auch tatsächlich und leibhaftig zu Brüchen in den Biografien geführt haben und deren Spuren sich z. B. »irgendwo in Polen« verlieren. Um zu verdeutlichen, was ich damit meine, eine kurze Fallbeschreibung: Karl, ein Beamter Jahrgang 59, klagt:

> »Ich komme nicht klar, wenn ich abgelehnt werde, dann kann ich mich überhaupt nicht mehr konzentrieren, alles ist larifari, ich fühle mich völlig überflüssig und mache alles falsch. Ich beziehe dann alles auf mich, mache alles falsch und sie (die Ehefrau) macht alles richtig.«

Karl lacht bei der ersten Begegnung und schildert auch lachend, dass die Ehe im Scheitern begriffen sei und wie er zu Hause ausziehen wollte und seine Frau ihn beschimpft habe, sodass er wieder zurückkehrte. Er kommt dann auf seine Mutter zu sprechen, die ihn als kleinen Jungen an der Landstraße sieht und nicht mal winkt. Von da an wird der emotionale Kontakt zum Therapeuten sehr schnell intensiv.

Die Umstände der frühkindlichen Entwicklung verlieren sich in der besagten Amnesie: Die Großeltern mütterlicherseits stammen aus Polen oder Pommern. Der Großvater, den Karl nicht mehr kennengelernt habe, sei mit dem Fahrrad irgendwohin gefahren und nie wieder gesehen worden. Vielleicht waren das die Russen? Von seinem Vater weiß Karl überhaupt nichts. Vielleicht aus Nürtingen? Die Mutter sei zu einem Großbauern in Schwaben gefahren mit einer etwas älteren Schwester, dort habe sie auch Karl geboren. Die Schwester sei in dieser Gegend untergekommen. Die Mutter sei in der sechsten Lebenswoche Karls zurück ins Brandenburgische. Mutter sei ungefähr Jahrgang 1940 – »vielleicht«. Nach einem 3/4 Jahr heiratete die Mutter einen anderen Mann, der habe gesagt: »Der Junge kommt mir nicht ins Haus«, woraufhin er zu seiner Großmutter kam, einer sehr strengen Bauersfrau, die sagte ganz klar: »Der Junge bleibt hier«, bei der auch ein Bruder der Mutter, der nur 10 Jahre älter als Karl ist, lebte, sowie ein Stiefonkel. Im 11. Lebensjahr wird ein Halbbruder geboren, mit dem der Patient später leidlichen Kontakt bekam.

Inzwischen sind alle Kontakte abgerissen, der zu seiner Schwester, zu seiner Mutter, zu seinem Stiefvater, inzwischen übrigens auch zu seiner ersten, vor acht Jahren geschiedenen Ehefrau und der gemeinsamen Tochter, die jetzt zehn Jahr als sei. Obwohl irgendwie logisch, so hat es mich doch sehr betrübt, dass unsere therapeutische Beziehung sich nach knapp 30 Sitzungen auch verlor. Vielleicht hätte ich ihn dringender zum Bleiben auffordern sollen, so, wie seine Großmutter und seine jetzige Ehefrau das getan haben, damit er mir glaubt, dass ich ihn meine? Oder hätte ich seine Wurzellosigkeit viel mehr thematisieren müssen? Das psychohistorische Problem der Wurzellosigkeit hat erst in den letzten fünfzehn Jahren die ihm zustehende Bedeutung erlangt.

1989 hatte ich in einer Familienuntersuchung 100 Adoleszente nach den Stierlin'schen Modi der Ablösung einzuordnen. Dabei gibt es einen Bindungsmodus, bei dem Überbindung die Kinder behindert, einen Ausstoßungsmodus, der die Kinder zu zeitig aus dem Nest wirft, und einen Delegationsmodus, durch den die Kinder mit unbewussten Aufträgen und Loyalitäten versehen werden. Diesen Delegationsmodus diagnostizierte ich nur in fünf Prozent. Ich schrieb: »Dieser

Modus setzt eine Mehrgenerationsperspektive voraus […] Vielleicht haben wir deshalb diese Diagnose so selten gestellt.« Ich habe mich zumindest damals schon gewundert. Auf die Idee, dass es direkt mit dem Thema Kriegskindheit zusammengehören könnte, bin ich jedoch nicht gekommen.

Etwas Statistik

So bin ich erst jetzt die Krankengeschichten aus den letzten fünf Jahren noch einmal durchgegangen (bis 15.10.2005).

Zu denen gehört zum Teil die Institutsambulanz. Es sind insgesamt 826 Patienten bis zum 14.10.2005. Davon stammen 2,9% aus den Jahrgängen 39–45, also die Kriegskinder im engeren Sinne und wenn wir es erweitern vom Jahrgang 33–49 sind es 7,7%. Das ist nicht sehr viel, aber das ganze Elend von Kindheiten im Kriege liegt vor uns: Ein jüdisch/ungarischer Patient, geboren 1944, der versteckt blieb bis Kriegsende, ein Lebensbornkind, 1944 geboren, das bei einer Freundin der Mutter aufgewachsen ist. Diese Mutter selbst kam beim Bombenangriff in Dresden ums Leben. Kinderlandverschickung, Waisenhäuser, Vertriebenenschicksale in fast allen Fällen.

Exkurs: Wer ist ein Kriegskind?

»Kriegskinder sind Menschen, die durch direkte oder indirekte Einwirkung des Krieges nachhaltig wirkende psychische und physische Schäden erlitten. Oft bleiben solche Kriegstraumatisierungen über Jahre unbewusst, sind aber doch wirksam und lösen komplexe seelische oder psychosomatische Krankheitsbilder aus. Die Lebensgestaltung eines so traumatisierten Menschen bleibt durch die Kriegserlebnisse geprägt und kann die nächste und übernächste Generation verändern. Eine besondere Gruppe stellen Kinder dar, die im Zusammenhang mit Kriegseinwirkungen und Kriegsfolgen ungewollt in extreme Situationen gerieten, beispielsweise:

- Kinder von vergewaltigten Müttern
- Wolfskinder
- Heimkinder
- Kinderlandverschickung
- Kollaborateurskinder
- Besatzerkinder
- Lebensbornkinder« (www.kriegskinder.de).

Die Kinder der Kriegskinder

Ich habe mich aber von Anfang an mehr auf die Kinder dieser Generation bezogen, unser Patientengut ist eben jünger. Der Gipfel liegt bei den 30–35-Jährigen, und die sind die Kinder dieser Kriegskindergeneration.

Um das Ausmaß der Migration dieser Kinder zu erfahren, habe ich – allerdings schon vor zwei Jahren – die letzten 100 Patienten meiner Praxis erfasst – das waren keineswegs nur Psychotherapie- bzw. Psychoanalysepatienten, sondern auch Konsiliaruntersuchungen, Erstsichten usw. Die Ergebnisse finde ich sehr interessant.

1. Genau wie bei einer Untersuchung 1986 im Institut für Psychotherapie und Neurosenforschung im Haus der Gesundheit am Alexanderplatz (Berlin Ost/Froese und Katzberg 1986) gibt es doppelt so viele Frauen wie Männer (63 zu 37) 1986 waren es 61 zu 39%.

2. Die Altersverteilung hat sich etwas verschoben: Die weiblichen Patientinnen sind etwas jünger – der Gipfel liegt ganz deutlich bei den 30–35-Jährigen – 1986 bei den 35–40-Jährigen. Die männlichen Patienten sind durchschnittlich etwas älter. Das alles ist nicht signifikant, beschreibt aber die typische Inanspruchnahmepopulation in der Psycho-Praxis.

3. Kinder der Kriegskinder: Für unsere Fragestellung von besonderem Interesse ist aber, dass die Elterngeneration dieser Patienten um ca. 1940 geboren sein dürfte – also die typische Kriegskindergeneration umfasst. D.h., wir kommen bei der ätiopathogenetischen Beschreibung dieser Kli-

entel gar nicht um den Zweiten Weltkrieg herum. Bei der Pathobiografie der Kriegskinder selbst ist der Krieg indessen auf eigentümliche Weise unterbelichtet geblieben. Darauf wird zurückzukommen sein.

4. Als ein markantes Merkmal für womögliche Traumatisierung der Eltern durch den Krieg wurde nach ihrer Vertreibung gesucht. Dabei gab es bei den 100 Patienten folgende Ergebnisse:

4.1. Keine Angaben zu erfahren: 29 Patienten. Dieser Befund ist nicht überzubewerten, weil darunter auch viele konsiliaruntersuchte Patienten sind. Es ist andererseits aber auch typisch, dass nichts gewusst wird.

4.2. 14 ausländische Migranten zählen primär nicht dazu – das kann jedoch auch täuschen (s.u.). Diese Patienten kommen aus aller Welt: Australien, Bulgarien, CSR, Finnland, Guinea, Peru, Polen, Österreich, Russland, Serbien, Türkei, Ungarn.

4.3. So blieben jedoch 57 Patienten übrig, von denen ca. 40% westsozialisiert und ca. 60 ostsozialisiert sind – hier wächst also Deutschland zusammen.

Von diesen sind drei Patienten in Berlin geboren. Bei 30 (= 53%) Patienten haben ein oder zwei Eltern ein Flüchtlingsschicksal. Die Angaben, die die Patienten darüber machen, sind meist sehr unscharf, es ist die Regel, dass die Kinder der Flüchtlingskinder über die Herkunft der Eltern nichts Genaues wissen. Dabei geht es den Westsozialisierten kein bisschen besser als denen aus dem Osten.

Aber blicken wir nicht nur auf die Herkunft der deutschen Kriegskinder der dritten Generation, sondern auch auf ausländische:

5. Die drei polnischen Patienten sind Kinder von Vertriebenen aus Ostpolen, jetzt Weißrussland bzw. Moldawien, zwei davon sind in Breslau/Wrozlaw geboren. Die tschechische Patientin ist Tochter einer »slowakischen Zigeunerin« und eines Slowaken, deren Eltern nach dem Krieg als Kinder in Teplice angesiedelt wurden. Diese Patientin lernte übrigens Postangestellte in Usti nad Laben (Aussig/Elbe), das vor wenigen Jahren wegen einer Mauer, mit der das Roma-Viertel abgetrennt wurde, von sich

reden machte. Zu diesem Zeitpunkt hatte auch im ramponierten Osten Deutschlands die Fremdenfeindlichkeit ihren bisherigen Höhepunkt.

Meine türkische Patientin meinte, türkische Biografien seien nicht so sanft wie deutsche und erinnerte mich daran, dass im Zusammenhang mit dem Ersten Weltkrieg nicht nur die drei Kaiserreiche in Europa endeten, sondern auch das Osmanische Reich, und dass es in diesem Zusammenhang Versuche gab, ein Großgriechenland zu schaffen, und wie mit Gründung der Türkei plötzlich Türken aus Griechenland vertrieben wurden, zu denen alle ihre Großeltern hörten.

Einflüsse dieser Erfahrungen auf uns Psychoanalytiker und auf die Psychoanalyse

Es geht um die Erweiterung der psychoanalytischen Situationen um die psychohistorische Dimension. Wenn ich jetzt von uns Psychoanalytikern spreche, dann meine ich natürlich meine Generation. Unsere Kandidaten, die viel jünger sind, werden wohl eine ganz andere Sicht auf die Dinge bekommen können, vielleicht eine integriertere. Es wäre Ihnen zu wünschen. Aber ich hätte mir von meinen Lehrern etwas mehr zum Psychohistorischen und Psychosozialen gewünscht. So gesehen möchte ich es auch den Jungen weitergeben. Einen zweiten thematischen Schwerpunkt stellt die transgenerationelle Weitergabe von Konflikten, Traumen und Erfahrungen dar und deren Widerspiegelung in der analytischen Beziehung.

Spur 1: Tabus, die zu Introjekten werden

Ich möchte eine Krankengeschichte vorstellen, bei der die gesamte Wucht von Sprachlosigkeit, Tabuisierung, Mythenbildungen und Spaltung von Erinnerung einen Menschen trifft. Diese Krankengeschichte könnte den Titel tragen: »Trauma, Schweigen und Erinnern«.

Die Vignette stammt von Wera (Jahrgang 1965): Ihr Mann habe mit einer ausländischen Krankenpflegerin etwas angefangen. Sie habe es 1/2

Jahr erduldet und sich schöngeredet, ist dann mit den Kindern, ihrem Mann und dieser Frau in den Urlaub gefahren, saß mit den Kindern hinten im Fond, während vorne der Mann und seine Geliebte saßen. Das sei der Höhepunkt der Entwürdigung gewesen. Inzwischen habe sie erfahren, er habe über einen Schwager auch Viagra in Holland bestellt, es passieren »schlimmste Dinge«. Sie überlegt, ob sie ihn raussetzt. Dann ist sie ganz allein, außerdem muss er ja bei den Kindern bleiben. Sie hat beschlossen, nur noch Mutter zu sein, nie mehr Frau zu werden. Das alles wäre nicht so schlimm, wenn ihre »Mutti noch leben« würde. Der Mann habe vor sechs Jahren schon einmal eine Geliebte gehabt. Seitdem habe sie die intimen Beziehungen eingestellt. Jetzt habe sie von einer Tante erfahren, die als einzige noch lebe und das Geheimnis kenne, mit der Mutter der Mutter sei etwas ganz Schlimmes passiert, vielleicht auch mit der Mutter. Was das war, müsse sie sich selbst denken. Mehr sage sie nicht und könne es auch nicht sagen, weil sie das der Großmutter versprochen habe. Die Mutter ist im 19. Lebensjahr der Patientin an Leukämie mit sehr schwerem Verlauf verstorben, gerade als Wera ihre ersten Schritte nach dem Abitur in ein Praktikum außerhalb gemacht habe. Sie wirft sich heute noch vor, dass sie beim Tod der Mutter nicht bei ihr war.

Es geht offenkundig um die Vergewaltigungen, die die Rote Armee am Kriegsende zelebriert hat, und das ist wohl das barbarischste, archaischste und am meisten demütigende und schambetonte aller Siegerritualien. Nach Kriegsende und wegen z.B. der Deutsch-Sowjetischen Freundschaft mussten diese Verbrechen aber total verleugnet werden, und so arbeiteten die Sowjet- und DDR-Nachkriegspropaganda den Schamgefühlen natürlich direkt in die Hand, sodass hier wohl die bestgehüteten Tabus lebens- und lustfeindlich implantiert wurden.

So hat Weras Verzicht auf Sexualität eine bedrückende und tabuierte Vorgeschichte.

Inzwischen hat Wera ihre Tante zum Reden gebracht: Es waren nicht die Russen, es war der Stiefgroßvater, der die Mutter missbraucht hat! Die geliebte Großmutter muss das gewusst haben, aber dieser Mann war für den Hof überlebenswichtig. Diese Mitteilung erschüttert die Patientin so sehr, dass sie stationär in die Psychiatrie eingewiesen werden musste, weil sie »nur noch schrie«. Die Tante wurde präsuizidal ebenfalls zum

Psychiater überwiesen. Die traumatisch bedingten Introjekte waren nur um den Preis psychiatrischer Desintegration erfahrbar.

Hier fand wohl das statt, was Faimberg »Die Ineinanderrückung (Telescoping) der Generationen« genannt hat. Die Trennung der Generation erfolgte in Weras Fall – zunächst – erneut traumatisch. Die Spaltungen der Kriegsschreibung, die Tabuierungen und Mythenbildungen zeigen bei diesem Beispiel fast unmittelbare traumatische Konsequenzen.

Das, was uns Analytiker interessieren muss, sind die Fragen der Transmissionen von Traumen. Ich habe z. B. die Identifikation mit dem Aggressor als eine Tradierungslinie herausgearbeitet. Ich glaube, das kann bestenfalls die Überschrift für einen ganzen Komplex darstellen. Das gleiche gilt für den anderen Weg, in dem ich beschrieb, wie die Tabus zu Introjekten werden. Im Zusammenhang mit dem Zusammenrücken (»Telescoping«) der Generationen tauchen ganz neue Beschreibungen von »invasiven Einverleibungen« in der frühen Kindheit auf, die manches besser erklären können (Willems 2005). Zeitrisse bzw. Risse in der Zeitkontinuität als Bestandteil der Selbstrepräsentanz können das Selbstgefühl quälend beeinträchtigen, wie auch kognitive Lücken und Risse. Seit einigen Jahren kommen hochgebildete junge Leute in die Praxis, die nicht die Geburtstage ihrer Eltern wissen!

Mathias Hirsch hat jüngst über den »Vampirismus-Mythos« geschrieben (2005), der Ferenczis »Aussaugen von Lebendigkeit« oder Bollas »extractive Introjektion« aufgreift und verstehbar macht. Auch diesem transgenerationellen Transmissionsmechanismus traumatischer Erfahrungen liegt die parentifizierende Rollenumkehr zugrunde.

Wir haben die ganze Breite von Verlassenheitssyndromen und Beziehungsnotständen und deren Reparaturversuche in der Analyse zu erwarten. Dabei spielen immer Schuld- und Schamgefühle eine Rolle. Gruen (2000) meint dazu:

> »Unser Überleben als Kind hängt also davon ab, dass wir uns mit unseren Eltern arrangieren – und zwar auch und vor allem dann, wenn die Eltern tatsächlich kalt oder gleichgültig oder grausam und unterdrückend sind [...] Denn das Kind kann die Eltern nur unter der Voraussetzung als liebevoll erleben, dass es ihre Grausamkeit als Reaktion auf sein eigenes Wesen

> interpretiert – die Eltern sind grundsätzlich gut, wenn sie einmal schlecht sind, dann ist es unsere eigene Schuld« (S. 14).

Wir haben ständig damit zu rechnen, dass nicht nur Spaltungen und Verdrängungen eine Rolle spielen, sondern auch zunächst »stumme Zonen«. Manche nennen sie »Kapseln« mit entsprechender Entfremdung, auch Krypten, Depots, Compartements, maligne Introjekte. Sie sind nicht durch Erinnerung aufhellbar, und können dann doch überraschend in die analytische Situation einbrechen und Katastrophenstimmung mit sich bringen. Überwältigende Gefühle von Sinnlosigkeit, trostloser Verzweiflung treffen mit solcher Wucht, dass das eigne Tun plötzlich sinnlos erscheint. Manchmal versteht man erst dadurch, wie heimatlos und elend sich unsere Patienten fühlen.

Mit der guten alten didaktischen Einteilung der Identifikationsprozesse in Inkorporation, Introjektion und Identifikation kommen wir jedenfalls nicht mehr aus.

Spur 2: Die Aggression und die Identifikation mit dem Aggressor bzw. mit den Aggressionen

Die 28-jährige Susanne, hübsch und groß gewachsen, kommt zur Analyse, weil sie »eine subtile Feindseligkeit gegen Männer« habe.

Die Romanistikstudentin war ein Jahr in Frankreich, hatte dort mit einem jungen Mann aus Französisch-Guayana eine Liebesbeziehung. Der habe sie immer schlecht behandelt und sie grob und gemein kritisiert, an dem Mann hänge sie aber jetzt noch. So war es nahe liegend, die Identifikation mit dem Aggressor als eine zentrale Entwicklungslinie bei Susanne anzunehmen, und tatsächlich ist eine Szene besonders beeindruckend:

Sonntags vormittags gab es ein gemütliches Frühstück voller Harmonie, Radiomusik und gekochten Eiern. Alle freuen sich. Plötzlich fängt eines der Kinder (es sind inzwischen drei Töchter) an, sich nur ein bisschen daneben zu nehmen, und schon schlägt der Vater zu und prügelt jähzornig.

Danach entschuldigt er sich bei diesem Kind und wenn das Kind dann weinte: »reiß dich zusammen«, »hör auf zu weinen«, und der Traum vom harmonischen Frühstück ist jede Woche neu ausgeträumt.

Der Großvater väterlicherseits, Tierarzt, wegen Alkohol vorzeitig berentet, habe in einem Grundstück nördlich von Berlin in den Kellerräumen gewohnt und dort Bier getrunken und Marschmusik gehört. Einmal, als Susanne Johannisbeeren gepflückt hatte und sie versehentlich auf der Wiese ausgoss, kam er aus dem Keller geschossen und verprügelte Susanne gnadenlos. Sie war damals vielleicht sechs. Susannes Vater sei ebenso verprügelt worden und habe sich schon als Kind »scheiße« gefühlt. Die Familie des Vaters ist seit Generationen im Norden von Berlin ansässig, und immer sind die Männer Tierärzte und die Frauen schöne Hausfrauen.

Was hat das mit unserem Thema Flüchtlingskinder zu tun?

Susannes Mutter stammt aus Schlesien. Susanne meint zunächst, sie komme aus Pommern. Offensichtlich geht es aber um Oberschlesien. Großmütterlicherseits bestand reicher Landbesitz, und der Großvater war ein HNO-Arzt. Beide landeten nach der Vertreibung im Norden Deutschlands. Diese Großeltern waren sehr katholisch. Die Großmutter hat noch mit dem Kruzifix die Geister gebannt. Die Mutter wurde 1946 unerwünscht in dieses Chaos geboren und war viel krank. Sie war schon zum Sterben in ein Extrazimmer geschoben worden. Später wurde Susannes Mutter enterbt, weil sie ihre Ehe hat scheiden lassen. Im Hause der Großeltern mütterlicherseits galt das »Schlesiertum« als etwas besonders Hochwertiges. In den Augen der väterlichen Familie dagegen waren die Mutter und die ganze Flüchtlingsfamilie ganz schlecht angesehen.

Das frühkindliche emotionale Mangelmilieu ist also unschwer vorstellbar: Gewalttätige, unberechenbare Aggressivität, basale Bedürfnisse werden durch die überforderte, unfähige Mutter kaum ausreichend befriedigt. Scheidung der Eltern im 9. Lebensjahr, nachdem sie zuvor schon jahrelang getrennt gelebt haben. Als der Vater sich wieder verheiratet, nimmt die alkoholkranke Mutter Tabletten. Susanne packt für sie die Tasche. Sie muss von da an für die Geschwister die Stullen schmieren, muss die Schnaps- und Weinflaschen vor der Mutter verstecken.

Als nach dem zweiten Suizidversuch der Vater die Töchter wieder zu sich nimmt, ist Susanne ihm noch bis heute dankbar und idealisiert den

Vater sehr. Susanne war lange Zeit der zentrale Punkt des Familienlebens, wobei sie selbst logischer Weise überfordert war; einmal z. B. ging sie sonntags zur Schule und hat sich gewundert, dass keiner da ist. Die ganze Schwere der Symptomatik gibt sich erst nach und nach zu erkennen. Verlassenheitsdepression, sie nennt es »Weltschmerz, das Schlimmste was man fühlen kann«. In dem Zusammenhang auch Selbstverletzungen, Suizidfantasien, aber auch Promiskuität als Heilungsversuch.

Im Initialtraum läuft eine Katze über die Dächer, die einen Beutel mit Hackepeter um den Hals gebunden hat. Parentifikation, Selbstversorgung, aber auch: Einmal Vertrauen können als tiefer Wunsch.

In der Analyse hat uns ein Ereignis lange beschäftigt: Als Susanne zum ersten Mal weint und dabei versucht, ganz verhuscht und unauffällig die Tränen wegzuwischen, bin ich so gerührt, dass ich ihr – für mich ganz untypisch – ein Taschentuch gebe. Da hört sie auf zu weinen und spricht dann voller Verachtung für die Weichheit in dieser Handlung. Die Verachtung für Emotionales war danach ganz gut besprechbar und die besagte Sehnsucht danach, einmal Vertrauen entwickeln zu können. Um einiges später hatte Susanne zum zweiten Mal einen Katzentraum, bei dem diesmal sich eine ganz kleine Katze an ihre Brust geschmiegt hat, und dieses kleine Kätzchen hat sie im Traum vor einer großen gewalttätigen Katze gerettet. Susanne fühlt sich wie eine Mimose, sie will nichts kaputt machen, das alles sei zu zart und zu empfindsam. Sie beklagt häufig, dass sie sich so unvollständig ausdrücke. Sie kann oft nicht das sagen, was wirklich in ihr ist. In der Gegenübertragung herrscht häufig eine Anspannung, ein Auf-der-Hut-sein, ein vorschnelles Interpretieren. Eigentlich zärtlich, aber immer gewärtig, dass etwas Schlimmes passieren könnte. Neulich fragt sie mich: Sind sie ungeduldig? Gerade, als ich wieder so ein Gehetztsein erlebe, wie es ihr offensichtlich so oft geht.

Dieser Sprachstil wurde schon von Sandler (1986) bei traumatisierten Patienten beschrieben: verkürztes Reden, Materialfülle, Sätze in der Schwebe, fragmentierte Sätze, spannungsvolles Schweigen – dadurch entsteht eine intensive, ja anklammernde, aber ganz unklare Beziehung.

Ein zweites Ereignis: Wegen Studienplanveränderungen bzw. Umstieg ins Referendariat sind Terminveränderungen erforderlich geworden. Es kam zum Ausfall mehrerer Stunden. Daraufhin entschloss sich Susanne, Urlaub in Spanien zu machen. Sie fuhr allein hin, dort wohne ein Cousin. Sie kommt in der darauf folgenden Stunde zurück mit einem geschwollenen linken Auge (ich sitze links hinter ihr) und will von dem Urlaub berichten. Es gelingt ihr nichts, überhaupt gelingt keine Verständigung. Ich bin ganz unglücklich, denke »Wer hat sie geschlagen?«, und frage zum Schluss: »So beschädigt, wie Sie hier vor mir liegen, kann es Ihnen ja nicht gut gegangen sein im Urlaub?« Daraufhin sagt sie: »Vielleicht wollte ich nur das sagen«.

Susanne hat sich offensichtlich verstanden gefühlt, denn in der nächsten Stunde öffneten sich neue Räume: Sie berichtet im Zusammenhang mit einem Traum von einem heimlichen Durchgang zum Nachbargrundstück der Großeltern (man erinnere sich: Johannisbeeren, Prügeleien). Dort ist eine ganz freundliche Familie mit Kindern, mit denen sie häufig gespielt hat, und wo sie sich richtig gut fühlte und sich, wie sie es in einem Traum schildert, im Wind und in der Sonne drehte.

Mit dieser Krankengeschichte wollte ich verdeutlichen: Die Traumen werden tradiert.

In dieser schrecklichen Geschichte insbesondere durch den Vater, wenn man als Trauma die Schlägereien betrachtet. Betrachtet man die Verlassenheitserlebnisse, kommt die Mutter ins Feld und mit ihr die ganze Flüchtlingsgeschichte einer aus Oberschlesien vertriebenen Familie, die sich mühevoll durchgeschlagen hat, und es kommt bei dieser emotional geschädigten Mutter zur Parentifikation von Susanne, und es kommt im Gepäck der Parentifikation eben auch das sadistische Über-Ich.

Inzwischen ist die analytische Psychotherapie nach 380 Stunden – es gab einen kooperativen Obergutachter – beendet. Susanne sagte dazu: »Ich konnte einer großen bedrückenden Enge entkommen, wieder Hoffnung schöpfen und Glück empfinden. Ich konnte eine für mich oft furchtbare Vergangenheit besser in meinem Körper verteilen, habe nun mehr Platz für mich und meine Gegenwart […]«.

Es geht fraglos bei diesen traumatisch bedingten Identifikationen auch um eine körperliche Dimension.

Susanne bekam im Sommer 2003 einen Jungen. Obwohl die Partnerschaft mit dem Kindesvater auseinanderging, entwickelte sich der Junge so gut, dass an Susannes primärer Mütterlichkeit kein Zweifel bestehen kann.

Ein Befund, der mich sehr freut unter dem Motto »Unsere Analyse heilt gleich zwei Menschenkinder«. Andererseits wundere ich mich: Woher hat sie diese Mütterlichkeit, da sie die doch nie erfahren hatte? Doch alles genetisch?

Dann fiel mir die Arbeit von Sagi Schwartz in die Hände über »Attachment and traumatic stress in female holocaust child survivors and their daughters« (2003) mit der hoffnungsvollen Botschaft »Traumata sind nicht zwangsläufig vererbbar«.

Daraufhin habe ich mich bei einer Bindungsforscherin aus unserem Institut erkundigt, und in der Tat: Die Bindungstheorie geht davon aus, dass man einen sicheren Bindungsstil auch trainieren kann, wobei die frühe Mutterschaft eine besonders sensible Phase darstellt. Erste Ergebnisse darüber gibt es bereits. Wir dürfen hoffen, dass die Missetaten der Väter wirklich nur bis zum dritten oder vierten Glied die Kinder heimsuchen, wie die Bibel prophezeit.

Spur 3: Pathologische Normalität

Wenn Schrecken und Entsetzen zum Alltag gehören, dann wird Pathologie »normal«. Das Bestehen auf Funktionieren und auf Normalität im Erwachsenenalter und das pathologisch Normale in der Biografie, die von Radebold (2000) eingeführte »pathologische Normalität« also, hat übrigens durchaus Verwandtschaft zur Alexithymie oder zum Pensée operatoire, zu einem gefühllosen Funktionieren, und das halte ich für den zentralen transgenerationellen Transportmechanismus: Die deprimierte Mutter, (manchmal sogar die »tote« Mutter), das große Unglück der Deprivation, der Gefühllosigkeit und der Sprachlosigkeit. Das gilt auch für Dagmar.

Vater, Jahrgang 40, Lehrer, sehr autoritär. Mutter, Jahrgang 41, musste immer beschützt werden. Die Mutter stamme aus Pommern, in diesem Fall wahrscheinlich wirklich Pommern. Deren Mutter stirbt in ihrem 3.

Lebensjahr bei der Flucht. Der Vater war bereits gefallen, sodass Dagmars Mutter bei der Tante mütterlicherseits aufwuchs.

Offenkundig hat in dieser Stiefkindposition die Mutter um sich herum die Atmosphäre verbreitet von Nur-nicht-auffallen, nicht soviel erzählen, nicht soviel nach außen bringen, es geht niemanden etwas an.

Dagmar selbst kommt im 27. Lebensjahr wegen einer Zwangsneurose aus Randberlin zu mir. Sie ist gerade Lehrerin geworden, zunächst war es mehr ein Grübelzwang, später ein Waschzwang. Die Zwänge lassen wie immer tiefe Einblicke ins archaische menschliche Seelenleben zu. Ich will aber bei der Dynamik in der Herkunftsfamilie bleiben. Die Mutter hat Dagmar immer versichert, sie sei die einzige Vertraute. Kein anderer dürfe etwas erfahren von dem, was sie beide besprechen und wenn »die Mutti traurig ist, dann geht es mir immer schlecht«. Der Loyalitätskonflikt kulminiert, als die Patientin erfährt, dass die Eltern sich scheiden lassen wollen. Der Vater habe eine andere. Im Alter von 12 Jahren habe sie dann geträumt, wie sie hinterhergeht und die andere Frau erschlägt. In dem Zusammenhang weint sie erstmalig.

Reaktionsbildende und verleugnende konfliktfeindliche Entwicklung spielt bei den schwer traumatisierten Familien immer wieder eine große Rolle.

Dagmar hat sich mit Beginn des Schuljahres völlig übernommen. Sie hat die Nächte hindurch Aufsätze korrigiert, ihr wurden alle möglichen Aufgaben übertragen, sie konnte nicht Nein sagen. Das verschärfte die Symptomatik, sodass sich die Therapie, die eigentlich über eine Sitzung/Woche nie hinauskam, immer mit dem Aktuellen befassen musste. Am Ende des Schuljahres gelingt Dagmar eine Umsetzung in die Schule in ihrem Heimatort. Damit löst sie das Problem der Überforderung in der ursprünglichen Schule einigermaßen, und die Symptomatik lässt etwas nach. Aus diesem Grunde und weil es immer klarer wurde, dass es in der Analyse ohne eine Ablösung von dieser Mutter nicht weitergehen würde, beendete Dagmar die Therapie vorzeitig. Die Mutter hatte gewonnen.

Übrigens hat sich noch einmal eine Querverbindung zu meinen ausländischen Patienten aufgedrängt: Für Migranten gibt es neben der Kultur, aus der sie kommen und in der sie landen, immer noch eine dritte

Kultur, die allen gemeinsam ist, nämlich die der äußerlichen Überanpassung: Sie benehmen sich wie Gäste.

Spur 4: Die narzisstische Dysregulation

Eine weitere Patientengeschichte kommt ausdrücklich einmal aus dem Westen und verdeutlicht das Thema, dass Flüchtlingsfamilien häufig die sogenannten Einheimischen verachten bzw. die sogenannten Einheimischen die Flüchtlingsfamilien verachten und es damit zu schwersten narzisstischen Dysregulationen kommen kann.

Die 29-jährige Ruth (geboren 1969) kommt aus Hessen. Sie studierte in Deutschland und England Journalistik, absolvierte eine Spezialschule bei einem Zeitungsverlag – die Crème de la Crème in der Journalistik – begann dann bei einer Zeitung zu arbeiten, wobei sie mit ihrem Anspruch scheiterte. Sie wurde quasi arbeitsunfähig, konnte keine Arbeit pünktlich abgeben und blieb auf diese Weise weit unter ihrem Niveau. Daraufhin wurde sie entlassen. »Wahrscheinlich lande ich noch in der Gosse, ich bin nicht mehr berechenbar. Ich möchte schnell, klug und witzig sein und kann das alles nicht«. Da sich ihre Migräne und ihre ausgeprägte depressive Symptomatik bis in die Kindheit verfolgen ließ, einigten wir uns auf eine Psychoanalyse als notwendige langfristige Behandlung. Zum Zeitpunkt der Verabredung fuhr sie nach Lignitz in Niederschlesien, um das frühere Haus der Mutter aufzusuchen. Sie war bis dato nie in Polen. Ihre Analyse begann damit, dass sie sich ständig beschwerte, Analysen machen zu müssen. Sie habe gar keine Zeit und sie wisse gar nicht, was das solle. Hätte ich, als ihr Analytiker, von ihrer Reise nach Polen nichts gewusst, hätte ich annehmen können, dass sie gar keine Analyse machen wolle. Später beschreibt sie diesen Stil als »rumnöckeln«, der auch bei ihr zu Hause üblich gewesen sei, da die Mutter den Vater verachtete. Der Vater leidet an Psoriasis. Er ist ein sehr erfolgreicher Entwicklungsingenieur in einer Autozulieferungsfirma. Er kritisierte die Mutter und Ruth wegen ihrer Migräne immer wegen »ihren schlechten körperlichen Materials«. Diese gegenseitige Entwertung hat folgende Vorgeschichte: die hoch gebildete Beamtenfamilie großmütterlicherseits musste 1945 aus Liegnitz flüchten und kam dann über Thüringen nach Hessen in eine bäuerliche, schmutzige, ungebildete Atmosphäre. Die Kränkung, auf diese Leute angewiesen zu sein und später sogar, dass die Mutter einen aus dem Dorf heiratete, hat diese nie verwunden – obwohl die Bindung zwischen beiden offenkundig sehr eng und sehr strapazierfähig ist, aber eben auch sehr strapaziös. Mitten in ihrer Analyse berichtet Ruth eines Tages, dass sie den Vater nach seiner Geschichte gefragt habe. Dabei stellt sich heraus, dass der Großvater im Dorf der einzige SPD-Genosse war, der in der Nazizeit sogar Widerstandsarbeit geleistet hatte. Als die englischen Besatzer kamen, sahen sie ihn für politische Aufgaben vor, da er offensichtlich ein sehr ehrenwerter Mann war. Dieser Teil der Familiengeschichte war Ruth bis dahin überhaupt nicht bekannt. Sie stand vielmehr unter dem Druck und unter der Delegation der Mutter, immer die Beste zu sein, was sie dann auch regelmäßig war. Neulich ging sie mit ihrem Vater zum ersten Mal zu seinem Fußballverein. Andere Aspekte, z. B., dass Ruth Menschen, die Migräne haben, als »zweitklassig«, als »lebensunwert« betrachtet, sind wohl auch Echos aus einer ganz schlimmen Zeit. Übrigens bestimmt diese sehr lange das Ende der Stunden und zwar immer etwas vorzeitig, ja nicht zur Last zu fallen. Sie beendete auch die Analyse in ihrer 297 Stunde selbst. Ihr Motto: »auf jeden Fall das Schicksal in der eigenen Hand behalten, selbst funktionieren, nicht auf andere angewiesen zu sein«. Dieses Motto und die daraus resultierende Vorgangsweise waren zwar theoretisch angesprochen, manchmal auch in der Analyse zu erleben, aber in so kurzer Zeit nicht veränderbar.

Nach ihrer Beendigung verwies sie bereits mehrere Patienten an mich. Neulich erfuhr ich, dass sie geheiratet hat und ein Kind erwartet.

Spur 5: Heilungsversuche gegen Verlassenheit

Die folgende Fallgeschichte schlägt ein neues psychohistorisches Kapitel genuin ostdeutscher Traumatisierung auf: Idealisierung des Westens, »Republikflucht«, Repressionen gegen die Zurückgebliebenen, Ankunft in der Realität »Westen«. Der individuelle Selbstheilungsversuch des Beziehungsnotstandes über die Sexualisierung aber ist eine uralte »Strategie«.

»Das ist mein Masterplan,« sagt die 29-jährige Daphne, eine wunderschöne blonde Frau. Sie kommt wegen Eifersucht, die sich ganz schnell als ein Verlassenheitssyndrom herausstellt. Daphne kommt aus München, ist vor einem halben Jahr nach Berlin gezogen, sie ist »geflohen« weil sie von dem Kindesvater wegkommen wollte. Der sei ein berühmter Dokumentarfilmer, aber schizophren, und stehe unter Psychopharmaka. Jetzt hat sie einen zweiten Mann gefunden, der selbst Psychiater ist. Das findet sie witzig, »einen psychiatrischen Patienten und einen Psychiater als Mann«. Tatsächlich hat sie die Erfahrung gemacht, dass die Angstzustände nachlassen, wenn sie zwei Männer hat.

Jetzt aber bekommt sie auch in Berlin beim Anblick schöner Frauen schwere Angstzustände, kann dann überhaupt nicht mehr schlafen und sich nicht um das Kind kümmern.

Ihr eigener frühkindlicher emotionaler Mangelzustand wird dokumentiert durch entsprechende Kinderfehler: vielfältige Ängste, auch vor anderen Kindern, Schlafstörungen und Daumenlutschen bis zum 18. Lebensjahr (!).

Daphnes zentrale Bezugsperson ist der Vater, der allerdings ganz selten da war. Er war ein sehr erfolgreicher Architekt. Er wird als freundlich, fürsorglich helfend, feinfühlig, gütig, verantwortungsbewusst, großzügig usw. beschrieben. Ihre Beziehung zur Mutter hingegen schildert Daphne als unzuverlässig und ohne Eindeutigkeit. »Sie hat gar nichts verstanden, hat Sachen weggenommen, die mir wichtig waren, sie ist oberflächlich und emotional ziemlich verschlossen …«

Der Vater habe sie solange idealisiert und an ihr gehangen, bis in ihrem fünften Lebensjahr die Schwester geboren wird. Der Vater sei plötzlich total auf diese Schwester umgeschwenkt.

Zudem musste sie für die Schwester Verantwortung übernehmen, was aber nicht ging, weil die Schwester schon von deren 2. Lebensjahr an äußerst rabiat biss und kratzte.

Von nun an versuchte Daphne, mit der Mutter besser klarzukommen, was aber nicht gelingen konnte. Sie erlebt ihre Mutter als mondäne Ehefrau dieses angesehenen Vaters in einer Kleinstadt in der DDR. Sie habe sich nur um sich selbst gedreht und, wie sie später erfuhr, auch Liebhaber gehabt.

Trotz dieses kargen beziehungsarmen Milieus gelang es Daphne, bis zum 16. Lebensjahr immer Klassenbeste zu sein. Damit wollte sie vor allem dem Vater imponieren.

Der bleibt nach einer Dienstreise 1987, also in Daphnes 16. Lebensjahr, im Westen. Er war von einer Westfirma abgeworben worden, die ihn dann aber gar nicht einstellte. Sofort nach Vaters Wegbleiben stellt die Familie einen Ausreiseantrag, dem – Infamie der Behörden – zwei Tage nach Maueröffnung stattgegeben wird.

Die Patientin wird sofort nach Antragstellung von der Schule gewiesen und erhält Bildungsverbot für jede andere DDR-Ausbildung. Sie schlägt sich als Buchverkäuferin durch, liest viel. Sie richtet sich in dieser Ausnahmesituation von Warten und Träumen ein und wundert sich, dass ihre Großmutter gegen das Bildungsverbot protestierte (übrigens ergebnislos). Als sie endlich in den Westen dürfen, ist der Vater nach einem schweren Schlaganfall längst invalide; die Aphasie hat er bis heute nicht überwunden.

Daphne geht in einer hessischen Kleinstadt wieder ins Gymnasium. Sie ist mit Abstand die Älteste – und Beste. Doch in dieser Schule findet sie sich gar nicht zurecht. Sie beginnt ein Verhältnis mit ihrem Deutschlehrer, das unglücklich endet. Nach einem fantastischen Abitur bekommt sie ein Sonderstipendium und studiert in München Germanistik, obwohl das nicht ihr Wunschfach war.

Sie lernt dort einen prominenten Filmregisseur kennen, der allerdings an einer Psychose leidet. Dieser Mann achtet auf Distanz, dreht sich nur um sich selbst, ist weltabgewandt. Daphne kann ihn von ferne idealisieren. Er tut ihr überhaupt nicht gut; das weiß sie. Trotzdem kann sie von ihm nicht lassen: »Das ist doch irgendwie neurologisch eingepackt«, sagt sie und meint damit eine quasi unverrückbare Übertragungsfigur. Die Analogie mit der Beziehung zum Vater springt ins Auge.

Sie kommt dann nach dem Studium nach Berlin. Beziehungsnotstand, -wirrwarr und Schuldverstrickungen wechseln sich ab und werden durch Dramen von Trennung und Wiederversöhnung abgewehrt. Ausreißversuche enden in den Armen anderer Männer und bringen neue Schuld- und

Schamgefühle. Inzwischen ist der kranke Partner ebenfalls in Berlin. Nun hat Daphne aber einen anderen sanfteren Mann, den schon erwähnten Psychiater. Die Beziehungen zu Männern könnten noch Seiten füllen, sie gehen aber am primären Problem vorbei.

Bei den tiefen Missverständnissen zur Mutter dürften die unangemessenen Frustrationen in den primären Bedürfnissen die zentrale Rolle spielen. Dass die Patientin sich idealisierend und sehr fragil an den Vater hält, erscheint verständlich (Modewort: strategischer Ödipuskomplex). Die Geburt der Schwester auf dem ödipalen Höhepunkt führt zur Vertreibung der Patientin aus dem Prinzessinenstatus, den sie beim Vater hatte.

Was aber ist mit der Mutter und ihrem Leben? Bei der Suche danach stoßen wir wieder auf die Mehrgenerationenperspektive der Entwurzelung durch Vertreibung: Die Großeltern mütterlicherseits stammen aus Lodz. Deren Flucht endet in jener Kleinstadt. Dort wird 1947 Daphnes Mutter geboren. Die hoch gebildeten Eltern der Mutter berufen die Tochter zu Höherem. Die narzisstischen Delegationen nehmen ihren Lauf. Die Mutter ist sehr musikalisch, spielt Klavier, bricht aber das Musikstudium ab. Sie heiratet den Vater auf Weisung ihrer Mutter, weil er »immerhin Architekt ist«.

Daphne beschreibt ihre unglückliche Mutter als verschlossen und ängstlich, dann aber wieder als rechthaberisch und oberflächlich. Sie habe zwar Liebschaften, aber mütterlich sei sie nicht und nicht in der Lage, Daphnes Bedürfnisse nach Zärtlichkeit zu erfüllen.

Diese basale Frustration schafft immense Wut, die Daphne immer nur indirekt ausdrücken kann. So bleibt sie auf ihren Schuldgefühlen sitzen und wiederholt unbewusst die mütterliche »Leit«-Linie.

Kränkungen bei der Geschichtsschreibung Ost

»Solange die Erinnerung, also die Geschichte, nicht gerecht ist, bleiben Gespenster übrig, sowie Tote, die nicht beerdigt wurden.« Das Zitat von Paul Ricoeur sei an dieser Stelle noch einmal wiederholt. Gerechtigkeit stellt sich aber noch lange nicht her.

Wenn es schon keine Gerechtigkeit gibt, dann wenigstens einen Gefühlsausbruch: Wir wissen, dass Teile der Bevölkerung im Osten Deutschlands demoralisiert sind, und wir stellen uns auch vor, dass damit der Zweite Weltkrieg, das DDR-Regime, insbesondere die Stasiregentschaft mit ihren Verbrechen, aber auch die Wende mit ihren unheilvollen großmundigen Versprechen und dem häufigen »Über-den-Tisch-ziehen« der Ostdeutschen dazu beigetragen haben. Das alles muss in Betracht gezogen werden. Aber jeder kocht sein Süppchen so, wie er es braucht:

Der CDU-Innenminister Brandenburgs sieht das Elend begründet in der »Proletarisierung« während der DDR-Zeit. Die Linkspartei sieht das Elend mit der gegenwärtigen politischen Schieflage im Zusammenhang. Ein Zeitungstitel lautete neulich: »Im Steinbruch Ost-Deutschlands bedient sich jeder, der nach Vorurteilen sucht«.

Die ostdeutsche Geschichte ist überhaupt noch nicht geschrieben. Die Anfänge über die Stasiakten kriminalisieren. Die Anfänge über die Justiz kriminalisieren auch. Die »Ostalgie Shows« reduzieren die damalige Kultur auf ethnische Marotten. Tauchen andere Formen der Geschichtsschreibung auf, werden den Ostdeutschen Vorwürfe gemacht, dass sie sich in der Opferrolle eingerichtet hätten und nun endlich wieder zu Tätern werden sollten. Härter geht es wirklich nicht. Jetzt erst (Mai 2006) schlägt sogar eine vom Kanzleramt eingesetzte Expertenkommission vor, ein stärkeres Augenmerk auf den Alltag zu legen, statt der Fixierung auf die Stasi.

Der Beitrag, den wir zur Geschichtsschreibung in Ostdeutschland leisten können, ist diktiert von den Leidenswegen unserer Patienten und deren Vorfahren, und so gesehen kann er auch traumatisch pathologisieren. Wenn auch Krankengeschichten naturgemäß die pathogene Seite einer Gesellschaft dokumentieren, so dürfen sie doch niemals eine Biografie diskriminieren. Die Zahl der Verlage, die Menschen helfen, ihre Autobiografie zu schreiben, nimmt rasant zu. Reich werden selbst diese Verlage nicht, schon gar nicht die Autoren, dennoch eigentlich eine erfreuliche Entwicklung.

Andererseits nimmt die Zahl der anonymen und halbanonymen Beerdigungen in Massengräbern auch rasant zu, auf manchen Berliner Friedhöfen bis zu 80%. Die häufigste Begründung lautet: »Wir wollen den Kindern keine Arbeit machen«. »Die vergessene Generation« (S. Bode) versinkt spurlos in Massengräbern. Das hört sich an wie ein fataler Nachhall der Apokalypse des Krieges, auch wenn alles Geschehen mehrfach determiniert sein dürfte.

Die Kinderlosigkeit (als Wunsch!) nimmt immer mehr zu. 26,3% der Männer und 14,6% der Frauen wollen keine Kinder (DIE ZEIT vom 12.01.06, S. 58). Das betrifft nun also die Kindeskinder der »vergessenen Generation«.

»Die Unfähigkeit zu trauern«, dieses wichtige Buch der Mitscherlichs, war ein moralisches und ein politisches Buch. Es fragt insbesondere nach dem trauerlosen und deshalb unglaubwürdigen Untergang der Naziideologie der Deutschen. Es fragt von einem hohen Standpunkt aus.

»Merkwürdig, wie sich die Jüngeren die Zeit kurz nach Kriegsende vorstellen.« Meint Lilly Kemmler in ihrer Untersuchung der Kriegswitwen (2004), und verweist auf die Millionen von Eltern, deren Söhne nicht wiederkamen, die Millionen Vertriebenen, die zerbombten Häuser. Trauer überall.

Inzwischen ist die Psychoanalyse menschenfreundlicher geworden: Sie kennt Trauma-Opfer, sie kennt auch ein unvalidiertes Unbewusstes, das ein Unbekanntes ist, für das unser Seelenapparat keine Verantwortung trägt. Sie kennt die Ergebnisse der Gedächtnisforschung und weiß um die soziale Eingebundenheit der Erinnerungen, sie erkennt das integrierte Selbst als Kulturprodukt an.

So muss sie die Individuen nicht mehr vor Mitscherlichs jüngstes Gericht stellen. Die Traumatologie hat die Psychoanalyse die reale Zerbrechlichkeit der Person gelehrt.

Und doch haben die Mitscherlichs heute wieder recht: Mit den Identifizierungen mit dem DDR-System, den Imprägnierungen durch das System, auch mit dem lebendigen Glauben, doch gelegentlich auf der richtigen Seite zu sein, setzt sich wieder keiner auseinander. Dazu sind Scham und Beschämung noch zu groß. Wir waren Systemkritiker und Opfer. So kommt manchmal eine Stimmung auf, »Ja, wenn wir damals dort gewesen wären, da hätte es anders ausgesehen!« Tatsächlich: Hinterher ist man klüger.

Inzwischen ist unter Ostdeutschen das Wort »ostig« zum Schimpfwort geworden, ein Symptom für eine zunehmende selbstverachtende Verlierermentalität.

Wer verachtet wird, verachtet sich.

Dass plötzlich so viele Ostler stolz darauf sind, dass die Vorsitzenden der großen Parteien aus dem Osten kommen, bestätigt als Gegenprobe dazu den gleichen Prozess.

Den Ostdeutschen sei die »Eigeninitiative« abhanden gekommen? Wer so redet, ist einem Klischee aus dem Steinbruch Ostdeutschlands aufgesessen.

Abschließende Bemerkungen

Die im Text beschriebenen Identifikationen, z. B. in Form von invasiven Einverleibungen, quasi traumatischen »Einschüssen« von fragmentierten und apokalyptischen Erfahrungen müssen in der Analyse auftauchen, wenn alles gut geht.

Das Telescoping der Generationen schafft stringente Loyalitäten und die parentifizierende Rollenumkehr oft sadistische Über-Ich-Anteile, wie sie in den Fallvignetten beschrieben waren.

Besonders aber die große Sprachlosigkeit und die Gefühllosigkeit, die über dem ganzen Thema »Zweiter Weltkrieg« liegen, Schuld, Scham, Schande, Trauma machen nicht nur verdrängtes und abgespaltenes Unbewusstes zum pathologischen dynamischen Unbewussten, sondern es gibt auch ein Unbewusstes, das die intersubjektiven Selbstpsychologen das »unvalidierte Unbewusste« nennen. Das ist deswegen unbewusst, weil es aus einem Mangel an einem validierenden intersubjektiven Kontext nie artikuliert werden konnte. Dieses Unbewusste ist nicht gleichbedeutend mit »nicht symbolisiert«, aber von ähnlicher affektiver Gewalt.

Das erschwert die Auseinandersetzung mit sich und den inneren Objekten erheblich. Anders formuliert: Die Kinder dieser traumatisierten Kinder können die Auseinandersetzung mit ihren (inneren und äußeren) Objekten besser führen, wenn sie dieses nicht Gewusste oder die gewussten Fragmente in ein übergeordnetes bedeutungsvolles Narrativ einbinden können. Das ist fraglos eine Aufgabe der Kultur, aber nicht nur:

Es ist im analytischen Prozess oft erlösend, wenn die gehassten Eltern von den Patienten auch als Opfer und Kinder ihrer Zeit verstanden werden können und sich dann ein Zugang ergibt. Und Zugang heißt nicht Klitterung, sondern Gelegenheit zur Auseinandersetzung mit den inneren Objekten.

Ich plädiere ausdrücklich für eine Psychoanalyse vor einem historischen Hintergrund oder wie auch Radebold sagt: Nicht nur das Psychosexuelle und Psychosoziale, sondern auch das Psychohistorische gehört in eine Psychoanalyse.

Wenn dieser Text als Antikriegsschrift gelesen wird, dann ist er richtig verstanden. Es gibt ständig Kriege auf der Welt. In Afrika und Asien werden Kinder zu Soldaten. Wir haben nachgewiesen, dass Krieg Folgeschäden über Generationen hinweg verursacht. Andererseits – das zeigen einige Fallbeispiele – gibt es Hoffnung. So entsteht auch der Auftrag an die Psychoanalyse, kriegsfördernde Prozesse zu entlarven. Sie darf sich dann nicht hinter einem angeborenen Aggressionstrieb verstecken, sondern muss den weit verbreiteten Spaltungs- und Projektionsmechanismus aufdecken. Darum bemüht sich auch dieser Text.

Literatur

Ackermann, V. (2004): Das Schweigen der Flüchtlingskinder – Psychische Folgen von Krieg, Flucht und Vertreibung bei den Deutschen nach 1945. Geschichte und Gesellschaft 30, S. 434–464.

Assmann, J. (2002): Das kulturelle Gedächtnis. München: Beck.

Baeyer, W., Ritter von (1961): Erlebnisbedingte Verfolgungsschäden. Nervenarzt 32: 34–38.

Bode, S. (2004): Die vergessene Generation. Die Kriegskinder brechen ihr Schweigen. Stuttgart (Klett-Cotta).

Erdheim, M. (2006): Parentifizierung und Trauma. In: Psychosozial 103: 21–26.

Faimberg, H. (1987): Die Ineinanderrückung (Telescoping) der Generationen. In: Jahrb. Psychoanalyse 20: 114–142.

Flacke, M. (Hg.) (2005): Mythen der Nationen 1945 – Arena der Erinnerungen. DHM-Berlin.

Freud, A. (1973, dt. 1980): Die Schriften der Anna Freud. Bd. 1. Frankfurt (Fischer 1987).

Gruen, A. (2000): Der Fremde in uns. Stuttgart (Klett-Cotta).

Heidelberger-Leonard, M. J. (2004): Jean Amery – Revolte in der Resignation: Biografie. Stuttgart (Klett-Cotta).

Hirsch, M. (2005): Über Vampirismus. Psyche – Z psychoanal 59: 127–144.

Kemmler, L.; Ermecke, J.; Wältermann, D. (2004): Kriegerwitwen. report psychologie 29: 234–244.

Krause, R. (2002): Affektpsychologische Aspekte menschlicher Destruktivität. In: Schlösser, A.-M.; Gerlach A. (Hg.): Gewalt und Zivilstation. Gießen (Psychosozial-Verlag), S. 47–57.

Mitscherlich, A. u. M. (1967): Die Unfähigkeit zu trauern. Leipzig (Reclam 1990).

Müller, K. V. Zit. nach Ackermann.

Radebold, H. (2000): Abwesende Väter. Göttingen (Vandenhoeck & Ruprecht).

Ricoeur, P. (2004): Gedächtnis – Geschichte – Vergessen. München (Fink).

Rocheli, A. (2001): Warum gerade jetzt? Psychosozial 83: 15–22.

Plog, U.; Becker, B.-M. (1989): Vorwort. In: Totgeschwiegen 1933–1945. 2. Aufl., Berlin (Edition Hentrich), S. 3–5.

Sandler, J. et al. (1988): Psychisches Trauma. Ein psychoanalytisches Konzept in Theorie – Praxis – Zusammenhang. Materialien aus dem SFI, Frankfurt Nr. 5.

Sagi-Schwarz, A. et al. (2003): Attachment and traumatic stress in female holocaust child survivors and their daughters. Am. J. Psychiatry 160: 1086–1092.

Schmidt-Kolmer, E. (1961): Leitfaden für die Erziehung in Krippen und Heimen. Berlin (Volk und Gesundheit).

Schwarberg, G. (2005): Der SS-Arzt und die Kinder vom Bullenhuser Damm. Göttingen (Steidl).

Seidler, Ch. (1989): Familiendynamik bei psychosozial fehlentwickelten Adoleszenten. Ärztliche Jugendkunde 80: 210–214.

Seidler, Ch. (2003): Lange Schatten – die Kinder der Kriegskinder kommen in die Psychoanalyse. Psychosozial 92: 73–80.

Volkan, V. D. (2000): Borderline-Psychopathologie und internationale Beziehungen. In: Kernberg, O. F. B. Dulz, U. Sachsse (Hg.): Handbuch der Borderline-Störungen. Stuttgart (Schattauer), S. 819–828.

White, O. (2005): Die Straße des Siegers. Eine Reportage aus Deutschland 1945. München (Piper).

Willems, P. (2005): Einverleibung eines invasiven Objektes. Psyche – Z psychoanal 59: 293–315.

Winnicott, D. W. (1965): Reifungsprozess und fördernde Umwelt. dt: 1974 München (Kindler).

Winnicott, D.W. (1969, 86): Berlin Walls. In: Winnicott, G; Shepherd, R.; Davis, M. (Hg.): Home is where we start from. New York (Norton), S. 221–227, zit. nach Volkan.

Überlegungen zur psychohistorischen Situation Ostdeutschlands

Michael J. Froese

> »In der europäischen Geschichte des 20. Jahrhunderts stellt das sowjetische System nicht, wie geplant, einen Vorstoß in die Zukunft dar, sondern ist – natürlich neben dem Faschismus – eine der großen antiliberalen und antidemokratischen Reaktionen [...] Es war untrennbar mit einer grundlegenden Illusion verknüpft, deren Inhalt lange Zeit durch den Lauf der Dinge bestätigt zu werden schien, bis sie schließlich zerfiel [...]
>
> Die kommunistische Idee hat sich in den Köpfen länger erhalten als in der Realität, und im Westen länger als im Osten. So ist ihr imaginärer Werdegang geheimnisvoller als ihre reale Geschichte.«
>
> (Francois Furet)

Persönliche Vorbemerkungen

Ich bin ein Nachkriegskind, geboren 1947. Emotional haben mich vier zeitgeschichtliche Themen besonders geprägt: Der *Zweite Weltkrieg*, die deutsche *Teilung*, die *Diktatur* in der DDR und die deutsche *Wiedervereinigung*. Zuerst und massiv die Nachwirkungen des *Zweiten Weltkrieges* und seiner Schrecken: Krankheit des Vaters, Gefangenschaft von Großvater und Onkel, Heimatvertreibung eines Teils der Familie und ein Flüchtlingsschicksal für uns alle. Wir lebten nahe der Westgrenze, die Teilung täglich vor Augen. Zuerst gab es über sie romantische Schmugglergeschichten und Erzählungen vom heldenhaften Überwinden russischer Posten, später dann bösere, weil immer lebensgefährlichere Schilderungen über unterschiedliche Wege der *Flucht*. Bis 1989 beschäftigte mich die Entscheidung, in der DDR zu bleiben oder in den Westen zu gehen. Die eigentlich heiße Frage der Pubertätsauseinandersetzung mit meinem Vater war, weshalb er nicht – als es noch möglich war – in den Westen gegangen war.

In diesem Jahr ist mein Vater 88-jährig gestorben. Er stammte aus Ostpreußen und seit 1945 lebte er in der DDR. Er war der mittlere dreier Brüder. Alle drei waren freiwillig in den Krieg gezogen und hatten das Glück, ihn zu überleben. Der Ältere geriet als Hauptmann bei der Verteidigung Königsbergs in russische Gefangenschaft. Er kam mit einem der letzten Transporte aus Russland 1956 zurück. Mein Vater entwickelte im Kessel von Tscherkassy ein schweres rheumatisches Fieber und wurde ausgeflogen, was ihm das Leben rettete. Lebenslang blieb er gehbehindert. Er hielt in der DDR trotz massivster Schwierigkeiten und Schikanen an seiner bürgerlichen Existenz als selbstständiger Kaufmann fest. Die Wiedervereinigung begrüßte er wie eine gerechte und passende Heimkehr, an die er immer geglaubt hatte.

Sein jüngerer Bruder ging mit 16 Jahren zur Marine. Welche Traumen er erlebte, weiß ich nicht. Aber schon bald nach dem Krieg hatte er sich nach politischen Streitigkeiten von unserer Familie distanziert. Dieser Rückzug war schon in meiner Kindheit unserer Familie ein großes Rätsel, das oft sorgenvoll und ohne eine Antwort zu finden, besprochen wurde. Als ich ihn jetzt über den Tod seines Bruders informierte und ihn zur Beerdigung einladen wollte, reagierte er mit schroffer Zurückweisung: Die Zeit in der Familie sei kurz, der Krieg schwer gewesen. Danach habe man 40 Jahre in Ost und West ein getrenntes Leben geführt. Und so solle es bleiben. Irgendwann müsse Schluss sein. Ich sollte aufhören, alte Wunden aufzureißen. Dann brach er das Gespräch ab.

Ich gab nicht auf, rief seinen Sohn an. Ich versuchte, mit seiner Hilfe eine Antwort auf die Frage zu bekommen, was den Bruder selbst angesichts des Todes abhalte, seine »Distanz« aufzugeben. Aber auch er war ratlos. Er könne mit seinem Vater darüber nicht reden und verstünde es nicht. Er wisse nur, es hinge mit dem Krieg zusammen. Und dass sie sich in der Nachkriegszeit entzweit hätten. Heute blocke sein Vater jeden Gesprächsversuch ab. Und er wolle ihn schonen, denn er sei herzkrank. Meine Cousine wagte bei der Beerdigung meines Vaters eine Hypothese: Dieser Onkel hätte es seinen Eltern und den beiden älteren Brüdern übelgenommen, dass sie ihn – es musste der dritte Sohn nicht mehr in den Krieg ziehen – in ihren unreflektierten nationalsozialistischen Überzeugung beinahe verheizt hatten. Ich fand das einleuchtend. Welche Erklärung es auch immer geben mag, hier haben wir in unserer Familie eine tragische Spur, die uns der Krieg hinterlassen hat.

Dass ich *Psychoanalytiker* geworden bin, hat sehr wahrscheinlich mit diesem trostlosen Schweigen, diesem ratlosen Suchen und dem ausgrenzenden Umgang in der Familie zu tun, den ich schon als Kind in meiner Familie erlebt habe.

Der Krieg

Johannes Bobrowski lebte in Berlin-Friedrichshagen und war ein (katholischer) Lyriker und Lektor. 1964 wurde sein Roman *Levins Mühle* gleichzeitig sowohl im Union-Verlag der DDR und in Frankfurt a.M. veröffentlicht. Das Erscheinen eines Romans in Ost- und Westdeutschland, nur drei Jahre nach dem Mauerbau, war seinerzeit ein besonderes kulturelles, weil für beide deutschen Teilstaaten integratives, Ereignis.

Das Zitat ragt aus Bobrowskis Text heraus wie ein Fremdkörper. Und merkwürdig führt der Autor die Passage ein:

> »Der fünfzehnte Satz gehört nicht in die Handlung. Wenn auch zu uns, er heißt, nicht ganz genau: Die Sünden der Väter werden heimgesucht an den Kindern bis ins dritte und vierte Glied.
>
> Da reden wir also über die Väter oder Großväter und müssten doch wissen, dass diese Väter oder Großväter ihrerseits ebenfalls Kinder sind, im dritten oder vierten oder siebenundzwanzigsten Glied. Da gibt es kein Ende, wenn wir erst anfangen, herumzusuchen. Da finden wir Schuldige über Schuldige und halten uns über sie auf und nehmen uns unterdessen vielleicht stillschweigend aus. Obwohl doch beispielsweise die ganze Geschichte hier unsertwegen erzählt wird« (1993, S. 165).

Weilnböck (2005) hat vor kurzem die interessante These vertreten, die deutsche Nachkriegsliteratur sei voller *dissoziierte Textformationen*, weil viele Autoren selbst traumatisiert oder sie als Kinder Opfer weitergegebener Traumen geworden sind. Diese These scheint mir zutreffend und macht Merkwürdigkeiten in den Texten anderer Autoren (Genazino 2005) auf neue Weise verständlich. In der Literatur mag das Dissoziative künstlerische Formen ermöglichen. In der Psychoanalyse bemühen wir uns um deren »Bearbeitung« mit Hilfe der heilenden Wirkung von Assoziationen. Bobrowski, der sich bis dahin lediglich als Lyriker geäußert hatte, versah seinen Roman mit dem Untertitel *34 Sätze über meinen Großvater*. Die Zahl 34 war indes symbolisch gemeint. Es geht ihm um die unsägliche Wirkung der väterlichen Sünden bis in die 3. und 4. Generation.

Ich möchte an dieser Stelle an das *Maikäferlied* erinnern. Dieses Lied war bis vor Kurzem wohl das bekannteste Kinderlied in Deutschland, jedenfalls in meiner Generation. Wir haben es als Kinder hunderte Male gesungen. Immer war es für mich etwas merkwürdig. Eine leichte Melodie mit einem hierzu nicht passenden, schweren Text. Ein Kind besingt in einer verheißungsvollen Jahreszeit, dem Frühlingsmonat Mai, wenn nicht den Verlust, so doch wenigstens die Abwesenheit beider Eltern. *Vater* im *Krieg*, *Mutter* auch nicht da. Aber wo ist sie? In Pommerland, das aber sei zerstört, *abgebrannt*. Ein Waisenkind, das nahe am Verrückt-Sein dieses Lied singt, leicht und ohne Schmerz? Welche Dissoziation in einem der bekanntesten deutschen Kinderlieder!?

Irgendwann fragte ich mich, aus welcher Zeit es wohl stamme und hatte vage das 19. Jahrhundert im Blick. Vermutlich stammt es aus dem 30-jährigen Krieg. Damals gehörte *Pommerland* zu Schweden und reichte von Greifswald bis Danzig. Hat sich im Maikäferlied die Erinnerung an ein *Urtrauma* unseres Volkes erhalten, als welches der 30-jährige Krieg gesehen wird? Müssen wir nicht nur 3–4 Generationen zurückgehen, um unser Heute besser zu verstehen, sondern 300 Jahre? Jedenfalls gehörte für die allermeisten Generationen vor uns der *Krieg* zum Alltag und lange galt er als der *Vater aller Dinge.*

Eine traumaspezifische Perspektive – unmittelbare Kriegsfolgen

Besonders wenig Raum in der öffentlichen Diskussion der Folgen des Zweiten Weltkrieges haben die kriegsbedingten Traumatisierungen in

Ostdeutschland eingenommen. In den medialen Präsentationen überwiegen eindeutig historische und sozialpsychologische Darstellungen, die aus der Perspektive Westdeutscher stammen. Hier gibt es sowohl eine längere Tradition im diesbezüglichen historischen Diskurs, entsprechende institutionelle Voraussetzungen als auch Forschungsressourcen, mit denen Material und Ergebnisse zur Verfügung gestellt werden konnten. All diese Faktoren sind in Ostdeutschland bisher wenig vorhanden.

Bezogen auf die Kriegsfolgen in Westdeutschland fand Marianne Leuzinger-Bohleber *Langzeittraumatisierungen bei ca. 1/3 der Kriegskinder.* Ein Drittel der Kinder hat die Kriegsereignisse unbeschadet überstanden und bei einem weiteren Drittel sind keine direkt traumatisierenden Wirkungen nachzuweisen (2005).

Dabei besitzt für Kinder im Krieg die Beziehung zum Primärobjekt eine besondere, schützende *Funktion* vor einer möglichen Traumatisierung. So beobachtete Anna Freud während des 1939/40 stattfindenden, in England *Blitz* genannten, mehrmonatigen, fast täglichen deutschen Bombardements von London bei Kleinkindern: Wichtig, ob ein Kind traumatisiert wurde, war nicht die absolute Stärke des Ereignisses, sondern die Reaktion seiner zentralen Bezugsperson. Konnte die Mutter eines Kindes Ruhe bewahren, blieb es das Kind; wurde die Mutter panisch, reagierte auch das Kind entsprechend ängstlich (Freud/Burlingham 1982).

Der Formen möglicher Traumatisierungen durch den Krieg sind vielfältig. Kogan (2006) hat darauf hingewiesen, dass zu den *elementaren* seelischen *Verletzungen* der Kinder die narzisstische Wunde gehört, zu realisieren, dass die eigenen Eltern überhaupt an einem Krieg *teilgenommen* und damit *in irgendeiner Form Schuld* auf sich geladen haben. Damit verändere sich das Ich-Ideal der Kinder in Richtung eines notwendigen Verlusts an Unschuld. Bohleber (2006) verweist auf die *Kompromittierung* der *Überich/Ich-Ideal-Relation durch den Krieg* bei den betroffenen Kindern. Er berichtet von einer *Spaltung des Vaterbildes* bei den Kriegskindern: in den *idealisierten Vater der Frühzeit* und den *kompromittierten Vater* der späteren Jahre.

Weitere Abwehrmechanismen auf Kriegserlebnisse wie Bombardierungen, Flucht, Gefangenschaft u.a. sind beschrieben worden (Radebold 2006): *Generalisierung*, d.h. alle haben *es* erlebt, was eine Spaltung von

Inhalt und Affekt erlaubt; *gestörtes Familienklima,* mit einer Sehnsucht nach einer heilen, verwöhnenden Atmosphäre; *symbiotische Mutterbindungen* bzw. frühzeitige *Parentifizierungen* von Jungen und Mädchen mit je geschlechtsspezifischen Auswirkungen. Radebold (2000) hatte schon vor einiger Zeit die *Bedeutung der abwesenden Väter* für die Erziehung nahezu einer ganzen Generation beschrieben. Viele Kinder mussten völlig ohne ihren (gefallenen) Vater aufwachsen. Ihnen wurde das innere Bild vom Vater durch ihre Mütter vermittelt. Es gab *harte, mächtige,* es gab aber auch die *grauen, überarbeiteten, überforderten Mütter.* Diejenigen *Väter,* die zurückkamen, kapselten sich innerlich oft ab; sie waren anwesend und sie waren es oft auch zugleich nicht (2006).

Die *Kriegskinder* sorgten in breitem Maße für ihre durch Kriegsbelastung, Ausbombung, Verlust von Vätern, Brüdern, Familienangehörigen, Vertreibung, Flucht oder Vergewaltigung emotional erstarrten Mütter. Im Falle von Töchtern konnten depressive Mütter ihre *Töchter* vor Gewalt und sexuellen Übergriffen nicht schützen. Weiterhin war für Mädchen das abrupte Weggegeben – oder Getrennt-Worden-Sein traumatisch. Für *Söhne* bestand oft das Problem, dass sie zumeist lange mit der Mutter allein waren, Partnerersatzfunktion übernahmen und auch über Ersatzväter nur unzureichend von den Müttern abgelöst sind. Später berichteten diese Söhne gehäuft Ehekrisen, Affären und Trennungswünsche.

Kinder, die wiederholt traumatisiert wurden, entwickelten *Persönlichkeitsstörungen.* Bei ihnen finden sich anhaltende *Amnesien* bezogen auf Zeiten, in denen sich traumatische Ereignisse abgespielt haben. Diese sind als unbewusste Versuche zu verstehen, eine Langzeitanpassung an die traumatischen Ereignisse zu erreichen. Indem man sich nicht an die situativen Umstände des Traumas erinnert, vermeidet man mit dem traumatischen *reminder* oder dem *Introjekt* in Kontakt zu geraten und hiermit die Gefahr einer Retraumatisierung heraufzubeschwören

Der Anteil spontan in psychotherapeutischen Situationen berichteter Kriegstraumatisierungen ist bisher relativ niedrig gewesen. Das mag mit der geringen öffentlichen Würdigung zusammenhängen, die Kriegsfolgen in der Vergangenheit erfuhren. Christoph Seidler (2006) findet unter den 100 von ihm untersuchten Patienten des Ostberliner Psychoanalytischen Instituts 8 Kriegskinder, macht aber keine Angaben darüber, wie viele von ihnen kriegstraumatisiert sind. Der Anteil transgenerationell weitergegebener Traumatisierungen ist aus verständlichen Gründen noch schwerer zu beziffern. Da das Trauma nicht selbst erlebt wurde, nur bestimmte unverarbeitete Aspekte der Traumatisierung weitergereicht werden, müssen deren Ursachen innerhalb der therapeutischen Situation erst erschlossen werden. Viel häufiger ist das *Flüchtlingsschicksal* unter seinen Psychotherapie-Patienten: 57 von den genannten 100 Patienten besitzen ein *Vertriebenen- bzw. Flüchtlingsschicksal!*

Nicht selten kommt es in den Therapien oder den Anamnesegesprächen zu *spontanen Berichten* von *Symptomen von Kriegstraumatisierungen*. Leuzinger-Bohleber berichtet von »unerwartet vielen Patienten«, die in den 80er-Jahren in der Bundesrepublik eine analytische Behandlung machten und dort Kriegsereignisse einbrachten. Eine ähnliche Beobachtung kann ich aus ostdeutscher Sicht bestätigen. Während der Vorwendezeit, in der allgemeinen Aufbruchstimmung, die mit einer deutlichen Emotionalisierung verbunden war, d. h. wo über Zeitungen, Rundfunk, Diskussionsveranstaltungen u. ä. in öffentlichen Räumen Platz für persönliche Erlebnisse, Gefühle und Verletzungen entstanden war, sah ich bewusst das erste Mal einen nachkriegs-traumatisierten Patienten, der sich auch als solchen definierte.

Als 16-Jähriger war er nach einem Streit mit einem Hausmeister von diesem als politisch verdächtig bei den Russen denunziert worden. Er wurde verhaftet und bekam ohne Prozess eine mehrjährige Zuchthausstrafe in Bautzen. Dort wäre er fast gestorben, hätte sich nicht eine russische Ärztin sehr um ihn gekümmert. Die öffentliche Stimmung der Vorwendezeit hatte offenbar sowohl seine Traumatisierung aktiviert und in ihm die Hoffnung geweckt, mit Hilfe einer Psychotherapie Linderung seiner Beschwerden, die von einer Wiederbelebung seines Traumas stammten, zu finden. Ich fühlte mich seinerzeit von der Schwere der massiven Traumatisierung tief berührt und versuchte, ihm zu helfen. Mit einer Kombination von aufdeckenden Gesprächen und dem Vermitteln eines Entspannungsverfahrens versuchte ich, ihn zu stützen und zu stabilisieren. Für mich blieb aber das Gefühl, die eigentlich traumatischen Ereignisse nicht aufgearbeitet zu haben. Als ich nach Jahren analytischer Weiterbildung Mitte der 90er-Jahre mit dem Angebot auf ihn zuging, den Prozess noch einmal in einer Analyse aufzugreifen, lehnte er ab. Die Behandlung hätte ihm damals geholfen, jetzt sei es seine existenzielle Situation, die ihm Schwierigkeiten machte. Aber die bekäme er hoffentlich ohne meine Hilfe in den Griff.

Mittelbare Kriegsfolgen: Weitergegebene Traumata

Sigmund Freud prägte 1923 in seiner Schrift »Das Ich und das Es«, als er sich mit dem Charakter der negativen therapeutischen Reaktion und der Rolle des unbewussten Schuldgefühls beschäftigte, den Begriff es *entlehnten Schuldgefühls.* Hiermit wird erstmals in der psychoanalytischen Literatur eine Idee zur Weitergabe unbewusster affektbeladener Inhalte von einer Generation zur anderen beschrieben. Ich möchte Freuds Begriff der *Entlehnung* folgen, wenn ich von weitergegebenem traumatischen Material spreche, um den Aspekt der Aneignung zu betonen, der notwendig ist, um traumatische Zustände bzw. Introjekte zu übernehmen und als psychische Repräsentanzen zu bewahren. Volkan hat mit dem Konzept des *gewählten Traumas* einen ähnlichen Weg beschritten (1999).

Anhand von *Extremtraumatisierungen* sind wichtige *Besonderheiten der transgenerativen Weitergabe* beschrieben worden. Autorinnen wie Kestenberg, Kogan und Faimberg haben wichtige Aspekte dieser Transmissionen in Holocaustfamilien dargestellt. Dabei beobachtete man, dass Kinder von ihren traumatisierten Eltern gebraucht wurden, um sich von ihrem Übermaß an Trauer und Aggression projektiv zu entlasten. In den betroffenen Familien kam es sehr häufig zur Herausbildung *symbiotischer Beziehungsmuster, zu Parentifizierungen* und zu einem *Ineinanderrücken der Generationen.* Ablösungsversuche der Kinder in diesen Familien stellten Bedrohungen des familiären Gleichgewichts dar. Trennungsaktivitäten konnten alte *Vernichtungsängste* der Eltern mobilisieren und zu heftigen Abwehrreaktionen führen.

Mittlerweile sind weitere *Besonderheiten der unbewussten Weitergabe* bzw. der *Entlehnung* traumatischer Introjekte durch extremtraumatisierende Mann-Made-Desasters beschrieben worden (Bohleber 2000): Nicht nur die Kinder von Betroffenen werden hochgradig beeinflusst, sondern auch die Gesellschaft als Ganzes, ihre Repräsentanzen im Gedächtnis der gesamten Großgruppe. Von herausragender Bedeutung zum Verständnis transgenerationeller unbewusster familiärer Prozesse jedoch ist das *Konzept des Ineinanderrückens der Generationen.* Faimberg (2005) betont wie Freud, dass es sich dabei um eine besondere Form eines *Identifikationsprozesses* handelt:

> 1. Diese Identifikationen sind *abgespalten*, deshalb können sie vom Analytiker nicht gehört werden.
> 2. Sie können in bestimmten Schlüsselmomenten der Übertragung aufgespürt werden.
> 3. Die Identifikationen werden durch die Entdeckung einer geheimen Geschichte für den Analytiker hörbar.
> 4. [...] das Objekt der Identifikation an sich ist ein *historisches* Objekt. Insofern [...] beinhalten diese Identifikationen in ihrer Struktur grundlegende Elemente der Geschichte des Objekts. Die Identifikationen haben eine Ursache, eine Auftrittswahrscheinlichkeit und sind eben nicht nur einfache initiale Daten, die keine weitere Erklärung erfordern.
> 5. Ein Verständnis der *Geschichte dieser Identifikationen* macht sie bedeutsamer und hörbarer.
> 6. Wenn Identifikationen [...], nicht zur Generation des Patienten gehören, spreche ich von *abgespaltenen* oder *entfremdeten Identifikationen.*
> 7. Diese *Verdichtung* dreier Generationen ist es, was ich *Telescoping of the Generations* nenne [...] (2005, S. 8f., Übersetzung M.F.).

Ein weiteres von Faimberg beschriebenes Phänomen bezieht sich auf die *Präsenz* des *traumatischen Objekts:* Durch die Intrusion kommt es zu einer inneren *Leere* in der Person einerseits und einer *exzessiven Präsenz* des Objektes andererseits. Diese Zustände kennen wir von vielen traumatisierten Patienten.

Seidler hat in einem Beitrag »Lange Schatten – Die Kriegskinder kommen in die Psychoanalyse« (2003) verschiedene *Formen der Weitergabe* beschrieben, die er an ostdeutschen Patienten beobachtet hat: *Tabus, die zu Introjekten werden*; die *narzisstische Dysregulation* oder *pathologische Normalität.* Die Tatsache, dass es die unbewusste Weitergabe oder – wie Freud sagt – *Entlehnung* unbewussten Materials von einer Generation zur anderen gibt, bedeutet nun allerdings nicht die Existenz eines *neuen*

Königsweges zur Erfassung traumatischer Erlebnisse. Es ist eine klinisch nicht gerade einfache Aufgabe, ein transgenerationelles Trauma zu diagnostizieren. Denn wenn es stimmt, dass traumatische Erlebnisse nicht mentalisiert werden, können die traumatisierten Personen ledig traumatische Affektzustände beschreiben und Deckerinnerungen präsentieren (vgl. Bohleber 2000). Es bleibt die Aufgabe für den Analytiker, das vermutete Trauma in seiner konkreten Erscheinungsform gemeinsam mit dem Patienten herauszuarbeiten.

Wie komplex die Verhältnisse hierbei sind, und wie vorsichtig man sein muss, will man dem Patienten gerecht werden, zeigt sich anhand der beiden folgenden Beispiele: Zur Erläuterung des Weitergabe-Mechanismus *Wie Tabus zu Introjekten werden* beschreibt Seidler (2006) das Schicksal der Patientin Wera. Dabei zeigt sich, wie der Autor – in dem er der psychohistorischen Perspektive folgt – zeitweise selbst in den dissoziierenden Sog des Traumas gerät. Später wird er dann feststellen, dass die traumatisierenden Umstände doch andere, als zunächst angenommen, sind. Die Patientin spaltet massiv in ihren Beziehungen. In ihrer Partnerbeziehung »toleriert« sie zum wiederholten Male eine Geliebte. Zugleich hat sie seit Jahren ihre Sexualität »abgeschaltet«. Seidler vermutet nun zunächst das weitergegebene Trauma sei die Vergewaltigung ihrer Mutter unmittelbar nach Kriegsende durch die Russen. Im Text heißt es dazu: »Es geht offenkundig um die Vergewaltigungen, die die Rote Armee am Kriegsende zelebriert hat und das ist wohl das barbarischste, archaischste und demütigendste und am meisten schambetonte Siegerritual.«

Erst später erfahren wir, dass es anders war. Wera hatte eine Tante zum Reden gebracht und von dieser gehört: »Es waren nicht die Russen, es war der Stiefgroßvater, der die Mutter missbraucht hat. Die geliebte Großmutter muss es gewusst haben, aber dieser Mann war für den Bauernhof überlebenswichtig. Diese Mitteilung erschütterte die Patientin so schwer, dass sie in die Psychiatrie eingeliefert werden musste« (Seidler 2006). Der Verdacht des Autors ging also in die später bestätigte Richtung einer sexuellen Traumatisierung. Aber in seiner Suchbewegung geriet er in Gefahr, dem Faszinosum des historischen Traumas Vergewaltigung durch die Russen vorschnell aufzusitzen.

Ein zweites Beispiel. 2005 wurde eine Studie zur transgenerativen Weitergabe von Kriegstraumatisierungen am Beispiel des *Hamburger Feuersturms* begonnen (Wiegand-Gräfe 2005). Aufgrund des allgemeinen Interesses für den 60. Jahrestag des Kriegsendes in der Öffentlichkeit war es für die Initiatoren der Studie keine besondere Schwierigkeit, Zeitzeugen zu finden, die das Ereignis miterlebt und an ihre Kinder hätten weitergegeben haben können.

Eine Frau erlebte als 9-Jährige die Bombenangriffe. Sie beschrieb in dem von den Kollegen geschilderten Interview, auf die Frage nach der schlimmsten Erinnerung an den Feuersturm, eine besondere Szene aus dieser Nacht: Sie habe mit ihrer kleinen Schwester auf einem Treppenabsatz gelegen, sich und die Schwester mit dem Mantel des Vaters zugedeckt, ständig Licht, Hitze, Lärm und Feuer um sich herum. Und immer wieder habe eine Tür geklappt. Sie hätte es – sie wisse bis heute nicht, wie – geschafft, sich und die Schwester zu retten. Am Morgen wären Nachbarn gekommen und hätten sie gefunden und herausgeholt.

Wie nebenher ergänzt sie, dass das eigentlich schlimme Erlebnis dieser Zeit die Inhaftierung des Vaters war. Dessen Teilnahme am Widerstand war herausgekommen. Mitten in der kalten Nacht sei die Gestapo gekommen, hätte an die Tür geschlagen. In kürzester Zeit wurde der Vater rüde abgeführt. Sie konnte gerade noch sehen, wie er ohne Mantel von mehreren höhnisch lachenden Männern wie bei einem Spießrutenlauf die grell erleuchtete Treppe heruntergestoßen wurde. Schließlich sah sie ihn auf eben dem Absatz liegen, auf welchem es dem Mädchen jetzt gelang – mit dem Mantel des Vaters –, ihre kleine Schwester zu retten.

Historisches Ereignis und persönliches Trauma

Die Erzählung über das dramatische und potenziell traumatisierende Ereignis enthält auch in dem zweiten Beispiel das eigentliche Trauma in noch verdeckter Form. Wenn die Frau von ihrem Überleben einer dramatischen Bombennacht und der Rettung ihrer kleinen Schwester mit dem Mantel des Vaters spricht, wird nur implizit deutlich, dass es sich hierbei offenbar erst um den *situativen Rahmen des Traumas* handelt. Ihre Tat, mit dem Mantel des Vaters sich und die Schwester gerettet zu haben, verweist auf das eigentlich Katastrophische, die Gefühle von Verlust, Hilflosigkeit, Überwältigung und Ohnmacht als der Vater abgeholt worden war. Durch ihren Bericht wird deutlich, wie das historische Ereignis, das inzwischen öffentliche Würdigung erfährt, eine *Türöffner-Funktion* besitzt. Jetzt kann die Frau sich einer seelischen Wunde, einem Trauma nähern. Ähnlich war es im ersten Beispiel. Der Analytiker vermutet als Hintergrund einer dissoziativen Spaltung innerhalb der Partnerschaft seiner Patientin eine Kriegs-Vergewaltigung. Diese bewahrheitet sich zwar nicht, aber der Verdacht eines sexuellen Traumas lässt sich erhärten. Unter den widrigen Umständen der Nachkriegszeit waren inzestuösen Bedingungen in Familie begünstigt.

Es kommt also bei der Verwendung der psychohistorischen Perspektive offensichtlich darauf an, nicht vorschnell dem *Faszinosum des Traumas* zu erliegen und anzunehmen, ein aus heutiger Perspektive verletzendes Ereignis müsse zwangsläufig eine traumatische Reaktion ausgelöst haben. Ohne daran zu denken, dass die Vulnerabilität der prätraumatischen Persönlichkeit des später Traumatisierten, sowie andere Faktoren, wie die *psychosozialen Anpassungsprozesse* eine wichtige Rolle bei der tatsächlichen Traumaentstehung spielen dürften.

Auf jeden Fall kommt aber den psychohistorisch relevanten Ereignissen eine *wichtige Suchfunktion* zu, die allerdings sorgfältig überprüft werden will. Darüber hinaus müssen wir mit der Übertragung von Ergebnissen, die an Extremtraumatisierten gewonnen wurden, auf Traumata geringerer Intensität und kumulativer Art vorsichtig sein. Es erscheint immer wieder verlockend, anzunehmen, mit dem Trauma eine vergleichsweise einfache Erklärung für eine möglicherweise kompliziertere psychische Strukturbildung gefunden zu haben!

Die *behandlungstechnischen Empfehlungen* für transgenerationell Traumatisierte gehen sämtlich in die Richtung, die *Hier-und-Jetzt-Deutungen* der Übertragungsdynamik durch *rekonstruktive Deutungen* der traumatischen Situation zu ergänzen. Sonst bestehe die Gefahr des Übergehens des Traumas und einer möglichen Retraumatisierung innerhalb der Therapie. Es komme darauf an, an sensiblen Stellen unter Einbeziehung der gefundenen historisch wichtigen Details, rekonstruktive Deutungen zu wagen. Diese haben das Ziel, das Trauma und seine *sekundäre Verarbeitungsformen aufzudecken* (unbewusste Fantasien, Bestrafungstendenzen, Schuldgefühle).

Heinz Weiß hat in einer Arbeit (2005) darauf hingewiesen, dass traumatisierten Patienten meist ein *innerer Raum* fehlt. Dieser innere Raum stellt aber die Vorraussetzung dafür dar, dass sie sich überhaupt mit Emotion und Bedeutung erinnern können. Diese Perspektive ergänzt die Sichtweise der Gruppe um Target und Fonagy, die sich um die Notwendigkeit der besonderen Förderung von Mentalisierungsprozessen während der Behandlung Traumatisierter verdient gemacht haben (Fonagy 2002). Übertragungsdeutungen im Hier und Jetzt schaffen demnach erst den Raum, der für die Verwendung rekonstruktiver Deutungen eine *Voraussetzung* darstellt. Weiß zitiert Lacan, der einmal sagte: »Man wird nämlich nicht gesund, weil man sich erinnert. Man erinnert sich, weil man gesund wird!«

Zur Diktatur in der DDR

Will man heute Gemeinsamkeiten und Unterschiede zwischen den *Mentalitäten* von *Ost und West* besser verstehen, so sei daran erinnert, dass Ostdeutschland sich diktatorische Momente von 12 Jahren Naziherrschaft und 40 Jahren SED-Regime addierten. Die Ostdeutschen hatten deutlich mehr als ein halbes Jahrhundert unter anti-demokratischen ideologischen Einflüssen und politischen Verhältnissen zu leben. Wir fangen erst heute an, zu verstehen, welche weitreichenden psychischen Folgen dieser Formen staatlich sanktionierter Gewalt hinterlassen haben. Denn bereits vor dem Krieg war die deutsche Bevölkerung durch die nationalsozialistische Herrschaft massiver Unterdrückung und Bedrohung ausgesetzt. Nahm die Brutalisierung im Dritten Reich mit dem Krieg und zu seinem Ende hin kontinuierlich zu, verlief die Entwicklung in der DDR umgekehrt: Während der 40 Jahre, die es die DDR gab, gingen die Schärfe des Machtmissbrauchs und der Unterdrückung bis 1989 tendenziell zurück. Mit der Tendenz der nachlassenden Unterdrückung, insbesondere ab Mitte der 80er-Jahre, wuchsen zugleich Tendenzen, sich zu widersetzen und gegen die SED Herrschaft aufzubegehren.

Herrschte in der unmittelbaren *Nachkriegszeit* noch die Brutalität des politischen Arms der russischen Besatzer, so kam es mit dem *17. Juni 1953* zu einem ersten Höhepunkt in den spontanen Auseinandersetzungen um die politischen Verhältnisse in der DDR. Es folgte eine Phase relativ brutaler, von stalinistischen Methoden geprägten Repression. Nach Stalins Tod 1956 nahm die Gewaltsamkeit der Verfolgung Andersdenkender ab; die DDR-Führung bemühte sich zunehmend um Errichtung und Einhaltung »sozialistisch-demokratischer« Umgangsformen. In welch paranoider Weise diese aber bis 1989 lediglich proklamiert, immer durch eine allgegenwärtige Kontrollinstanz der Staatssicherheit unterhöhlt waren, wussten wir. Heute besitzen wir aber dank der in der Birthler-Behörde gesammelten, historisch einmaligen Dokumente eine Vielzahl von Fakten über die konkreten Erscheinungsformen dieser sozialistischen Diktatur.

Erst Mitte der 80er-Jahre kam es unter dem Einfluss Gorbatschows zu originären Veränderungen in der DDR. Glasnost (*Offenheit*) und Perestroika (*Umgestaltung*) wurden zu *den* bedeutsamen Hoffnungsfaktoren für uns politisch nicht mit der SED-Führung identifizierte Ostdeutsche. Mit diesen Identifizierungen begann ein Prozess, der die Machtstrukturen untergrub, die 1989 in erstaunlich rasanter und totaler Weise kollabierten.

Ich möchte hierzu aus psychoanalytischer Perspektive zunächst zwei Einflussgrößen ansprechen, die *Rolle der Autorität* und die *Bedeutung des Kollektivs*.

Die erste und wohl von dem Gehalt an potenzieller Gewalt am stärksten wirksame Einflussgröße auf den Einzelnen in einer autoritär organisierten Gesellschaft besteht in seiner *Beziehung zur Macht, zur Autorität*. Ähnlich wie unter den Nationalsozialisten versuchten die Kommunisten den vermuteten Gefahren der Demokratisierung durch die Stärkung der (staatlich legitimierten) Macht und ihrer Repräsentanten entgegenzutreten. Auf der psychischen Ebene führte das zu einer Produktion und anhaltenden Weitergabe von *sado-masochistischen Beziehungsverhältnissen und Introjekten*, die insbesondere in kollektiven oder individuellen regressiven Zuständen mobilisiert werden konnten. Diese zentrale, die autoritäre Herrschaftsform abbildende Objektbeziehung ist natürlich auf unterschiedliche Weise in den Familien behandelt, variiert und kompensiert worden.

Als psychologischer Kern dieser *Machtfigur* kann eine *gespaltene sadomasochistische Objektbeziehung* angesehen werden: Es gibt die Teilung der Beziehung in einen *»bösen« Vater*, der im Kern seines Handelns den Sohn *sadistisch verfolgt*, der hasst, der bestraft und unter Umständen des Sich-Wehrens des Sohnes oder des Gegenangriffs auch tötet. Unterwirft sich der Sohn in machtrelevanten Fragen, muss der väterliche Sadismus nicht mobilisiert werden. Dann gibt es den *»guten Vater«*, den freundlichen, den nachsichtigen, den liebevollen Vater.

Die *Orientierung am anderen Teil Deutschlands* war ohnehin ein *Bestandteil* der bewussten, mehr vielleicht noch *der unbewussten Identität vieler Ostdeutscher.* Anders als im Nationalsozialismus, in dem mehr Menschen in eindeutigerer Weise mit dem politischen System identifiziert waren, gab es in der DDR immer eine gewisse Doppelmoral in breiten Kreisen der Bevölkerung. Diese war bedingt durch die historische Situation der Teilung, die geografische Lage der unmittelbaren Nachbarschaft und die gute mediale Erreichbarkeit für Nachrichten begünstigt. Selbst die politische Programmatik der SED war immer eine des Sich-Abgrenzens vom anderen Deutschland. So entwickelte sich eine stabile, gespaltene politische Moral, ohne die der spätere Zusammenbruch des gesamten sozialistischen Systems nicht verständlich ist.

Ein zweites psychohistorisch prägendes Charakteristikum bezieht sich auf die Wirkung des *Kollektiven*, das sich grundlegend auf das Identitätsverständnis der Ostdeutschen ausgewirkt hat. Die DDR war eine autoritär geprägte, kollektiv ausgerichtete Gesellschaft. *Erziehung* sollte – wie im Nationalsozialismus – *durch die Gemeinschaft* erfolgen. Dieses war sowohl im Dritten Reich als auch in der DDR ein zentraler Wert.

Folglich ist das Selbstverständnis der Ostdeutschen, wie in anderen traditionellen Gesellschaften, nicht primär subjektiv definiert, sondern bezieht sich auf einen *Wir-Kontext.*

Olaf G. Klein (2001) hat sehr detailliert beschrieben, wie sich West- und Ostdeutsche auf der Ebene der alltäglichen Interaktion unterscheiden. Westdeutsche beispielsweise präsentieren sich gern und mit großer

Selbstverständlichkeit in der Begegnung mit anderen als individuell anders, eigen, d. h. sie sind gewohnt, ihre persönlichen Besonderheiten im Gegensatz zum Gegenüber zu betonen (negativ auch als *Selbstdarstellung* beschrieben). Dagegen versuchen Ostdeutsche unbewusst gerade die Gemeinsamkeiten mit dem anderen zu finden, sich auf etwas Gemeinsames beziehen zu können und so ein *Wir-Gefühl,* eine Interaktion beginnen und gestalten zu können. Hier zeigen sich deutlich Folgen einer je individualistisch bzw. kollektiv geprägten Sozialisation. Entsprechend bedeutsam sind *Schamreaktionen* für die meisten Ostdeutschen in Situationen, in welchen sie von der vermuteten sozialen Norm oder dem angenommenen Konsens abzuweichen drohen.

Traumatisierungen in Ostdeutschland

Unter *traumaspezifischer Perspektive* kann man für die ehemalige DDR auf der einen Seite die Wirkung konkreter *politisch-historischer Ereignisse* wie etwa den 17. Juni 1953, den Aufstand in Ungarn 1956, den Mauerbau 1961, den militärischen Einmarsch in die CSSR 1968, die polnische Gewerkschaftsbewegung 1980, die Wende 89 oder die Wiedervereinigung 1990 betrachten. Diese im Kern politischen Ereignisse stellten natürlich sämtlich Widerstandsaktivitäten, Befreiungsversuche bzw. Aktivitäten zu deren Unterdrückung dar, die für den jeweiligen Menschen in der DDR den psychodynamischen Charakter von Versuchungs-/Versagungssituationen oder eines psychohistorisch bedingten Traumas annehmen konnten.

Darüber hinaus gab es solche *Faktoren*, die *systemimmanent*, alltäglich und damit ubiquitär gewirkt haben. Zu den letzteren Bedingungen gehören vor allem die *Stasi-Kontrolle*, die *Beschränkungen* der Meinungs-, Medien- und Reisefreiheit, die *Einschränkungen* und *Pervertierungen* des Rechts- und Justizsystems.

Anhand dreier *psychohistorischer Tradierungslinien* möchte ich zeigen, wie es auf der kollektiven Ebene für die ehemaligen DDR-Bürger zu einer Förderung unbewusster intergenerationeller Entlehnungs- und Identifikationsprozesse gekommen sein kann.

1. *Die Bespitzelung durch die Staatssicherheit* setzte die Tradition des KGB bzw. der Gestapo fort, durch eine *Atmosphäre von Angst* und allgegenwärtige *Kontrolle* abweichende Meinungen und Widerstand zeitnah zu erfahren, um Andersdenkende isolieren und bestrafen zu können. Besonders in den stalinistisch geprägten Nachkriegsjahren bis Mitte der 50er-Jahre unterschieden sich die Umgangsformen der Sicherheitsdienste nicht in ihrer Brutalität. Obwohl diese dann tendenziell abnahm, war sie immerhin noch im Herbst 89 so ausreichend vorhanden, dass erst ein Einlenken von Gorbatschow den friedlichen Verlauf der Revolution ermöglichte.

Welche Folgen diese Art staatlich sanktionierter Gewalt für die einzelnen Menschen hatte, ist in seinen Ausmaßen erst ansatzweise verstanden. Jedenfalls führte diese angstvolle Atmosphäre dazu, dass man die politischen Spielregeln und die persönlichen Freiheitsgrade kannte. Von Egon Bahr stammt das Wort, *die Mauer sei nicht für ein Volk von schlechten Kletterern gebaut worden*! Man wusste also, mit welchen Handlungen man welche Grenzen übertrat und sich Ärger mit der Obrigkeit einhandelte. Es gab also für uns Ostdeutsche sowohl die *Erfahrung von Kontrolle, Willkür, Ohnmacht, potenzieller Verfolgung*, zum Teil sogar von *Vernichtungsangst*, insbesondere wenn man die bestehenden Loyalitätsgrenzen übertrat. Es gab aber parallel dazu das klare Bewusstsein darüber, wo sich Grenzen befanden, die man respektieren oder übertreten konnte.

2. In der ehemaligen DDR hat sich die *Erfahrung des politischen Umbruchs*, wie er in Deutschland nach dem Krieg stattfand, mit Wende und *Wiedervereinigung* wiederholt. Nach 1945 war nicht nur der Nationalsozialismus geschlagen; die Männer, die für ihn in den Krieg gezogen waren, sofern sie überlebten, waren es auch. In Ostdeutschland kam 1989 wiederum eine Entwertung der Machthaber zustande. Diese *doppelte Umbruchsituation* bezogen auf die radikale Umbewertung von Grundüberzeugungen innerhalb breiterer Schichten der Bevölkerung prägt die Biografie nicht weniger Ostdeutscher.

Ein Teil der Kriegskinder, besonders aber die Untergruppe der politisch Identifizierten, ist direkt von dieser *doppelten Entwertung* betroffen. Bei einem bestimmten Teil dieser Gruppe kann davon ausgegangen werden, dass diese politischen Umbrüche traumatisierend gewirkt haben. Insgesamt folgt aus dieser doppelten Entwertung der Autoritätsinstanzen in Deutschland ein schwieriges, unsicheres und *widersprüchliches Verhältnis zur gesunden Autorität.*

Für Ostdeutschland muss darüber hinaus betont werden, dass eine *Generationenauseinandersetzung*, wie sie 68 in mehreren Ländern der westlichen Welt und in den alten Bundesländern stattfand, *nicht* gab. Stattdessen kam es in der DDR zu einem *Zusammenrücken der Generationen* gegenüber der als feindlich erlebten Besatzungsmacht und den von ihnen eingesetzten und geduldeten SED-Machthabern, Funktionären und Begünstigten. Annette Simon hat die stark *familialisierte Kultur* in der DDR als einen weiteren Grund beschrieben, der die Generationenauseinandersetzung behindert hat (Simon 2001).

3. Mit der *Wiedervereinigung* verloren die Ostdeutschen ihre alten Existenzbedingungen. Es wiederholte sich eine Situation, die mit der Nachkriegszeit Ähnlichkeit aufweist. Menschen wurden – wie damals die Flüchtlinge – zu »Fremden im eigenen Land« (Simon/Faktor 2000). Eine Entwurzelung von ehemals gesicherten Arbeits-, Wohn-, und Beziehungsverhältnissen fand statt, Identitäten brachen zusammen. Biografien vor allem von *älteren*, d.h. über 40-jähriger Menschen, verloren Sinn und Bedeutung. Die Metapher vom *Ostdeutschen als Minenhund der Modernisierung in Deutschland* (Lothar Späth) machte die Runde; zeigt sie doch die Besonderheit einer nach der Befreiung aus politischer Diktatur und großen Hoffnungen beim Eintritt in die Demokratie aufkommenden tiefen *Verbitterung* speziell bei so genannten *Wendeverlierern* und manchem *Mitläufer.* So erinnert diese Situation an die Lage der Flüchtlinge nach dem verlorenen Krieg.

Anpassung und Widerstand

Unter dem Blickwinkel des Lebens im politischen System der sozialistischen Diktatur erscheint es mir sinnvoll, die Bedeutung von Anpassungsprozessen denen potenzieller Traumatisierung durch psychohistorische Umstände ergänzend gegenüberzustellen. Vor allem politisch abweichende Aktivitäten besaßen wegen ihres verbotenen Charakters das Potenzial, verfolgt und bestraft zu werden. Dementsprechend hat es die meisten Traumatisierungen in Zusammenhang mit *politischer Verfolgung und Haft* gegeben. In der Psychotherapie Ostdeutschlands sind Menschen, die in Haft waren, erstaunlich selten aufgetaucht. Die Gründe hierfür genauer zu untersuchen, steht aus. Anfang der 90er-Jahre hatte ich am Berliner Alexanderplatz eine *Beratungsstelle für politisch Verfolgte* aufgebaut und geleitet. Damals kamen vor allem ehemalige Funktionäre, Offiziere und Staatsdiener, die sich von den neuen Verhältnissen bedroht und von ihren ehemaligen Opfern verfolgt fühlten. In ihren Schilderungen überwogen Bestrafungsängste. Psychotherapeutisch verwertbare Veränderungsmotive gab es kaum.

Identifikationen mit dem politischen System, aber auch andere, neuerdings kritisch bewertete Praktiken, wie die, Kleinkinder vor dem dritten Lebensjahr in die Krippe gegeben zu haben, werden heute leicht in Ostdeutschland schamhaft verschwiegen, bagatellisiert oder gänzlich umgedeutet. Manche Patienten stellen sich als Opfer widriger Umstände dar, die so nicht bestanden haben. Wieder andere betonen Widerstandsaktivitäten, die wenig glaubhaft sind.

Die *Abwehr* gegen die *Wahrnehmung unbewusst weitergegebener Traumatisierungen* ist in Ostdeutschland ausgeprägt. Gemessen an einem wahrscheinlich größeren Beschädigungs- und Traumatisierungspotenzial überhaupt, ist der Anteil berichteter direkter oder auch weitergegebener psychohistorisch verursachter seelischer Verletzungen nicht sonderlich umfangreich. Mir fällt stattdessen auf, dass Patienten aus den alten Ländern, die in Potsdam ab und zu auftauchen, ein größeres Bewusstsein für seelische Kriegsfolgen mitbringen. Weitergegebenes traumatisches Material ist *amorph, schwer fassbar.* Nähert man sich ihm, so entsteht eine diffuse *Angst vor Retraumatisierung.*

Dann gibt es das *Gesetz der Zeit*: Ein bestimmter zeitlicher und räumlicher Abstand scheint nötig, um internalisierte Objekte und Haltungen *dauerhaft ich-dysthon* werden zu lassen, sodass sie Gegenstand konsistenter Reflexion werden können. Welches Ausmaß dieser Zeitraum besitzen muss, kann ich nicht sagen. Die Westdeutschen haben mehr als zwanzig Jahre gebraucht, um Ende der 60er-Jahre eine breite Diskussion ihrer Nazi- und Kriegsvergangenheit beginnen zu können. Jedenfalls zeugen unsere aktuellen Diskussionen davon, dass wir damit beginnen, untereinander verschiedene Perspektiven auf unsere gemeinsame Vergangenheit auszutauschen.

Die praktische *Herstellung der transgenerationellen Perspektive*, etwa in einer konkreten Therapiesituation, ist übrigens nicht eben einfach. Leicht kann das zu einem rationalen, die tatsächliche Beziehungssituation kompensierende oder rationalisierende, Geschehen werden und damit mehr Abwehr ausdrücken als Verstehen erzeugen. Gelingt es aber, mag es zu *Momenten ungeahnter Erleichterung* kommen. Wie es eine meiner Patientinnen, die als Tochter eines Stasi-Offiziers das politisch-existenzielle Ausgestoßen-Sein des Großvaters nach dem Krieg und das nämliche Schicksal ihres Vaters nach der Wende in einer bulimischen Erkrankung wiederholte, unlängst ausgedrückt hat: »Es ist so gut, diese weit zurückreichenden Spuren zu sehen und über sie sprechen zu können. Das nimmt mir total den Druck, für alles allein verantwortlich zu sein. Denn die anderen sind auch beteiligt. Ich trage einen Teil, der auf mehrere Schultern gehört!«

Zusammenfassung und Ausblick

Systematische psychoanalytische Forschung zu den DDR-spezifischen *Traumatisierungen* von *Anpassungs- und Widerstandsprozessen* gibt es bisher nicht. Die Beschäftigung mit dem Erbe aus Krieg und Nachkriegszeit, sowie mit den seelischen Verletzungen, die 40 Jahre Diktatur des Proletariats in der DDR hinterließen, haben erst in den letzten Jahren begonnen. Dabei kann man nicht den Ostdeutschen das in Westdeutschland entwickelte Modell der Geschichtsbetrachtung einer »Schuld- und Schamdebatte zur Nazidiktatur« (Plänkers et al. 2005, S. 14) überstülpen. Ostdeutschland besitzt *psychohistorische Besonderheiten*, die eigene Beachtung verdienen:

1. Auch in Ostdeutschland wirkt der *Zweite Weltkrieg* in Form transgenerationell weitergegebenen, zumeist unbewussten traumatischen Materials nach. Traumatisches Material in Ostdeutschland stammt wahrscheinlich

am ehesten aus dieser Quelle. Gerade weil die kriegsbedingten seelischen Verletzungen in breiten Kreisen der Bevölkerung als gemeinsam geteiltes Schicksal galten, wurden sie *normalisiert* und oft nicht als besonders beachtenswertes persönliches Ereignis von möglicherweise traumatischem Charakter bewertet. Nur noch selten werden Kriegstraumatisierungen wahrgenommen. Meistens finden wir sie heute in Form weitergegebenen traumatischen Materials. Mehr als die Hälfte der Psychotherapiepatienten einer Ostberliner Stichprobe entstammen Flüchtlingsfamilien.

2. Noch wenig erforscht sind die *psychischen Folgen der Teilung* unseres Landes in zwei politisch konträr organisierten Staaten. Deutlich mehr als in Westdeutschland haben die Ostdeutschen unter dieser Teilung gelitten und blieben bis 1989 in gewisser Weise Gefangene der sowjetischen Siegermacht. Auch wenn die offizielle Lesart etwas anderes behauptete: Sie verbüßten für alle Deutschen einen Teil der gemeinsamen Kriegsschuld. Dieser Umstand verhinderte eine Auseinandersetzung zwischen den Generationen, wie sie 1968 im Westen stattfand. Wir beobachteten eher ein *Zusammenrücken der Generationen* unter dem Einfluss von Besatzungsmacht und autoritärer Herrschaft im eigenen Land.

3. Die Machthaber der DDR forderten *Identifizierung und Anpassung*; mithilfe eines omnipräsenten Kontrollapparates überwachten sie die öffentlichen und bei den Verdächtigten auch die privaten Räume. Sie erzeugten eine beständige Atmosphäre von Angst. Das mobilisierte in vielen Menschen *Spaltungsprozesse*, insbesondere solche, mit der Macht in einer Weise umzugehen, die sowohl dieser gerecht wurde, als zugleich dem Selbst einen Nischenfreiraum zu erhalten.

4. Bei aller Unterdrückung durch die autoritäre Herrschaft in Ostdeutschland gab es immer wieder *Zeiten politischer Hoffnung*, des *Aufbegehrens*, der *Flucht*, der Veränderung, die schließlich Mitte der 80er-Jahre mit einer breiten Zustimmung für die Ideen Gorbatschows die Grundlage für die friedliche Revolution 1989 legten. So ist die Geschichte der DDR auch eine *Geschichte von Anpassung und Aufbegehren*, von *Unterdrückung, Flucht und Widerstand.* Dass der Widerstand sich so spät formierte, hängt sowohl

mit der permanenten Kontrolle, sowie mit der Härte seiner Verfolgung zusammen. Hinderlich wirkte zugleich die Tatsache, dass viele Oppositionelle der kommunistischen Idee noch nicht abgeschworen hatten.

5. Die *Wiedervereinigung* stellt für die meisten Ostdeutschen politisch und psychisch eine *Befreiung* dar. Zugleich bedeutete die Wiedervereinigung aber für die meisten Ostdeutschen eine *existenzielle Verunsicherung*, *Neuorientierung* und *Krise*. Dabei spielt der Verlust des Arbeitsplatzes und vertrauter Annehmlichkeit des Fürsorgestaates nur eine äußere Rolle. Der *Abschied* von der *kommunistischen Idee* wurde nötig und fordert eine *Trauerarbeit*, gegen die noch heute Widerstände bestehen. Darüber hinaus stellt der Übergang in die beschleunigte westliche Gesellschaft viele Menschen vor neue *Anpassungs-* und *Identitätsbildungsprozesse*, die ihrerseits verstanden werden wollen.

Psychotherapien von ostdeutschen Patienten werden mit den hier diskutierten psychohistorischen Besonderheiten zu tun bekommen. Insbesondere aber in analytischen Behandlungen werden wir Hinweise auf seelische Deponien aus dieser Zeit erhalten, wenn wir sie denn sehen und finden wollen.

Diese *Überlegungen zu den psychohistorischen Besonderheiten der ehemaligen DDR* sind noch *unvollständig* und bedürfen weiterer Präzisierung. Im vorliegenden Beitrag habe ich mich besonders auf die direkten und mittelbaren Wirkungen des Krieges und einige strukturelle Besonderheiten des Lebens in der DDR beschränkt. Insbesondere die Wirkung von *deutschen Teilung*, *friedlicher Revolution* und *Wiedervereinigung* sollten künftig stärker untersucht und ausgearbeitet werden.

Literatur

Bobrowski, J. (1993): Levins Mühle. 34 Sätze über meinen Großvater. Roman. Frankfurt a. M. (Fischer Taschenbuch Verlag).

Bohleber, W. (2000): Die Entwicklung der Traumatheorie in der Psychoanalyse. Psyche – Z Psychoanal 9/10: 797–839.

Bohleber, W. (2006): Inhalte und Wege der transgenerationellen Weitergabe – die psychoanalytische Perspektive. Vortrag auf dem 3. Workshop der Studiengruppe »Kinder des 2. Weltkrieges« in Essen 15.–16.05.

Faimberg, H. (2005): The Telescoping of the Generations. London (Routledge).

Fenichel, O. (1945): Psychoanalytische Neurosenlehre. Bd. I–III. Olten (Walter) 1974.

Freud A. & Burlingham, D. (1982): Heimatlose Kinder. Frankfurt (Fischer).

Freud S. (1975): Das Ich und das Es. Studienausgabe Band III. Frankfurt (Fischer), S. 273–330

Fonagy, P. (2002): Bindung, Holocaust und Ergebnisse der Kinderpsychoanalyse: Die dritte Generation. In: Bell, K.; Holder, A. & van de Sande, J. (Hg.): Migration und Verfolgung. Gießen (Psychosozial-Verlag), S. 53–84.

Froese, M. (1999): Zur Wiederbelebung der analytischen Psychotherapie in der DDR. Forum Psychoanal 15: 175–186.

Froese, M. (2005): Kriegsfolgen und psychische Reifungsprozesse. Vortrag auf der Jahrestagung der Brandenburgischen Gesellschaft für Psychotherapie (BGPPmP): *Diagnose Unreif* – Zur Psychotherapie der prolongierten Adoleszenz. Potsdam, 26. u. 27.05.

Froese, M. (2006): Psychotherapie in der sozialistischen Diktatur der DDR. In: Kernberg, O. F.; Dulz, B.; Eckert, J. (Hg.): Wir: Psychotherapeuten über ihren *»unmöglichen«* Beruf. Stuttgart (Schattauer).

Furet, F. (1998): Das Ende der Illusion. Der Kommunismus im 20. Jahrhundert. München (Piper).

Genazino, W. (2005): Eine Frau, eine Wohnung, ein Roman. München (Deutscher Taschenbuch Verlag).

Klein, O. G. (2001): Ihr könnt uns einfach nicht verstehen! Warum Ost- und Westdeutsche aneinander vorbeireden. Frankfurt a. M. (Eichborn).

Leuzinger-Bohleber, M. (2003): Transgenerative Weitergabe von Traumatisierungen. In: Leuzinger-Bohleber, M. & Zwiebel, R. (Hg.): Trauma, Beziehung und soziale Realität. Tübingen (Edition discord).

Meador, M. (2001): Über eine Anpassungsfigur. In: Froese, M. & Seidler, Ch. (Hg.): Leben im Übergang. Reihe Psychoanalyse in Ostberlin. Band 2. Berlin (edition bodoni), S. 24–27.

Parin, P. (1977): Das Ich und die Anpassungsmechanismen. Psyche – Z Psychoanal 31: 481–515.

Plänkers, T., Bahrke, U.; Baltzer, M.; Drees, L.; Hiebsch, G.; Schmidt M. & Tautz, D. (2005): Seele und totalitärer Staat. Gießen (Psychosozial-Verlag).

Radebold, H. (2000): Abwesende Väter. Folgen der Kriegskindheit in Psychoanalysen. Göttingen (Vandenhoeck & Ruprecht).

Radebold, H. (2006): Beschädigende bis traumatisierende zeitgeschichtliche Erfahrungen. Vortrag auf dem 3. Workshop der Studiengruppe »Kinder des 2. Weltkrieges« Essen, 15.–16.05.

Seidler, Chr. (2005): Trauma – Schweigen und Erinnerung. Vortrag auf der Arbeitstagung der APB »Traumatisierungen in der Geschichte und Gegenwart (Ost-) Deutschlands«. Berlin 11.–12.11.

Seidler, Chr. (2003): Lange Schatten – Die Kinder der Kriegskinder kommen in die Psychoanalyse. Psychosozial 92: 73–80.

Seidler, Chr. & Froese, M. J. (2002): Endlich Freiheit, endlich Psychoanalyse? In: Dies. (Hg.): DDR-Psychotherapie zwischen Subversion und Anpassung. Berlin (edition bodoni).

Simon, A. (2001): Erwachsenwerden und Generationenauseinandersetzung. In: Seidler, Chr. & Froese, M. J. (Hg.): Leben im Übergang. Psychoanalyse in Ostberlin Band 2. Berlin (edition bodoni), S. 21–23.

Simon, A. & Faktor, J. (2000): Fremd im eigenen Land? Gießen (Psychosozial-Verlag).

Volkan, V. (1999): Das Versagen der Diplomatie. Gießen (Psychosozial-Verlag).

Weilnböck, H. (2005): Zur dissoziativen Intellektualität in der Nachkriegszeit. In: Seidler, G. H. & Eckart, W. (Hg.): Verletzte Seelen. Möglichkeiten und Perspektiven einer historischen Traumaforschung. Gießen (Psychosozial-Verlag), S. 125–202.

Weiß, H. (2005): Wenn das Geschehene erst dann geschieht, wenn wir es denken können – Überlegungen zur Konstruktion des inneren Raums und zur zeitlichen Rekonstruktion. Psyche – Z Psychoanal 59 (Beiheft 2005): 65–77.

III. Traumatisierungen durch politische Repression

Psychoanalytische Reflektionen zur Funktion der Stasiunterlagen-Behörde

Annette Simon

Als ich versuchte, mich diesem Thema zu nähern, hatte ich gegen heftige Widerstände zu kämpfen: »Es ist alles dazu gesagt«, »Wen interessiert das noch?«, »Warum willst Du Dich schon wieder mit der Stasi befassen?«, waren nur einige der inneren Widerreden, die in mir abliefen. In unserer Gruppe »Gesellschaft und Psychoanalyse« an der A.P.B. reflektierten wir, dass dies typische Widerstände seien, die sich der Beschäftigung mit traumatischem Material entgegen stellen.

Ich machte mir bewusst, dass ein Viertel der Patienten, die zurzeit in meiner psychotherapeutischen Praxis in Behandlung sind, direkt oder indirekt mit Maßnahmen der Staatssicherheit gegen sie oder gegen ihre Familienangehörige konfrontiert waren. D.h. nicht, dass sie jetzt allein deswegen therapeutische Hilfe gesucht hätten, aber ihr Leben wurde davon entscheidend mitbeeinflusst und geprägt. Trotzdem möchte ich hier nicht über diese Patienten sprechen, nicht im öffentlichen Raum über ihre privaten und intimen Erlebnisse reflektieren. Dies würde in meinem Erleben ein erneutes Eindringen in ihre private Sphäre, eine erneute Verletzung von schützenden Grenzen darstellen. Dass ich dies so überdeutlich empfinde, ist meine Gegenübertragung, deren eine Facette von meinen eigenen Erfahrungen mit der Staatssicherheit geprägt ist.

Nach längerem Nachdenken habe ich daher beschlossen, mich erneut über persönliche Reflektionen des eigenen Erlebens dem traumatischen Material zu nähern, auch in der Hoffnung, die Art und Weise der Veröffentlichung solchen Materials selbst bestimmen und kontrollieren zu können.

Ich zitiere aus meiner Staatssicherheitsakte:

> »Hauptabteilung XX, Berlin den 12.11.1982:
>
> Information zu operativ-interessanten Verhaltensweisen des CSSR-Bürgers F. (OPK ›Ausländer‹) zum Tod Leonid I. Breshnews.
>
> Inoffiziell wurde erarbeitet, dass das Ableben des Genossen Breshnews von F. ohne jegliche menschliche Anteilnahme hingenommen werde. Nach persönlichen Äußerungen des F. komme der Tod nicht plötzlich, da er für ihn in der letzten Zeit ›ein alter kranker Mann‹ war. Dadurch erwartet F. auch keine großen Veränderungen in der Führung des KPdSU und Sowjetstaat, da die politischen Entscheidungen krankheitshalber sowieso nicht mehr von Genossen Breshnew wahrgenommen werden.
>
> Die zu dem Ableben von Genossen Breshnew geführten Unterhaltungen in der Familie F. Simon verliefen in eindeutiger Ablehnung der Erfolge des Genossen Breshnew in der Erhaltung des Weltfriedens. So äußerte sich die 10jährige Tochter des F., dass ›es nun nach dem Tod des Breshnew blöd werde, weil man nicht weiß, welcher Ochse danach kommt‹.
>
> In einem persönlichen Gespräch zwischen der Ehefrau des F., der Annette Simon, mit ihrer Mutter in den Nachmittagsstunden des 11.11.82, wurde sich in keiner Weise zum Ableben des Genossen Breshnew geäußert, obwohl beide zu diesem Zeitpunkt Kenntnis davon hatten.«

»Was haben wir gelacht« – wie oft habe ich das gehört, nachdem Menschen ihre Akte gelesen hatten. Speziell über diese Seite unserer Akte haben wir im Familienkreis gekreischt vor Lachen. Worüber eigentlich? In erster Linie darüber, dass dieser Spuk nun vorbei ist, dass trotz des akribischen Sammelns von Informationen, die sie nichts angingen, das ganze System der Staatssicherheit zusammengebrochen ist. Ein narzisstischer Triumph. Wir lachten über die normative Anmaßung, dass wir über den Tod von Breschnew zu trauern hätten. Wir lachten über die deutliche Art meiner Tochter, über das Auseinanderklaffen der Familienwelt mit der Welt der Staatssicherheit und über den unwahrscheinlich hohen Aufwand, den sie getrieben hatten, nur um zu erfahren, was sie sowieso wissen konnten. Man kann im Nachhinein schadenfroh darüber sein, dass die allumfassende Gesinnungskontrolle der Staatssicherheit nur bewiesen hat, dass wir anders fühlten und dachten, als sie meinten, dass wir es tun müssten. Gerade dies rechtfertigte damals aber die weitere

Aufrechterhaltung der verfolgenden Maßnahmen gegen uns. Was also ist daran eigentlich wirklich lustig?

In seiner Arbeit »Der Witz und seine Beziehung zum Unbewußten« führt Freud den Wirkungsmechanismus eines Witzes auf den Lusterwerb zurück. »Die Lust, die er erzeugt, können wir alle Male von Ersparung von psychischem Aufwand ableiten« (1905, S. 130). Welchen psychischen Aufwand ersparen wir uns durch das Lachen über diesen Stasi-Text und vielleicht auch in solchen Filmen wie »Sonnenallee«, »NVA« oder bei den Ostalgie-Shows?

Wenn man genauer darüber nachdenkt, sollte einem das Lachen im Halse stecken bleiben. Woher wussten die hauptamtlichen Mitarbeiter der Staatssicherheit von den »persönlichen Äußerungen« F.s, vom Ausspruch meiner Tochter, von meinem »persönlichen« Gespräch (wie fein diese Leute dauernd das Wort »persönlich« einflechten) mit meiner Mutter? Unser Telefon wurde abgehört – das haben wir damals schon angenommen, allerdings nicht gewusst in welchem Ausmaß. Es ist relativ unwahrscheinlich, dass mein Mann sich am Telefon über den Tod von Breschnew ausgelassen hat. Also – wo dann? Auf seiner Arbeitsstelle, in unserem Haus? Oder – welcher IM hat dies berichtet? Frau M. von unten hatten wir schon in Verdacht. Wo hat meine Tochter diesen geradlinig-frechen Ausspruch getan: in der Schule auf dem Pausenhof? Und wer hat darüber berichtet? Der Inhalt des »persönlichen« Gesprächs zwischen mir und meiner Mutter kann eigentlich nur durch direktes Abhören gewonnen worden sein. Oder saß jemand dabei an diesem Nachmittag des 11.11.1982?

Die Staatssicherheit hatte 1982 schon erfüllt, was George Orwell 1949 in seinen hellsichtigen Visionen über das Jahr »1984« konstruiert hatte: »Es bestand natürlich keine Möglichkeit festzustellen, ob man in einem gegebenen Augenblick gerade überwacht wurde. Wie oft und nach welchem System die Gedankenpolizei sich in einen Privatapparat einschaltete, blieb der Mutmaßung überlassen« (1966, S. 6). Wenn das Lachen vorbei ist, kommt man ins Grübeln. Es entsteht eine paranoide Stimmung, aus der man sich manchmal nur schwer lösen kann, zumal unsere eigentliche Akte am 01.12.89 vernichtet wurde – das Protokoll dieser Vernichtung existiert. Was trotzdem übriggeblieben ist, sind die

Zusammenfassungen der Berichte, die sich in einer Zwischenablage befanden. Wir werden nie mehr erfahren, aus welchen Quellen genau die Informationen des oben zitierten Eintrages geschöpft wurden.

Längere Zeit nach dem Lesen dieser übrig gebliebenen Seiten unserer Akte im Jahr 1991 hatte ich die Fantasie, dass der Mann, der die Operative Personenkontrolle OPK »Ausländer« gegen uns eingeleitet, die IM geführt und den »Zersetzungsplan« erstellt hat, dass dieser Mann mir irgendwo in der S-Bahn gegenübersitzt. Generalmajor Kienberg – sein Name sei hier bewusst genannt – weiß, wie ich aussehe, genügend Fotos von mir sind in die Akte eingegangen; ich weiß nicht, wie er aussieht. Ich kenne inzwischen seinen und andere Namen der hauptamtlichen Mitarbeiter, nicht aber ihre Gesichter. Er und sie blieben von jeglichen Strafmaßnahmen unbehelligt. Meine Wut nach dem Lesen der Akte richtete sich gegen Personen, die mein Vertrauen hintergangen hatten, gegen die IM. Herr Kienberg hat von dieser Wut bisher zu wenig abbekommen. Sollte ich nicht einmal seine Adresse herausfinden und an seiner Tür klopfen?

Meine Reaktionen auf eine einzige Aktenseite lassen erkennen, wie brüchig der Boden wird, auf dem man steht, wenn man sich in dieses paranoide System hineinbegibt und wie merkwürdig das Gefühl wird, wenn man sich nicht erinnern kann, sich zur Zeit der DDR mit ausschweifenden paranoiden Gedanken beschäftigt zu haben. Damals wären sie voll und ganz berechtigt und realitätsadäquat gewesen. Nur durch die Verdrängung oder Verleugnung der verfolgenden Maßnahmen und der allgegenwärtigen Bespitzelung und damit der Angst konnte man sich einigermaßen psychisch gesund erhalten. Die Reflektion der Abwehr auf der rein individuellen Ebene greift aber m. E. zu kurz. Man sollte nicht vergessen, dass die DDR ein Land mit einer sehr realen Mauer um es herum war, an der wirklich geschossen und getötet wurde (765 Tote werden geschätzt) und in der es ca. 300.000 politische Häftlinge gab.

Mario Erdheim fragt in seinem Buch *Die gesellschaftliche Produktion von Unbewußtheit* (1984, S. 416): »Wie reagiert der Menschen auf Gewalt? Er kann seiner Angst nachgeben und sich der Gewalt durch Flucht entziehen« (wie es ca. 5,2 Mio. Menschen von 1949 bis zum 1. Halbjahr 1990 getan haben – dies entspricht etwa der Einwohnerzahl

Finnlands im Jahr 1985, Quelle: Wendt 1991) »oder sich ihr kämpfend dagegenstellen« (wie es eine kleine oppositionelle Minderheit tat); »er kann sich ihr beugen, das tun, was der Gewalthaber von ihm fordert, aber auf Rache sinnen […]; er kann sich jedoch auch nur den Anschein geben, als ob er den Befehlen Folge leisten würde, sie aber in Wirklichkeit sabotieren« (jede/jeder Teilnehmer an einer Gewerkschafts- oder Parteiversammlung wird sich gut daran erinnern, so er sich denn erinnern will) »und schließlich kann er sich unterwerfen und mit dem Angreifer identifizieren« (wie Generalmajor Kienberg es getan hat, der selbst zum Angreifer wurde).

Zum Verständnis der umfassenden Verdrängung der erlittenen Gewalt in der DDR tragen auch die von Paul Parin beschriebenen Anpassungsmechanismen bei. Diese dienen der unbewussten Einstellung auf die Gesellschaft, in der man lebt. »Anpassungsmechanismen nenne ich im Ich des Erwachsenen mehr oder weniger fest etablierte Mechanismen, die unbewusst, automatisch und immer wieder gleich ablaufen, gerade so wie es bei den Abwehrmechanismen beschrieben ist.« Sie »haben […] den Zweck, mit eingreifenden Einflüssen der sozialen Umwelt fertig zu werden« (Parin 1983, S. 78). Die ins gesellschaftliche Unbewusste des Einzelnen abgedrängten Inhalte sind dabei nicht nur Triebe, Fantasien u. Ä. sondern auch Wahrnehmungen der äußeren Realität. Im Zusammenhang mit dem wissenschaftlichen Denken bemerkt Freud, dass es das Bestreben dieses Denkens sei, die Übereinstimmung mit der Realität zu erreichen. »D. h. mit dem was außerhalb von uns, unabhängig von uns besteht und […] für die Erfüllung oder Vereitelung unserer Wünsche maßgebend ist. Diese Übereinstimmung mit der realen Außenwelt heißen wir Wahrheit« (1933, S. 597).

Bestimmte Wahrnehmungen der äußeren Realität der DDR, bestimmte Wahrheiten wie die allgegenwärtige staatliche Kontrolle und Gewalt sowie die Angst davor und die Aggression dagegen wurden m. E. mit diesen Anpassungsmechanismen bewältigt. Wenn wir heute über die Texte und die Sprache des Staatssicherheit in den Akten lachen und über den komischen Jugendlichen im Film »Sonnenallee«, der nicht von der Kugel des Grenzsoldaten getötet wird, weil er seine Lieblingsplatte am Leib trägt, dann lachen wir, um uns nach Freud den psychischen Aufwand zu ersparen, die die Gefühle von Angst, Ohnmacht, Scham und Aggression in uns auslösen könnten. Wir erleben dabei die Umdeutung von erlittener Gewalt, von zwangsläufiger Unterwerfung unter diese Gewalt und die damit einhergehenden Gefühle von Angst und Scham in eine Art von witzigem Stolz. Das Lachen ist nach dem Ritt über den Bodensee allemal legitim, aber es erspart uns auch die tiefere Auseinandersetzung mit den Anpassungsmechanismen, denen wir unterlagen. »Fällt der Zwang zur automatischen Anpassung weg, so erhält das Ich – nach Überwindung einer Phase der Erschütterung – neue Möglichkeiten, sich zu organisieren.« Und »dass die Anteile des Über-Ichs, die mit den Sozialbeziehungen zusammenhängen, einer Neubearbeitung offenstehen« (Parin 1983, S. 82). Aber: »Bevor das Ich sich auf seine ursprünglichen Bedürfnisse besinnen kann, muss es seine Angleichung erst rückgängig machen, die Autonomie zurückgewinnen, mehr Angst aushalten, den Aufwand, den jede Autonomie erfordert, verstärken« (Parin 1983, S. 118).

Dies sind, psychoanalytisch und idealtypisch formuliert, die wichtigsten Funktionen des »Bundesbeauftragten für die Unterlagen des Staatssicherheitsdienstes der ehemaligen DDR«, der im allgemeinen Sprachgebrauch mit den Personennamen belegten »Gauck«- jetzt »Birthler-Behörde«.

Diese Behörde entstand als ein Ergebnis der friedlichen Revolution, in der viele der o.g. Anpassungsmechanismen infrage gestellt oder sogar abgeworfen werden konnten. Es war ein allgemeines Anliegen der Mehrheit der DDR-Bevölkerung, das wichtigste Instrument der Repression, die Staatssicherheit, zu zerschlagen und der gesammelten Informationen habhaft zu werden, um so auch die Verfügungsgewalt über das eigene Leben zurückzugewinnen. Die ursprüngliche Forderung: »jedem seine Akte« wurde nicht erfüllt, aber durch die Einrichtung dieser Behörde wurde es in der Nach-DDR als damals einzigem Land im Ostblock möglich, sich Zugang zu diesem Material zu verschaffen. Dies ist eine kulturelle Leistung, die angestoßen von der DDR-Bevölkerung mit westdeutschen Behörden-Know-How auch eine gesamtdeutsche Errungenschaft ist, auf die wir gemeinsam stolz sein können. Die Behörde hat unter anderem die Funktion, als Aufbewahrungs- und Verwaltungsort für das Paranoide zu dienen, also der geschehenen Verfolgung einen Ort zu geben, an dem wir sie mit einer gewissen Distanz ansehen können. Sie hat damit auch eine triangulierende Funktion zwischen Verfolgern und Verfolgten. Im Idealfall kann das Studium der Akten zur Wahrnehmung von Abwehr- und Anpassungsmechanismen führen, die über das gesellschaftliche Unbewusste der DDR Aufschluss geben.

Was findet nun der oder die Einzelne in seiner Akte? Er kann die gegen sich gerichteten Zersetzungspläne und deren Befolgung oder Nichtbefolgung durch hauptamtliche und inoffizielle Mitarbeiter der Staatssicherheit lesen. Er erfährt von den gegen sich gerichteten Fantasien und Maßnahmen wie das Abhören des Telefons, die Durchsuchungen der Wohnung in Abwesenheit, das Öffnen der Post, den Versuch der Durchsetzung des Freundeskreises mit IM usw. Der Aktenleser ist Objekt eines Angriffs gewesen und es gab schwere Verletzungen und Übergriffe auf seine Privatsphäre und seine persönliche Integrität. So hat z.B. ein geschiedener Ehemann mit Hilfe der Stasi versucht, seiner Frau das Erziehungsrecht für das gemeinsame Kind entziehen zu lassen. Oder: Eine Geliebte wurde von der Stasi auf einen Mann angesetzt; oder: es wurden berufliche Hürden errichtet, die jemand an der Weiterentwicklung im Beruf schwer behinderten und die er bisher immer nur auf sein persönliches Versagen zurückgeführt hatte.

Wer dies nun zur Kenntnis nimmt, kann sich einerseits eventuell in seinen Ängsten bestätigt fühlen und eine große Entlastung spüren über die Berechtigung seiner Gefühle und auch darüber, dass dies nun vorbei ist, dass ein solch mächtiger Apparat kapitulieren musste. Das kann etwas euphorisch machen und Triumphgefühle auslösen, die auch in dem Lachen darüber mitschwingen.

Andererseits gehen die versuchten und auch gelungenen Verletzungen aller Art nicht nur an einem vorbei. Selbst wer keine schweren Eingriffe in sein Leben zu erdulden hatte, erfährt aus der Akte auch gesammelten Klatsch und Tratsch. Diese unter einem böswilligen Fokus und mit Entwertungen gespickten Informationen über sich würde man sonst nie in schriftlicher Form zu Gesicht bekommen. Die Fremdwahrnehmung nimmt eine quasi-objektive Gestalt an und man hat sich mit ihr auseinanderzusetzen – u.a. auch mit den Wahrnehmungen und Projektionen, die andere auf einen hatten. Hat Freund X im Jahr 1984 tatsächlich gesagt, wie ein IM berichtet, dass man immer noch von seinen Eltern abhängig sei? Hat Freundin Y wirklich bemerkt, dass man immer unter dem Pantoffel seiner Frau stehe und ein schrecklicher Geizhals sei? Das sind schon Sätze, die einen Aktenleser weiter verfolgen können, zumal in mancher üblen Nachrede auch ein Körnchen Wahrheit steckt, das man gerne von seiner Selbstwahrnehmung ausgeschlossen hätte.

Es erfordert Mut und persönliche Integrität, sich den verfolgenden und grenzüberschreitenden Texten zu stellen und sie können auch neue Abwehr erzeugen. Einige Menschen haben sich bewusst dazu entschlossen, ihre Akte nicht anzufordern und einzusehen.

Ob diese vergangenen und in den Akten nachzulesenden Verletzungen traumatisierend wirkten oder noch im Nachhinein eine traumatisierende Wirkung entfalten, hängt – wie wir alle wissen – von der Vorgeschichte der betreffenden Person, ihrer Persönlichkeit und ihrer gegenwärtigen Situation ab. Es gibt Menschen, die nach dem Lesen der Akten zusammenbrechen bzw. in psychische Ausnahmezustände geraten, hypomanisch-unruhig die Straßen durchwandern oder schwere Schlafstörungen und depressive Syndrome entwickeln. Was sie unter anderem umtreibt, ist der oft erlebte schwere, klandestine Vertrauensbruch und die Frage nach der Wirklichkeit und Wahrheit der eigenen Wahrnehmung. Was ist Wahrheit und Wirklichkeit? Das, was man erlebt und reflektiert hat oder das, was man jetzt aus den Akten erfährt? Es entstehen Gefühle von Realitätsdiffusion, überbordendes Misstrauen gegen andere und sich selbst. Sich aus dieser paranoiden Welt wieder zu befreien, braucht manchmal auch die Hilfe durch einen Psychotherapeuten.

Und ich finde es wichtig, wenn dieser Psychotherapeut nicht nur einen Blick für die persönliche Geschichte des Patienten hat, sondern auch ein Gespür für die Geschichte der DDR und die Anpassungsmechanismen, die in ihr wirkten. Es war ein sehr bedeutsamer Moment in meiner Lehranalyse, als der Analytiker mein Lamento über mein immerwährendes Misstrauen in Beziehungen damit unterbrach, dass ich doch wohl alle Gründe der Welt gehabt hätte, misstrauisch zu sein. Die Anerkennung real traumatisierender gesellschaftlicher Umstände ist ungemein wichtig, um sich freier der inneren Welt mit ihren Widerspiegelungen und Verzerrungen widmen zu können.

Mein Nachdenken über die Funktion der Gauck-Behörde wurde ursprünglich von einem Vortrag von Vera Kattermann an unserem Ausbildungsinstitut angeregt, die über ihr Forschungsprojekt über die »Kommission zur Wahrheit und Versöhnung« in Südafrika gesprochen hatte. Sie wies unter anderem darauf hin, dass diese Kommission eine ganz wichtige Funktion für den Entwurf einer neuen Gesellschaft in Südafrika hatte und hat. Unter anderem durch die Arbeit dieser Kommission sollten Schwarze und Weiße so weit versöhnt werden, dass sie friedlich miteinander in einem Staat leben können, dass eine neue nationale Einheit hergestellt werden könne. Dabei liefen die öffentlichen Sitzungen als ritualisiertes Drama ab, das einen breiten Raum in den Medien hatte. Die Schilderungen der Opfer der Apartheid wurden eingebettet in kollektive Wahrnehmung und Zuwendung und in die Religion. Die Täter hatten, so sie amnestiert werden wollten, vor den eigens für sie eingerichteten Gremien sich zu ihren Taten zu bekennen; sie hatten ihr Gesicht zu zeigen. Diese beiden Elemente der Auseinandersetzung mit der Vergangenheit sollten eine quasi nationaltherapeutische Wirkung entfalten (Kattermann 1998).

Hat die Stasiunterlagen-Behörde eine national-therapeutische Wirkung in Deutschland? Im Unterschied zur Zeit nach dem Zweiten Weltkrieg gab es auf beiden deutschen Seiten den Willen und die Kraft, sich der DDR-Vergangenheit stellen zu wollen. Ich denke, dass ohne die beidseitige nationalsozialistische Vergangenheit und den schwierigen und unterschiedlichen Erfahrungen mit ihrer Bewältigung, die Behörde nicht geschaffen worden wäre. Wir Deutschen versuchen, auch mit dieser Behörde aus der Geschichte zu lernen; das hat einen nationaltherapeutischen Aspekt. Im Unterschied zu Südafrika sitzt hier aber jeder Betroffene allein vor seiner Akte und ist nicht eingebettet in kollektive Wahrnehmung und Würdigung. Weder sind die hauptamtlichen Mitarbeiter strafrechtlich zur Verantwortung gezogen worden noch gibt es angemessene Entschädigungen für die erlittene Verfolgung. Und es kommt etwas hinzu, was der nationalen Einheit Deutschlands eher entgegenwirkt: Mit und durch die Behörde werden die Anpassungsmechanismen der DDR der Bearbeitung zugänglich, aber die Anpassungsmechanismen der anderen Seite, also der ehemals westdeutschen, nicht ins Blickfeld gerückt. So steht die ostdeutsche Seite nackt da, während die andere Seite bekleidet bleibt. Man kann ohne Zweifel sagen, dass das Ausmaß dieser anderen westdeutschen Anpassung um ein Vieles geringer war und ist, weil die offene Machtausübung um ein Vieles geringer war und ist. Aber was wissen wir wirklich?

In der Schweiz, einem Land, das als relativ diktaturunverdächtig gelten darf, gab es 1989 die Fichen-Affäre:

> »Während des Kalten Krieges ließen Bundespolizei und Bundesanwaltschaft nicht nur Handlungen mutmaßlicher Staatsschutzkriminalität, sondern bis 1989 auch rund 900.000 Personen und Organisationen aus dem linken Umfeld präventiv beobachten, obwohl für diese Maßnahmen keine rechtlichen Grundlagen bestanden. Es war vorgesehen, dass etwa 10.000 als politisch gefährlich eingestufte Bürgerinnen und Bürger im Krisen- oder Kriegsfall hätten interniert werden sollen […] Aufgedeckt wurde der Skandal durch Feststellungen einer parlamentarischen Untersuchungskommission […] Die Parlamentarier dürfen als Erste Einsicht in ihre Fichen nehmen. Dabei stößt die SP-Nationalrätin Danuser auf den tiefsinnigen Eintrag, dass sie abends gerne ein Bier trinkt und ein anderer Parlamentarier stellt fest, dass er schon mit sechzehn Jahren fichiert wurde« (Quelle: Internetseite gegen Rechts).

Der Unterschied zur DDR besteht neben vielem anderen in der funktionierenden Selbstkontrolle des parlamentarischen Systems, aber Anpassungsmechanismen waren hier auch am Wirken.

Natürlich waltet das Unbewusste auch in der deutschen Gegenwart weiter, zumal in einer Behörde wie der für die Unterlagen der Staatssicherheit. Der Umgang mit vergiftetem Material kann selbst vergiftend sein, unbewusste Aggressionen, Allmachtsfantasien und Alleinvertretungsansprüche usw. können wirken. Das für uns aber wirklich Gefährliche sehe ich in dem Umstand, die Beschäftigung mit der DDR-Vergangenheit nur an diese Behörde zu delegieren und zu meinen, damit wäre die Arbeit erledigt. Das schüfe einen Mythos »Gauck/Birthler-Behörde« und über die Funktion von Mythen meint Devereux: »sie bieten eine Art unpersönlichen Kühlschrank, in den die durch innere Konflikte hervorgerufenen Fantasien eingelagert werden können […] Die Tatsache, dass solche Fantasien in jenen kulturellen Kühlschrank verwiesen werden, ermöglicht es, sie aus [...] dem privaten Bereich abzuziehen« (1956, S. 34). Dies kann durchaus entlastend sein, aber auch die Gefahr erneuter Verdrängung und Verleugnung in sich bergen. Um die Stasiunterlagen-Behörde nicht zu einem Kühlschrank der DDR-Vergangenheit werden zu lassen, können wir versuchen, uns so genau und so ehrlich wie möglich an unser Leben in der DDR zu erinnern und uns darüber austauschen. Wir können versuchen, uns mit den Teil-Wahrheiten der Akten unseren eigenen Weg zur Wahrheit zu suchen.

Literatur

Devereux, Georges (1956): Normal und Anormal. Aufsätze zur allgemeinen Ethnopsychiatrie. Frankfurt a.M. (Suhrkamp, 1974), S. 19–130.

Erdheim, Mario (1992): Die gesellschaftliche Produktion von Unbewußtheit. Frankfurt a.M. (Suhrkamp).

Freud, Sigmund (1905): Der Witz und seine Beziehung zum Unbewußten. Fischer, Studienausgabe Bd. IV, Frankfurt a.M. (Suhrkamp, 1982).

Freud, Sigmund (1933): Neue Folgen der Vorlesungen zur Einführung in die Psychoanalyse. Fischer, Studienausgabe Bd. I, Frankfurt a.M. (Suhrkamp, 1982).

Kattermann, Vera (1998): Erinnern, Wiederholen, Durcharbeiten? Die südafrikanische Wahrheitskommission als Versuch einer kollektiven Vergangenheitsbewältigung. Zeitschr. für Politische Psychologie 4: 439–446.

Orwell, George (1949): 1984. Frankfurt a.M., Berlin (Ullstein, 1966).

Parin, Paul (1983): Der Widerspruch im Subjekt. Frankfurt a.M. (Syndikat).

Wendt, Hartmut (1991): Die deutsch-deutschen Wanderungen – Bilanz einer 40jährigen Geschichte von Flucht und Ausreise. Deutschlandarchiv 24/4: 386–395.

Traumatisierung durch politische Haft in der DDR

Karl-Heinz Bomberg

Eingesperrt zu werden, ist eine drastische Maßnahme. So ist schon der Stubenarrest ein althergebrachtes Erziehungsmittel zur Bestrafung. Wenn jemand bereit ist, wegen seiner Meinung persönliche Nachteile in Kauf zu nehmen, kann das Entwicklung und Reifung für denjenigen und andere bewirken. Aus politischen Gründen sogar ins Gefängnis zu gehen, geht das nicht zu weit? Ich stelle diese Fragen im Vorfeld, weil ich meine, dass eine Traumatisierung nicht isoliert zu betrachten ist, sondern immer auch eine Vor- und Nachgeschichte hat.

Was heißt nun politische Haft in der DDR? Kurz gesagt bedeutet dies, aus politischen Gründen inhaftiert worden zu sein. Welche Gründe das waren, möchte ich später erwähnen.

Führte politische Haft in der DDR zu Traumatisierungen? Diese Frage hat psychologisches, medizinisches, politisches und sozialrechtliches Gewicht.

Auf die letzten beiden Punkte möchte ich zuerst kurz eingehen. Opfer von SED-Unrecht haben einen Anspruch auf Rehabilitierung und Wiedergutmachung. Die Grundlagen dafür bilden das 1. SED-Unrechtsbereinigungsgesetz vom 29.10.1992, das die strafrechtliche Rehabilitierung und Entschädigung von Opfern rechtsstaatswidriger Strafverfolgungsmaßnahmen regelt (wer z. B. zu Unrecht Freiheitsentziehung erlitten hat, erhält einen Betrag von 600 DM pro Haftmonat als Entschädigung) und das 2. SED-Unrechtsbereinigungsgesetz vom 23.06.1994, das die Gesetze zur verwaltungsrechtlichen und beruflichen Rehabilitierung regelt. Insgesamt ist festzustellen, dass die Rehabilitierung, Wiedergutmachung und Entschädigung der Opfer in Theorie und Praxis noch unzureichend ist. Hier sind verstärkte Bemühungen in den o.g. Bereichen nötig, um den Opfern mehr Gerechtigkeit und Anerkennung zukommen zu lassen. Finanzielle Anerkennung stellt eine konkrete und deshalb glaubhafte Zeugenschaft für erlittenes Unrecht dar. Dori Laub (2001, S. 638) plädiert für eine Erinnerungskultur, die die Räume zum Unbewussten öffnet, losgelöst von Polemik und ideologischen Interessen, und die die Opfer nicht zu Geiseln ihrer kritischen Rückschau macht.

Mittlerweile gibt es eine ganze Reihe von Untersuchungen und Studien, die belegen, dass politische Haft und Repression zu ausgeprägten gesundheitlichen Schäden psychischer und körperlicher Art führen kann. Ein Expertengutachten von Freyberger, Frommer, Maercker und Steil aus dem Jahre 2003 mit dem Titel »Gesundheitliche Folgen politischer Haft in der DDR«, herausgegeben von der Konferenz der Landesbeauftragten für die Unterlagen des Staatssicherheitsdienstes der ehemaligen DDR, kommt zu dem Schluss, dass wenigstens 300.000 Personen Haftfolgeschäden im Sinne einer Beeinträchtigung oder Störung davongetragen haben. Hier ist noch einmal zu unterscheiden zwischen psychischer Traumatisierung durch politische Haft, Verhöre und manifeste Repressalien ohne Haft und alltägliche Repressalien. »Es ist damit zu rechnen, dass wenigstens 100.000 Personen eine manifeste psychische Störung im Sinne einer posttraumatischen Belastungsstörung oder einer anderen psychischen Störung entwickelt haben und die Anzahl traumabedingter chronifizierter psychischer Erkrankungen auf wenigstens 50.000 zu schätzen ist« (Freyberger et al. 2003, S. 26).

Was ist eigentlich ein psychisches Trauma? Ein psychisches Trauma entsteht durch ein belastendes Erlebnis als unsichtbare Wunde im Selbst. Ein solches Erlebnis bezeichnet einen katastrophalen Stressor, der außerhalb der normalen menschlichen Erfahrung liegt (z.B. Krieg, Folter, Haft, Unfälle, körperlicher und sexueller Missbrauch, Naturkatastrophen). Jeder verarbeitet ein traumatisches Ereignis anders. Es gibt Risikofaktoren, z.B. körperliche und psychische Erkrankungen, aber auch frühere Traumatisierungen, die die Verarbeitung erschweren können. Etwa zwei Drittel der Menschen verarbeiten auftretende traumatische

Erlebnisse ohne gesundheitliche Folgen. Insofern ist der Mensch ist ein Trauma-Überwinder (Petzold 2001).

Bei einem Drittel der Betroffenen bilden sich traumabedingte Störungen heraus. Zu ihnen zählen neben der posttraumatischen Belastungsstörung Depressionen, Angststörungen, psychosomatische Erkrankungen und Sucht. Erst 1980 wurde – insbesondere nach Forschungen zu den Folgen der Kriege in Korea und Vietnam – die posttraumatische Belastungsstörung in das US-amerikanische Diagnosemanual DSM-III aufgenommen. Die posttraumatische Belastungsstörung ist eine verzögerte oder protrahierte Reaktion auf ein belastendes Ereignis oder eine Situation kürzerer oder längerer Dauer mit außergewöhnlicher Bedrohung, vor der es kein Entrinnen gibt. Wichtigste Merkmale sind:

- anhaltende, oft eindringliche Nachhallerinnerungen;
- Vermeidung von Umständen, die dem belastenden Ereignis ähneln könnten;
- teilweise oder vollständige Unfähigkeit, wichtige Aspekte der Belastung zu erinnern;
- Die Symptome entfalten sich innerhalb von sechs Monaten nach dem belastenden Ereignis oder am Ende anderer Belastungsperioden. Traumabedingte Störungen, einschließlich posttraumatischer Belastungsstörungen, können auch mit jahre- bis z. T. jahrzehntelanger Latenz auftreten.

Etwa ein Drittel der Betroffenen bildet Traumafolgeschäden aus, 8% posttraumatische Belastungsstörungen. Das entspricht etwa einem Viertel der Traumafolgeschäden. Es besteht im Vergleich zu gesunden Menschen (Kontrollprobanden) ein deutlich erhöhtes Risiko, später körperliche Symptome und Erkrankungen auszubilden.

Zwischen 1945 und 1989 waren über 300.000 Menschen aus politischen Gründen in der sowjetischen Besatzungszone (SBZ) und in der späteren DDR inhaftiert. Es werden drei Phasen politischer Verfolgung unterschieden:

Die **erste Phase erstreckte sich von 1945–1949**. Schlaf- und Essensentzug, tage- und nächtelange Dauerverhöre, Einzelhaft, Steh- und

Wasserkarzer sowie physische Misshandlung waren in der historisch gesehenen ersten Phase politischer Repression die Regel. Etwa ein Drittel der Häftlinge verstarb in der Haft (Dennis/Baum 1999).

Auch die Zeit von 1949–1953 war noch durch extreme Haftbedingungen gekennzeichnet.

Die **zweite Phase von 1949–72** umreißt den Zeitraum bis zur Unterzeichnung der internationalen Menschenrechtskonventionen. Diese Zeit war charakterisiert durch allgemeine Besserung der Haftbedingungen. Inhaftierungsgründe waren u. a. Republikflucht, staatsfeindliche Hetze, öffentliche Herabwürdigung, ungesetzliche Verbindungsaufnahme. Der politische Widerstand hatte inoffiziellen Charakter und war gekennzeichnet durch unterschiedliche Inhalte und Vorgehensweisen. Politische Opposition war nicht gleichbedeutend mit Inhaftierung. Die Staatssicherheit ging unberechenbar vor und wollte Exempel statuieren. Das galt für Republikflüchtige ebenso wie für kritische Schriftsteller und Liedermacher.

In der **dritten Phase von 1972–89** wurde verstärkt auf psychologischen Druck gesetzt. Das geschah durch Kommunikationsentzug, Einschüchterung, Bedrohung von Familienangehörigen, Nachtverhöre, Schlafentzug, Isolationshaft, Dunkelhaft.

In den Gefängnissen der Staatssicherheit herrschten verschärfte Haftbedingungen. Freyberger et al. kommen zu empirischen Ergebnissen aus den vorliegenden Studien. Die Dauer und die Schwere der Haftbedingungen korrelieren signifikant mit dem Auftreten von Symptomen und Erkrankungen. Auch kürzere Inhaftierungen (sechs Wochen) können bereits Irritationen für die Gesundheit bedeuten (Priebe et al. 1993, in Freyberger et al. 2003, S. 17).

Maercker und Schützwohl (1997, in Freyberger et al. 2003, S. 17) registrierten bei 146 Inhaftierten deutlich häufiger Angststörungen gegenüber einer Kontrollgruppe. Personen, die über mehr erschwerende Bedingungen während der Haft berichten, haben mit einer höheren Wahrscheinlichkeit an einer PTBS zu leiden.

Schützwohl und Maercker (2000, in Freyberger et al. 2003, S. 18) kamen zu dem Ergebnis, dass bei Inhaftierten das Ärgererleben und das Ärgerausdrucksverhalten verstärkt auftritt. Das Ärgererleben dient der Aufrechterhaltung der PTBS-Symptomatik.

Müller (2001, in Freyberger et al. 2003, S. 18) stellte heraus, dass sich bei Betroffenen ein erhöhter Mitteilungsdrang und eine erhöhte emotionale Mitreaktion finden lassen.

Zum Schutze der Betroffenen könnte es für den Landesbeauftragten der Unterlagen des Staatssicherheitsdienstes wichtig sein zu wissen, welche Lebensläufe die Gutachter haben. Es ist zu diskutieren, in welchem Umfang es zu Verzerrungen der gutachterlichen Beurteilung kommt, wenn entsprechende biografische Belastungen der Gutachter im Sinne einer früheren Staatstreue und SED-Mitgliedschaft vorliegen. Im Rahmen einer exemplarischen Kasuistik wird darauf hingewiesen, dass psychiatrische Behandler von einer Haft nichts wissen und Medikamente verordnen wollen.

Es ist zu schlussfolgern, dass eine offene gesellschaftliche Atmosphäre zu einer Reintegration der Traumatisierten beitragen kann. Hierzu gehören z.B. spezifische Kompetenz und Empathie bei den Gutachtern sowie die Überwindung von Defiziten der bestehenden Rehabilitierungsgesetze. Zusammenfassend kann gesagt werden, dass bei den 300.000 politischen Häftlingen in der DDR von 1945–89 bei etwa einem Drittel, also 100.000, von einer Haftfolgeschädigung auszugehen ist. Die Haftbedingungen haben sich im Laufe der Zeit von physischer Gewalt (mit Todesfolge) zu psychischer Folter (mit Desorientierung, Fehlinformation und Isolation) gewandelt. Die Haftfolgen bilden »unsichtbare Wunden im Selbst«. Dauer und Schwere der Haft hängen proportional mit den psychischen Erkrankungen zusammen. Unverhältnismäßiges Ärgererleben mit aggressiven Durchbrüchen und erhöhter Mitteilungsdrang sind charakteristisch für die Opfer, die auf diese Weise die Tat (oft auch an sich selbst als Identifikation mit dem Aggressor) wiederholen.

Behnke und Trobisch (1997, S. 184/185) dazu:

> »Schon 1933 hat diesen wichtigen Zusammenhang (Identifizierung mit dem Aggressor) Ferenczi beschrieben, nicht wissend, welche Bedeutung er in den KZs der Naziherrschaft für die dort Gefolterten haben wird. Später

arbeiteten darüber auch Fairbairn und in jüngster Zeit Ehlert und Lorke. Dabei wird deutlich, dass eine solche narzisstische Identifizierung keine Trennung und Unterscheidung mehr zulässt zwischen dem Opfer und dem Täter. Was bleibt, ist die Faszination an der Gewalttat selbst, so dass keinerlei Selbstbehauptung mehr besteht. Anders gesagt: Wir lösen uns in dem Andern auf, geben uns selbst hinein, bis wir nicht mehr bestehen, so dass das Opfer zum Täter an sich selbst wird. So können wir bei Zersetzungsopfern immer wieder beobachten, wie sie die Tat an ihnen selbst, die schon geraume Zeit zurückliegt, immer wieder neu für sich herstellen. Der Grund dafür ist die Leugnung, ja die Abspaltung des erlebten Leidens. Es gibt eine unabänderliche Tendenz der Schwersttraumatisierten, eine gegenwärtige Gefahrensituation so zu verstehen und zu deuten, als ob sich die ursprüngliche Schockerfahrung neuerlich wiederhole.«

Der Schriftsteller Jean Améry (1977) verarbeitete seine zweijährige KZ-Haft von 1943–45 in mehreren Essays mit dem Titel »Jenseits von Schuld und Sühne. Bewältigungsversuche eines Überwältigten«. Die Essays kamen mir vor wie ein Überlebenskampf, um verloren gegangenes Vertrauen zurückzugewinnen. Der 1912 in Wien geborene Autor nahm sich schließlich 1978 das Leben. Für seine Arbeiten hatte er zuvor mehrere Preise erhalten.

Hazan (2004, S. 261) zieht Parallelen zwischen den Ausführungen Amérys zur Folter und zum Terror. In beiden Fällen wird das Grundgefühl der Sicherheit für immer durchbrochen.

Im zweiten Teil möchte ich nun ein Fallbeispiel vorstellen. Vorausschicken möchte ich, dass ich in 12,5 Jahren psychotherapeutischer Arztpraxis bisher zwei Patienten in Behandlung hatte, die aus politischen Gründen in der DDR inhaftiert waren. Warum kommen eigentlich so wenig Patienten mit Folgeschäden nach politischer Haft in psychotherapeutische Behandlung? Da kann ich nur Vermutungen anstellen. Vielleicht findet die Tagung darauf Antworten. Eine Patientin hatte in den 80er-Jahren wegen Republikflucht mehrere Monate im Gefängnis gesessen. Sie befand sich von 1997 bis 2002 in analytischer Psychotherapie bei mir. Sie kam nicht, wie übrigens auch der Patient, den ich vorstellen möchte, wegen der Traumatisierung zu mir. Herr G., so möchte ich nun den Patienten nennen, kam auf Empfehlung eines behandelnden Internisten im Jahre 2001 in meine Sprechstunde, mit Depressionen, Ängsten und psychosomatischen Beschwerden, nachdem seine langjährige Partnerin ihn verlassen hatte und außerdem berufliche Schwierigkeiten hinzugekommen waren. In der Anamneseerhebung berichtete er von einer dreijährigen Haftstrafe wegen Republikflucht Ende der 70er-, Anfang der 80er-Jahre. Das Haftthema blieb in der Therapie (tiefenpsychologisch fundierte Einzeltherapie als LZT) lange Zeit im Hintergrund. Die Arbeit im Hier und Jetzt war aufgrund massiver Existenzängste, Depressionen und Schuldgefühle notwendig. Hier waren existenzielle Schritte zu begleiten, damit er bald wieder arbeiten konnte. Als Selbstversorger wollte er keinem auf der Kasse liegen. So orientierte ich mich an seinen Ressourcen und arbeitete begleitend, stabilisierend und nicht aufdeckend.

Hofmann und Reddemann (2004) beschreiben in der Therapie traumatischer Störungen die Notwendigkeit einer langen Stabilisierungsphase und den Vorrang bindungsorientierten Vorgehens. Die Schuldgefühle von Herrn G. versuchte ich zu containen. Herr G. fühlte sich schuldig, erklärbar über den Prozess der Regression zur infantilen Omnipotenz (Bohleber 2000). Auffällig war in den Therapiesitzungen sein ängstlicher Blick zur Tür, wenn ich aus dem Blickkontakt ging und scheinbar in diese Richtung sah. Dies ließ mich im Nachhinein an eine Form der malignen Internalisierung (ebd.) denken. Herr G. war und ist ein Überlebenskünstler. Diese Eigenschaft stützte ich, und er fühlte sich empathisch gespiegelt. Es dauerte über ein Jahr, bis wir auf die Haftzeit zu sprechen kamen. Hier berichtete er vom völligen Zurückgeworfensein auf sich und dem Fehlen empathischer Beziehungen (Bohleber 2000). In dieser kompakten, feindseligen Umgebung war die Knastarbeit eine existenzielle Ablenkung für ihn. Allerdings war die Norm so hoch, dass er in eine Überforderung geriet. Was nun? Er erzählte mir, wie er eines nachts von einer technischen Verbesserung im Ablauf der Arbeit träumte. Bei dieser Gelegenheit erinnerte er sich auch, wie lange er im Gefängnis noch von draußen träumte, und wie lange er dann später draußen noch von drinnen träumte. Mittlerweile hatte er auch einen Antrag auf Haftentschädigung gestellt. Beim Besuch seiner früheren Haftanstalt beantragte er ebenfalls Einsicht in eine mögliche Stasiakte.

Nach zwei Jahren Therapie hatte er einen sehr aggressiven Traum, in dem keiner der Beteiligten überlebte. Wir brachten diesen Traum mit seiner großen Wut gegenüber dem DDR-Staat in Verbindung, die bisher zu wenige Ventile gefunden hatte. Die Arbeit begann mittlerweile immer besser zu laufen, und Herr G. übte sich weiter in Selbstfürsorge, die ihm allerdings immer wieder Überwindung abfordere. So reichte er beim Versorgungsamt ein Schreiben zur Überprüfung von Haftfolgeschäden ein. Inzwischen konnten wir uns auch mehr seinem Elternhaus zuwenden. Er wuchs in behüteten Verhältnissen auf, zusammen mit einer zwei Jahre jüngeren Schwester. Seine Mutter sei herzensgut, jedoch vom Vater abhängig. Der sei ein Choleriker, war früher durch seinen Beruf selten da, und wenn er da war, konnte er sehr vereinnahmend sein. In der Therapie wurden Herrn G.s regressive Vaterwünsche deutlich, indem er sich auf ein männliches Gegenüber einließ, das ihn mit seinen Freiheitsimpulsen gewähren lässt und ihn dorthin begleitet, wohin er es möchte. Herr G. lebt seit zwei Jahren in seiner zweiten Partnerschaft. Aus der ersten Beziehung hat er einen Sohn, der ihm in seinem Freiheitsdrang ziemlich ähnlich sei. Mittlerweile sind wir in der 92. Stunde. Im letzten Jahr lief die Behandlung niederfrequent. Er sagt, dass er das alles ohne mich nicht geschafft hätte. Unsere regelmäßige Begegnung war ihm Anregung und Verpflichtung, etwas für sich zu tun. Zitat: »Wie würde ich vor Ihnen dastehen, wenn ich nichts unternommen hätte?« Er hat sich sehr stabilisiert, aber wozu braucht er mich noch? Anerkennung, Spiegelung, Bestätigung?

Der Abschluss der Behandlung steht an. Mögliche Gefahr ist z.B. eine Pseudotrennung mit Abspaltung von Trauer und Trennungsschmerz/Trennungswut und Wiederbelebung depressiver Zustände.

Literatur

Améry, Jean (1977): Jenseits von Schuld und Sühne. Stuttgart (Klett Cotta).

Behnke, Klaus; Stefan Trobisch (1997): Panik und Bestürzung auslösen. In: Die Vergangenheit lässt uns nicht los. Erweiterte Berichte der gleichnamigen Fachtagung am 25.04.1997 in Hamburg.

Bohleber, Werner (2000): Die Entwicklung der Traumatheorie in der Psychoanalyse. Psyche – Z Psychoanal 9/10, Stuttgart (Klett Cotta), S. 797–839.

Bomberg, Karl-Heinz (2004): Hilfe für vergessene Häftlinge. In: Publik-Forum Oberursel Heft 17: 24.

Freyberger, Harald J.; Frommer, Jörg; Maercker, Andreas; Steil, Regina (2003): Gesundheitliche Folgen politischer Haft in der DDR. Expertengutachten. Hg: Konferenz der Landesbeauftragten für die Unterlagen des Staatssicherheitsdienstes der ehemaligen DDR.

Hazan, Yoram (2004): Anpassung an Terror – ein Widerspruch in sich. In: Forum der Psychoanalyse 20 (3).

Hofmann, Arne (2004): Eye Movement Desensitization and Reprocessing (EMDR). In: Sachse (Hg.): Traumazentrierte Psychotherapie, Stuttgart (Schattauer).

Laub, Dori (2001): Wie Peter Novick und Norman Finkelstein versuchen, den Holocaust zu entführen. In: Psyche – Z Psychoanal 55. Jahrgang, Heft 6: 629–639.

Petzold, Hilarion (2001): Trauma und Überwindung – Menschenrechte, integrative Traumatherapie und die philosophische Therapeutik der Hominität. In: Integrative Therapie 27. Jahrgang, Heft 4.

Reddemann, Luise (2004): Trauer und Neuorientierung »Es ist was es ist«. In: Sachse (Hg.): Traumazentrierte Psychotherapie, Stuttgart (Schattauer), S. 8–76.

Traumatisierung durch politische Haft in der DDR und ihre transgenerative Weitergabe

Lutz Wohlrab

Politisches Trauma und Krankheit

Was ein Trauma sei, ist unter Psychoanalytikern umstritten. Die einen erweitern den Begriff, sodass beinahe jedes biografische Ereignis zum Trauma erklärt werden kann. Die andern wollen ihn »wieder neu auf seinen ursprünglichen Gehalt [...] gründen« (Lellau 2005, S. 155). Wenn die Geburt ein Trauma ist (Rank 1924), dann sind wir alle traumatisiert. Wenn alle DDR-Bürger Opfer ihres Regimes waren, wird der Trauma-Begriff entbehrlich. Die DDR hatte Ähnlichkeiten mit einem Gefängnis. Das Gefängnis darin war aber noch viel schlimmer.

Uns interessiert nicht nur das Verhältnis von Trauma und Neurose. Auf unserer Tagung kann es nicht nur um die traumatische Neurose oder die Posttraumatische Belastungsstörung und deren individuelle Bewältigungs- oder Behandlungsstrategien gehen. Mir ist es ein Anliegen, dass die Traumatisierung durch politische Haft in der DDR als solche anerkannt wird. Ein Trauma kann auch dann vorliegen, wenn ein ehemaliger politischer Häftling nicht krank ist oder sich nicht krank fühlt. Er kann krank sein, ohne es zu wissen, denn die Schwere des Traumas korreliert nachweislich mit der Dauer der Haft (Freyberger et al. 2003). Stolz, Misstrauen gegen die Ämter oder mangelnde Krankheitseinsicht, bekanntlich ein Kennzeichen psychischen Krankseins, können den Gang zum Versorgungsamt verhindern. Wer dort einen Antrag stellt, macht gesundheitliche Folgeschäden geltend. Dazu muss der Betroffene einen Zusammenhang zwischen der Erkrankung und der Haft nachweisen bzw. eine psychische oder Persönlichkeitsstörung vor der Inhaftierung ausschließen. Im Gutachterverfahren muss er schließlich noch den Verdacht auf eine Begehrensneurose ausräumen, was als abschreckend und kränkend erlebt werden kann. Ferner muss hier auf das Dilemma der anerkannten Betroffenen hingewiesen werden. Es besteht darin, dass sie nicht gesund werden dürfen, da sonst ihr Versorgungsanspruch verloren ginge (Trobisch-Lütge 2004, S. 41).

Seelische Verletzungen heilen im Gegensatz zu körperlichen individuell sehr unterschiedlich aus – oder auch nicht.

> »Der Hals mit dem Kopf
> die Gliedmaßen heil
> der Bruch sitzt tiefer«

Mit diesen Worten beschrieb mein Freund und Kollege Martin Bernhardt, der sich mit 39 Jahren das Leben nahm, seine fünfmonatige Hafterfahrung (Bernhardt 1985, S. 87).

Die körperliche Folter, die Tortour, wie Jean Améry (1977) sie erschütternd beschrieben hat, ist traumatisierend. Sie wurde noch in der DDR angewendet und nach und nach durch systematische und geschulte psychische Folter ersetzt. Die Politischen wurden als Schwerverbrecher behandelt, sie kamen monatelang in Untersuchungshaft, wurden isoliert, verunsichert, bedroht und belogen. Sie wurden durch das Erzeugen von überwältigender Angst gezielt in absolute Ohnmacht versetzt, regelmäßig durch das Anhören von gespielter Folter im Nebenzimmer, durch Schlafentzug und inszenierte nächtliche Schreie und Lärm im Zellentrakt. Die Schwere und die Auswirkungen der psychischen Folter zu leugnen, dient der Abwehr von Schuld. Wir kennen das aus der Zeit nach dem Zweiten Weltkrieg. Auch in der DDR haben sich viele direkt oder indirekt schuldig gemacht, durch Mitmachen und vorauseilenden Gehorsam, durch Wegsehen oder Einsicht in die Notwendigkeiten. Günter Grass nannte die DDR eine »relativ kommode Diktatur« (Grass 1996, S. 7). Für ihn als Gast und für andere Privilegierte war sie sicher gemütlich, für die 300.000 politischen Häftlinge war sie es nicht. Falls die traumatisierenden Stasi-Haftbedingungen aber nicht geleugnet werden, so wird im nächsten Schritt nach einer Störung der

Primärpersönlichkeit des Opfers gefragt. Auch dies dient der Schuldabwehr. DDR-Bürger wurden oft willkürlich oder auch nur wegen Kleinigkeiten eingesperrt. Das Problem bestand dennoch nicht darin, dass sich die Stasi in ihrem Übereifer unnötig Feinde gemacht hat, sondern das war die Lösung. Das Problem bestand in der Erhaltung der Macht der Partei. Zur Abschreckung und Einschüchterung der Bevölkerung musste von Zeit zu Zeit ein Exempel statuiert werden, das, je geringer der Anlass, eine umso größere Wirkung hatte. Macht hat immer ihren Preis. Manchmal kostet sie Menschen-, in der späten DDR kostete sie vor allem Seelenopfer.

In der Literatur der Holocaust- und Missbrauchsforschung werden einmalige traumatische Ereignisse von kumulativen Traumata (Khan 1963) unterschieden. Bei den Politischen kommt beides zusammen, die Verhaftung als akutes traumatisches Ereignis und die Haft mit ihren kumulativen Traumata. Die Staatssicherheit legte besonderen Wert darauf, dass die Verhaftung immer ein plötzliches Ereignis war. Sie sollte unvorhersehbar wie ein Unfall, eben ein Trauma sein, um das Ich des Sündenbocks absolut hilflos zu machen. Auf diese Weise kommt es, wie Psychoanalytiker wissen, rasch zu einer »narzisstischen Entleerung« des Ich (Eissler, zit. n. Bohleber 2000, S. 811) und während der Verhöre, die nichts anderes als ein Geständnis zum Ziel haben, zu immer stärkerer Regression. Um die narzisstische Entleerung aufzuhalten, identifiziert sich der Beschuldigte zwangsläufig mit dem Vernehmer, wodurch sein Selbstwert noch weiter sinkt. Der Verhörte kann sich der Gefahrensituation nicht entziehen. Er erfährt durch die stete Steigerung der Bedrohung eine Zunahme seiner Hilflosigkeit. Dabei kann er in einen Automatenzustand geraten und Phänomene wie Dissoziation, Depersonalisierung und Derealisierung ausbilden. Er kann falsche Geständnisse ablegen, suizidal werden oder in einen Affektstupor geraten, der dabei hilfreich sein kann, die Grausamkeiten der ersten Tage und Wochen zu überstehen.

Mit Werner Bohleber interpretiere ich die Verhörszene noch weiter:

> »Der innere Verlust jeglichen empathische Bedeutung vermittelnden Objekts führt in der traumatischen Situation zur Projektion der Empathiebedürfnisse auf den Täter und zu dessen maligner Internalisierung« (Bohleber, S. 822).

Die Projektion der Empathiebedürfnisse wird später schamvoll erinnert und schuldhaft verarbeitet. Als noch problematischer erweist sich aber die maligne Internalisierung des Täters. Stavros Mentzos (1982, S. 44) unterscheidet drei Stufen der Internalisierung: die Inkorporation, die Introjektion und die Identifizierung, die ihre reifste Form darstellt und konstante Objektbeziehungen mit relativ gut tolerierten Ambivalenzen voraussetzt. Die traumatische Situation führt zu einer starken Regression und somit bis auf das Niveau der Inkorporation. Diese entspricht dem Zeitpunkt vor der Differenzierung von Selbst und Objekt. So nennt auch Ulrich Sachsse das, was sich in einer traumatischen Situation abspielt, eine »Verschmelzung« (Sachsse 2004, S. 137). Man könnte ebenso gut von einer Vergiftung sprechen, wie das Stefan Trobisch-Lütge tut. Er nennt sein Buch über die politisch Traumatisierten in der DDR *Das späte Gift*, um deutlich zu machen, was für eine nachhaltig vergiftende Wirkung Stasi-Haft hat. Schon Jahre vorher nannten Behnke und Fuchs ihr Buch *Zersetzung der Seele* (1995). Sie benutzten den Stasi-Begriff der »Zersetzung«, um darauf aufmerksam zu machen, dass die Staatssicherheit Menschen innerlich besetzt und zerstört hat.

Posttraumatische Zustände

Die traumatische Situation führt zu Störungen der Erinnerung und der zeitlichen Kontinuität. Die Abspaltung des Traumas vom normalen Erleben fördert die »Regression zur infantilen Omnipotenz und zu einem archaischen Über-Ich« (Bohleber 2000, S. 832). Fantasien der eigenen Schuld sollen »dem ganzen unbegreiflichen Geschehen einen Sinn« geben und sie enthalten die Illusion, das Geschehen »auch wieder gutmachen« zu können (ebd., S. 832f.).

Politisch Traumatisierte haben ihr »Weltvertrauen« (Améry 1977) verloren. Dazu muss man nicht von Polizeileuten geprügelt werden. Psychische Folter kann, das belegen die Fallgeschichten von Trobisch-Lütge, das gleiche Ergebnis haben. Der politisch Traumatisierte hat die Erfahrung gemacht, reines Objekt eines anderen, des »Gegenmenschen«, wie Jean Améry ihn nennt, geworden zu sein. Politisch Traumatisierte sind in ihrer Beziehungsfähigkeit nachhaltig gestört.

Eine Psychoanalyse, die behauptet, dass es keinen Zufall, kein Schicksal und kein Pech gibt, wirkt retraumatisierend, meint Sachsse. Mit einem Satz wie: »Alles, was einem widerfährt, habe man unbewusst gewünscht«, wird das Opfer zum »Mittäter aufgrund unbewusster Prozesse« (Sachsse 2004, S. 139), vor allem von masochistischen Triebwünschen. Die Psychoanalyse ist gegenwärtig dabei, diese Einstellung zu ändern. Aber auch die Opfer politischer Willkür geben sich aufgrund der Regression zur infantilen Omnipotenz selbst die Schuld an ihrem Schicksal und erwarten mittels projektiver Identifizierung, dass auch andere so von ihnen denken. Mancher Behandlungsversuch wird schon im Ansatz stecken bleiben, denn Betroffene unterliegen einem inneren Zwang, sich früher oder später unbeliebt machen zu müssen. Misstrauen, sozialer Rückzug, selbstzerstörerisches Verhalten, Suizidalität und Suchterkrankungen kommen bei politisch Traumatisierten häufig vor (Trobisch-Lütge 2004, S. 74).

»Das Trauma wird zum schwarzen Loch in der psychischen Struktur« (Bohleber 2000, S. 823). Das kann zu Somatisierungen, chronischen Depressionen und Apathie führen. Verfolgungsschäden bieten also ein bunteres Bild als die Posttraumatische Belastungsstörung. Die Symptome erscheinen oft unspezifisch, sie können auch andere Ursachen haben. Wenn sie aber zusammen mit Haft in der Anamnese auftreten, sollte der kausale Zusammenhang zunächst nicht angezweifelt werden. Es ist für politisch Traumatisierte schwer genug, überhaupt zum Psychotherapeuten in die Sprechstunde zu kommen, zu sehr erinnert das Setting an die Verhörsituation. Außerdem ist es für sie schwer, vom Trauma zu berichten. »Der Verlust des empathischen inneren Anderen zerstört die Fähigkeit, das Trauma zu erzählen« (Bohleber, S. 821). An die Stelle des Erzählens tritt der Wiederholungszwang, das Agieren des Traumas, auch in den Vorgesprächen. Ich lernte einen Patienten kennen, der wegen versuchter Republikflucht im Gefängnis saß und zu allen Probestunden z.T. erheblich verspätet kam. Als ich ihn damit konfrontierte, rannte er augenblicklich, wütend und schimpfend aus dem Sprechzimmer und brach so den Behandlungsversuch ab. So einen massiven Affektdurchbruch habe ich selten erlebt. Ich hatte Herzklopfen, empfand Wut und Hass auf diesen Patienten, der seine Gefühle nicht mit mir besprechen wollte, aber auch Schuld, nicht geholfen zu haben.

Da das archaische Über-Ich leicht auf den Therapeuten übertragen wird, sind Traumatisierte schwer zu behandeln. Sachsse empfiehlt, nicht zuletzt zum Schutz des Therapeuten, imaginative Behandlungsmethoden wie die Screen-Technik oder das EMDR, am besten noch unter stationären Bedingungen, statt modifizierter psychoanalytischer Methoden. Hirsch (2004) arbeitet dagegen mehr oder weniger modifiziert und ambulant psychoanalytisch.

Typischerweise wird ein psychisches Trauma jahrelang geleugnet oder verdrängt. Der Traumatisierte kann sich im Alltag realitätsgerecht verhalten und eine Pseudonormalität ausbilden. Er kann z.B. Lehrer werden und eine Familie gründen. Nur von Zeit zu Zeit, wenn er getrunken hat, bricht etwas Malignes bei ihm durch. Bei einem meiner Patienten regte die Beobachtung einer solchen Situation, die er als vierjähriges Kind machte, die Fantasie an, dass seine Eltern in Wirklichkeit Teufel sind. Er war sich sicher, dass er das keinem sagen durfte, weil sie sonst sofort zu echten Teufeln geworden wären. 1946 wurde der Vater dieses Patienten, der damals 16 Jahre alt war, wegen angeblicher Spionage zu 25 Jahren Lagerhaft verurteilt. Bis 1951 saß er im Schweigelager Sachsenhausen ein, das er als Kommunist (Identifikation mit dem Aggressor/maligne Internalisierung) verließ.

Transgenerative Weitergabe

Die Weitergabe des Traumas eines Elternteils erfolgt als »organisierender Faktor« (M.S. Bergemann, zit. n. Bohleber 2000, S. 815) im Leben der Kinder. Kinder können die Aufgabe bekommen, das Trauma ungeschehen zu machen, Verletzungen zu heilen, den Familienstolz wiederherzustellen oder andere Delegationen der Eltern zu erfüllen. Das betroffene Kind lebt folglich »in zwei Wirklichkeiten, der eigenen und der, die der traumatischen Geschichte der Eltern angehört« (Bohleber, S. 816). Indem das Kind einen Raum für das Trauma zur Verfügung stellen muss, werden ihm die Ängste des traumatisierten Elternteils eingeschrieben. Solche Containerfunktion muss ein Kind überfordern. Aber auch das maligne Introjekt kann an den Sohn oder die Tochter weitergegeben werden. Häufig gibt es Eltern, die die erfahrene Gewalt direkt an die Kinder weitergeben, die ihre Kinder durch körperliche oder psychische Gewalt (Psychoterror) zu Opfern, und sich selbst zu Tätern machen (Hirsch 1997, S. 294).

Was für viele Kriegskinder der zweiten Generation zutrifft, gilt ebenso für die Kinder politischer Häftlinge. Sie können an den Traumen ihrer Eltern erkranken und deshalb in unsere Behandlung kommen.

Fallbeispiel

Als mein Patient viereinhalb Jahre alt war, wurde sein Vater, ein Grafiker, wegen zwei Karikaturen, die ihm als »staatsfeindliche Hetze« (§ 106 StGB DDR) ausgelegt wurden, verhaftet. Der Patient erinnert sich an die großen schwarzen Autos und die Männer in ihren langen Ledermänteln, die den Vater in der Nacht abholten. Der Sohn hat ihn dann viele Jahre nicht wiedergesehen. Das war 1968. Der Vater hatte Karikaturen gemacht, die sich auf Walter Ulbricht und den Prager Frühling bezogen. Wie ängstlich müssen die Mächtigen gewesen sein, wenn sie das schon als staatsgefährdend eingestuft haben, könnte man vielleicht denken. Diese Verhaftung erscheint mir aber ein typischer Willkürakt zu sein, der vor allem abschreckende Funktion hatte. Dem Grafiker brachte er eine lange Haftstrafe ein. Sein Leben wurde gewissermaßen geopfert, damit wieder Ruhe im Land herrscht. 1971 wurde er vom Westen freigekauft. So brachte er schließlich noch dringend benötigte Devisen in die DDR. Er ist bis heute verbittert, fühlt sich auch im Westen benachteiligt und immer noch von Feinden umringt. Er fühlt sich heute so, wie sich die paranoide DDR-Führung damals gefühlt haben könnte, was ich als einen Ausdruck der malignen Internalisierung verstehe.

Mein Patient hat auf traumatische Weise seinen Vater verloren. Das ist ein Trauma im engen psychoanalytischen Sinn, wie es häufiger in anderen Kontexten vorkommt. Seine Mutter nutzte die Haftstrafe ihres

Mannes, um die ohnehin zerrüttete Ehe scheiden zu lassen. Sie musste von nun an allein und mit einfachen Arbeiten für den Unterhalt ihrer fünf Kinder sorgen. Das Geld reichte nie.

Mein Patient war in den letzten Jahren ein so guter Schüler, dass er zum Lehrerstudium delegiert wurde. Er gab seinen Beruf aber aus Selbstunsicherheit noch zu DDR-Zeiten auf. Er entwickelte eine chronische Depression, zog sich zurück und dachte daran, sich das Leben zu nehmen. Anlass, Jahre später in Therapie zu kommen, waren impulsive und heftige Streite mit seinem Partner, die mit Handgreiflichkeiten verbunden waren und ihn befürchten ließen, sein »spätes Glück« wieder zu verlieren. Er fürchtete unbewusst eine Wiederholung des Vaterverlustes. Die unbewusste Schuld des ödipalen Siegers verbindet sich in diesem Fall mit der transgenerativen Weitergabe der malignen Internalisierung des Verfolgers des Vaters. Die aggressive Gehemmtheit des Patienten, verbunden mit aggressiven Durchbrüchen, stellt einen Abwehrversuch der Identifizierung mit dem Aggressor bzw. des malignen Introjekts dar. Wenn die Mutter auf ihren Jungen böse war, hieß es: »Du bist wie dein Vater«. So wollte er natürlich gerade nicht sein. Mutters Vorwürfe ärgerten ihn, unbewusst musste er fürchten, sie auch noch zu verlieren, wenn er seine Wut herauslassen würde. Die Angst vor dem Mutterverlust verstärkte seine aggressive Hemmung noch. In einer kindlichen Grausamkeit, die Symbolcharakter hat, tötete er mit elf Jahren die Katzenmutter, damit das Jungen endlich ein Ende hat. An Sterilisation hatte die Mutter offenbar nicht gedacht. Es war die traditionelle Aufgabe der Geschwister, jedes Mal die jungen Katzen umzubringen. Nun war die Reihe an ihm. Dieser Triebdurchbruch steht in der Wahrnehmung des Patienten isoliert in seiner Biografie. Er ist heute erschüttert, wenn er daran denkt, dass er so etwas getan hat. Triebdurchbrüche tauchen erst wieder in der auslösenden Situation auf.

Der Patient sieht sich und seine Mutter als Opfer an, nicht aber seinen Vater. Er gibt ihm die Schuld oder zumindest die Verantwortung für seine Verhaftung. Er hätte die Karikaturen ja nicht zeichnen müssen, er hätte doch wissen müssen, welche Folgen so was haben kann. Die Schuld der Stasi wird relativiert, das Opfer wird zum Mittäter gemacht, das Familienklima bleibt vergiftet. Seit Jahren ist der Kontakt zum Vater abgebrochen. Der Patient erinnert sich vage, den Vater irgendwie in dessen Erwartungen enttäuscht zu haben, was zum letzten Kontaktabbruch nach der Wende geführt hat.

Therapiekonzepte

Die psychoanalytische Behandlung der Kinder der Opfer unterscheidet sich theoretisch wenig von der Behandlung der Opfer. Sie kommt aber leichter zustande. Die Gegenwart eines empathischen Zuhörers soll dabei helfen, die Erinnerungs-Fragmente zu einem Narrativ zusammenzubinden (Laub, zit. n. Bohleber 2000, S. 821). Das Erzählen soll Distanz zum traumatischen Ereignis schaffen, das so ein Stück weit externalisiert werden kann, und es verbessert die Fähigkeit zur Symbolisierung. Nach Hirsch liegt

> »das Prinzip der Therapie von Traumatisierten […] in der Förderung bzw. der Wiederherstellung der Symbolisierungsfähigkeit und damit in der Förderung der Entwicklung von Ich-Strukturen, die sich an der Grenze zwischen getrennten Objekten bilden, d.h. an der Aus-einander-setzung […] von Therapeut und Patient. Weil aber die Sprache dabei zu wenig verstanden wird, muss erst einmal auch der Therapeut in gewissem Sinne mitagieren« (Hirsch 2005, S. 114).

Das kann nach meiner Erfahrung auch dadurch sinnvoll geschehen, auf Bücher und Gedenkstätten hinzuweisen. In der Berliner Beratungsstelle *Gegenwind* werden sogar gut vorbereitete, gemeinsame Besuche von Haftanstalten in den Behandlungsplan integriert (Trobisch-Lütge, S. 142f.). Opfer sollten sich mit ihrer Vergangenheit aussöhnen (Trobisch-Lütge 2004, S. 154), gute Erinnerungen wieder zulassen und die »Kontinuität in der individuellen Lebensgeschichte« (Süß 2004, S. 16) wieder herstellen können. Ich denke, dass es in der Behandlung vor allem darauf ankommt, die maligne Introjektion immer wieder aufzudecken, zu analysieren und durchzuarbeiten. Auf die Widerstände, die dem entgegenwirken, wie die Verleugnung (Haft in der DDR war nicht so traumatisierend), die Identifikation mit dem Aggressor (Zweifel an der Integrität der Primärpersönlichkeit) und auch die Regression zu infantiler Omnipotenz (in der Bestrafung muss Sinn stecken) ist dabei besonders zu achten.

Anwendung auf den Fall

Mein Interesse an der Geschichte des Vaters des Patienten war größer als dessen Interesse an seinem Vater. Eine Erzählung über den Vater sollte den Sohn ihm wieder näherbringen und gleichzeitig Distanz zum traumatischen Ereignis schaffen, das beide betrifft. Ich hatte zunächst ein inneres Bild von der Versöhnung zwischen Vater und Sohn. Ich stellte mir vor, dass der Patient auf diese Weise seine aggressiven Seiten vom Vater zurückprojizieren könnte. Seine aggressive Gehemmtheit führte schließlich zu den kritischen Affektdurchbrüchen, die den Bestand seiner Beziehung infrage stellen. Ich nahm an, dass mein Patient den malignen Verfolger so wie sein Vater introjiziert hat, weil er dem Vater die Schuld an dessen Verhaftung gibt (Regression zu infantiler Omnipotenz). Ich kann mir auch vorstellen, dass sich der Vater im Gefängnis immer wieder selbst die Schuld an seiner Verhaftung gegeben hat. Der Patient leidet ferner an seiner Spaltung: gute Mutter/böser Vater, die es aufzulösen gilt, indem er sich innerlich mehr mit der Mutter aus-einander-setzt und sich gleichzeitig dem Vater annähert.

Im Verlauf war ich aktiv, ich schlug vor, einmal in die Gedenkstätte Hohenschönhausen zu fahren, um sich ein Bild von den Haftbedingungen des Vaters zu machen, oder dem Vater einen Brief zu schreiben, um sich nach dessen Haft zu erkundigen. Gegen beides sträubte sich der Patient. Es stellte sich in diesem Fall als glücklich heraus, dass ich von einer Ausstellung über Politische Karikatur in der DDR hörte und den Patienten fragte, ob sein Vater daran wohl beteiligt sei. Mein Patient setzte sich mit dem Museum in Verbindung und erfuhr dort Interesse an seinem Vater. So wurde es ihm möglich, auch gute Seiten am Vater zu sehen. Er hatte nun einen Anlass, dem Vater zu schreiben, und brachte Briefentwürfe in die Stunden mit. Wir machten hier quasi Übungen mit dem leeren Stuhl. Gleichzeitig entwickelte sich eine persönliche Korrespondenz zwischen einem Museumsmitarbeiter und dem Patienten. Schließlich gelangen ihm Formulierungen an den Vater, mit denen sich sein kritisches Ich zufriedengeben konnte. Gespannt wartete er auf Antwort. Am Ende des Briefes konnte sein sonst so weitschweifiger Vater auf den Wunsch des Sohnes, den Vater eines Tages doch einmal still zu umarmen, empathisch eingehen. Es wurden weitere Briefe gewechselt. Der Patient war bald wieder vom Vater enttäuscht, der nur an sich denken würde. Ich klärte ihn wiederholt über das Wesen oder die Wesensveränderung von politisch Traumatisierten auf und gab ihm das Buch von Trobisch-Lütge zu lesen, was viel Verständnis weckte. Der Patient hat inzwischen festgestellt, dass er seinen »Gnatz und Groll« auf den Vater verloren hat. Ein echter Gewinn der Behandlung besteht für ihn darin, dass er nach einem Streit mit dem Partner seine eigenen Anteile daran kritisch hinterfragen, sich besser in den Partner einfühlen und sich sogar wieder mit ihm versöhnen konnte. Er meint, dass er wirklich etwas gelernt hat in der Therapie, die noch nicht abgeschlossen ist.

Abschließende Bemerkungen

Die Heilung von Verfolgungsschäden hängt nicht nur von den Ergebnissen individueller Psychotherapien, sondern auch von den gesellschaftlichen Rahmenbedingungen ab. Viele ehemals politisch Verfolgte sind heute verbittert. Sie fühlen sich nicht anerkannt und gewürdigt. Sie vergleichen ihre meist geringen Einkünfte, die ein Resultat der Verfolgung sind, mit den hohen Renten der DDR-Funktionäre und Stasileute, die jene sich vor dem Bundesverfassungsgericht erstritten haben. Diese Ungerechtigkeit wird in der Öffentlichkeit kaum wahrgenommen. Das 3. SED-Unrechtsbereinigungsgesetz existiert, ebenfalls von der Öffentlichkeit unbeachtet, seit 2001 nur als Entwurf. In ihm ist eine »Ehrenpension für verwaltungsrechtlich oder beruflich Rehabilitierte mit mehr als zwei Jahren Verfolgungszeit und politisch Verfolgte mit mindestens einem Jahr Freiheitsentzug« vorgesehen (Eisenfeld 2002, S. 15). Diese Kriterien sind eng. Mit einem solchen Gesetz würde eine definierte Gruppe Betroffener als politisch traumatisiert anerkannt, auch wenn sie keine gesundheitlichen Folgeschäden nachweisen können oder wollen. So würde auch den politisch Verfolgten, die keine Anträge an die Versorgungsämter stellen, mehr Gerechtigkeit widerfahren. Vor allem aber dürften die als Traumatisierte bereits anerkannten Betroffenen gesund werden, ohne die bisher gewährte Versorgung zu verlieren.

Literatur

Améry, Jean (1977): Jenseits von Schuld und Sühne. Stuttgart 2000.

Behnke, Klaus & Fuchs, Jürgen (Hg.) (1995): Zersetzung der Seele. Psychologie und Psychiatrie im Dienste der Stasi. Hamburg (Rotbuch).

Bernhardt, Martin (1985): Gefrierpunkt nun. In: Zerfall & Abriß. Greifswald in den 80er Jahren (Fotografien von Robert Conrad, Bericht von Lutz Wohlrab, Gedichte von Martin Bernhardt). Nur in der 3. Aufl., Berlin (Lukas-Verlag 2002).

Bohleber, Werner (2000): Die Entwicklung der Traumatheorie in der Psychoanalyse. Psyche – Z Psychoanal 54: 797–839.

Eisenfeld, Peter (2002): Defizite bei der Rehabilitierung politisch Verfolgter des SED-Regimes. In: Horch und Guck 39: 13–16.

Freyberger, Harald J.; Frommer, Jörg; Maercker, Andreas & Steil, Regina (2003): Gesundheitliche Folgen politischer Haft in der DDR. Konferenz der Landesbeauftragten für die Unterlagen des Staatssicherheitsdienstes der ehemaligen DDR, Dresden.

Grass, Günter (1996): Wir alle sind Kinder der Aufklärung. Interview. In: Wespennest 100, siehe auch unter: www.kaindlstorfer.at

Hirsch, Mathias (1997): Schuld und Schuldgefühl, Göttingen (Vandenhoeck & Ruprecht 2002).

Hirsch, Mathias (2004): Zur psychoanalytischen Therapie traumatisierter Patienten. In: Sisyphus – Jahrbuch Colloquium Psychoanalyse: 113–130.

Khan, M.R. (1963): Das kumulative Trauma. In: ders.: Selbsterfahrung in der Therapie. München (Kindler 1977), S. 50–70.

Laub, Dori (2000): Eros oder Thanatos? Der Kampf um die Erzählbarkeit des Traumas. Psyche – Z Psychoanal 54: 860–894.

Lellau, Jürgen (2005): Zum Problem des Traumabegriffes in der Psychoanalyse. Forum Psychoanal 21: 143–155.

Mentzos, Stavros (1982): Neurotische Konfliktverarbeitung. Frankfurt a.M. (Fischer 1994).

Trobisch-Lütge, Stephan (2004): Das späte Gift – Folgen politischer Traumatisierung in der DDR und ihre Behandlung. (Vorwort von Marianne Birthler). Gießen (Psychosozial-Verlag).

Rank, Otto (1924): Das Traum der Geburt und seine Bedeutung für die Psychoanalyse. Gießen (Psychosozial-Verlag 1998).

Sachsse, Ulrich (2004): Arbeit in und an der Übertragung bei Traumatisierten: Indikation oder Kontraindikation? In: Sisyphus – Jahrbuch Colloquium Psychoanalyse: 131–152.

Süß, Sonja (2004): Vergessen und Erinnern – zwei lebensnotwendige Fähigkeiten. In: Horch und Guck 48: 11–17.

Wohlrab, Lutz (2005): Hilfe für politisch Traumatisierte (Rezension des Buches von Trobisch-Lütge). In: Horch und Guck 49: 81f.

KZ – Trauma ohne Ende

Ein Spiegel ist zerbrochen

Inge Brüll

Der Titel meines Vortrages »KZ – Trauma ohne Ende« wurde durch einen Redaktionsfehler im Programm: »KZ, eine Geschichte ohne Ende«. Das schien zunächst alles zu verflachen, assoziiert am fantasievollen Märchen »Eine unendlichen Geschichte«, als ob sich ein KZ-Trauma je zu einer Geschichte machen und neutralisieren ließe, andererseits ist das traumatische Grauen nicht anders zu fassen, als dass man Worte sucht, es zu verstehen, und das Unaussprechliche durch das Narrativ zur Geschichte werden lässt.

Sein Hund war gestorben und das hatte ihn suizidal werden lassen. Da war einer, der war auf den Hund gekommen, eine Einsamkeit, die keine Brücken kennt, das leere Bellen ohne Resonanz: Das Ich nur noch in der Selbstzerstörung wahrnehmbar.

Er kam im Winter 1991, stattlich, Anfang fünfzig, etwas wie ein DDR-Linker, ein wenig Künstler, fähig sich flüchtig zu zeigen und Kontakt zu nehmen. Er sei von allem abgeschnitten, als IM habe er ausgedient, seinen Job an der Uni, für alles Kulturelle zuständig, habe er verloren und der Kreis der Bürgerrechtler, in dem er als guter Onkel mit den Kindern der Inhaftierten auf dem Spielplatz Vögel gefüttert hatte, war voller Entsetzen von ihm zurückgewichen. Er war im Niemandsland und seinem Sohn wolle er sich nicht zumuten.

Ich wurde damals 1991 an ein Eigenes erinnert, als ich zum IM geworben werden sollte, als es hieß: »Du verkehrst doch in Kreisen, da kannst Du doch hinhören«, darauf mein kurzes Erschrecken, das ruckartige Sich-Verweigern: »Ich auf keinen Fall!« mit dem ängstlichen

Vakuum »was war denn das, folgt da noch mehr, eine Lawine, nicht zu bewältigen?«

Nach der Wende 1989 war man plötzlich neben Menschen, die einem wertvoll waren, die waren IM gewesen und man wollte in deren Abgrund nicht wirklich hineinschauen. Dankbar war man für die eigene Biografie, wo Herkunft und Verwurzelung ausreichender Schutz waren, sich abgrenzen zu können und nicht in diesen Strudel von Missbrauch und Missbrauchtwerden zu geraten.

Der Patient erzählte von sich und der moralische Alltagsdiskurs war hier nicht mehr tauglich: Er sei mit seiner Mutter allein aufgewachsen, sie sei unmittelbar nach dem zweiten Weltkrieg in einer hohen staatstragenden Funktion tätig gewesen. In den Nachkriegsjahren habe er mit ihr zusammen bei Kerzenschein Marx und Engels gelesen. Die Mutter war im KZ gewesen und von einem Vater war nie die Rede. Im Nebenzimmer trafen sich die ehemaligen KZ-Häftlinge, und Bruno Apitz las die entstehenden Teile seines Romans »Nackt unter Wölfen«.

Der Traum des Patienten, ein Künstler zu werden, hatte sich nicht verwirklicht, später gestaltete er Thälmannecken und Kulturprogramme. Schon als Kind habe es ihn umgetrieben, er sei – da er oft allein war, die Mutter viel beschäftigt und unterwegs – abends stundenlang durch die Straßen gelaufen, habe in die Fenster geschaut, teilgehabt am Lampenschein und dem Familienleben anderer, und es sei eine sehnsüchtige Hochstimmung aufgekommen. Eine eigene Familie hatte es gegeben, die Frau hat ihn verlassen, eigentlich ohne wirklichen Grund, der Sohn habe Kunst studiert, er sei schon stolz auf ihn, der Kontakt ist jedoch rar.

Zwischen uns hatte es nur eine kurze therapeutische Begegnung gegeben, einige Monate aus der Krise heraus. Ich konnte ihn damals nicht die Treppe hinunter begleiten. Wir hatten vorher von den dunklen Verliesen gesprochen, in denen es lagert und er sagte, er wolle nicht hinuntergehen, seine Angst sei zu groß.

Als er nach einem kurzen Sommerurlaub mit der Botschaft zurückkam, er habe eine wunderschöne üppig und buntgekleidete Frau getroffen und sie hatten sich gefunden, dachte ich: Er war 10 Jahre alt, als die Mutter 1950 mit den Männern im Nebenzimmer saß und »Nackt unter Wölfen« entstand. Sicher hatte die Mutter damals (zu dieser Zeit war ich ein pubertierendes Mädchen) ein gutes Parfüm und weite fließende Röcke mit Wespentaille, und er hatte sie schön gefunden. Heute kann ich nicht mehr sagen, ob das Lebendige, Freudige in der Therapie damals auf mich übersprang, jedenfalls war die Schuld übersprungen worden.

Schuldfähigkeit als Indikator für Reife und Therapieerfolg war es nicht, eher ein Einblick in die Abgründe und das Zeichen für das Unerbittliche des Lebenwollens. Obgleich die Therapie damals im Sinne einer Krisenintervention nur wenig Internales befördert hatte, hat es mich all die Jahre nicht in Ruhe gelassen.

Wie konnte diese Spaltung entstehen?

Er ist unter den Bürgerrechtlern, die von der Straße weg ins Unbekannte verhaftet werden, der beste Onkel, hütet die Kinder, wie er wohl selbst gehütet sein wollte und verrät deren Eltern ohne Schuld und Scham.

Was hatte die Mutter erlebt, dass der Spiegel zerbrochen war, in dem sie ihren Sohn hätte spiegeln können, dass sie ihn narzisstisch aufgeladen hat und nicht hüten konnte und ihre Liebe ihn doch verloren gehen ließ?

Wie sind die archaischen Vorformen der Über-Ichs zu verstehen, die primitiven Abwehrmechanismen und die eingeschränkten Ich-Funktionen, kommt es nur zu Teilobjektbeziehungen und sind die inneren Repräsentanzen von Selbst und den Objekten so unsicher?

Nach Bohleber (2000) durchschlägt das Trauma den Schutzmantel, den die seelische Bedeutungsstruktur des Menschen bildet und Cohen (1985) zufolge verstummt im Trauma das innere Objekt als empathischer Vermittler zwischen Selbst und Umwelt. Hoppe (1962) spricht von Zerstörung des Urvertrauens und Eissler (1968) von narzisstischer Entleerung. Hinter dem Wenigen verbirgt sich die umfangreiche Literatur, die sich mit den Traumafolgen der KZ-Opfer und den Folgen des Holocaust befasst hat.

Der Patient hatte mich nicht entlassen, wie ich ihn nicht verlassen konnte, vielleicht ein Zeichen der Bindung und Konstanz zwischen ihm und der Mutter in den Jahren der Trennung, als die Mutter im KZ gewesen war. Ich habe versucht, mich nach Jahren diesem Patienten noch einmal zu nähern: Die Lektüre von »Nackt unter Wölfen«, früher von mir verschmäht und selbst in der Schullektüre meiner Kinder nicht wahrgenommen, wurde zu einer beeindruckenden Offenbarung intrapsychischen Geschehens für das Grauen struktureller Zersplitterung.

Was uns als reife Persönlichkeit zur Verfügung steht, um die Selbstkohäsion zu gewährleisten, geht verloren. Das Gelingen wechselseitiger Beziehung mit der Wirkung von Trennung und Eindringen, in Beziehung treten und Verschmelzen verbal und nicht verbal, zu beobachten und zu kontrollieren, wird ausgelöscht und geht im Sinne Beckers (1990) in eine lebensrettende Regression auf unreife Abwehrmechanismen quasi praepsychotisch in eine paranoid-schizoide Position über. Das Lesen der Texte von »Nackt unter Wölfen« hat mir das mir sinnlich erfahrbar gemacht und daran möchte ich Sie teilhaben lassen.

Es folgen Textpassagen, in denen einige der unreifen Abwehrmechanismen eine Darstellung finden:

- Normative Unterwerfung an idealisierte Objekte
- Substitut zur Regulierung von Selbstwert und Beziehungsregulierung
- unreifes Über-Ich Ideal
- Spaltung und Frakturierung
- Reduzierung auf das Körperselbst
- Angesichts totaler Vernichtung mobilisiert sich das Größenselbst und letztlich der
- Wunsch nach Bindung, was die Grenzen von Selbst und Nichtselbst auflöst

Im Text des Romans geht es kurz vor dem Ende des Krieges (Remagen war bereits eingenommen) um die Vorbereitung des bewaffneten Widerstandes im KZ Buchenwald. Es galt die endgültige Liquidierung der KZ-Häftlinge zu verhindern. In dieser Situation tritt das Ereignis ein, dass ein Kind in einem Koffer in das Lager gebracht wurde.

Was wir unter normativer Unterwerfung an idealisierte Objekte verstehen, liest sich bei Bruno Apitz so:

»Im Abwägen der Notwendigkeiten wogen am Schwersten die Pflichten. Konnte der ganze Widerstandsapparat wegen eines Kindes in Gefahr gebracht werden […] Manchmal ist das Herz ein gefährliches Ding […] Unter den politischen Häftlingen war das Gesetz der Konspiration wirksam, das sie durch bedingungsloses Vertrauen miteinander verband. Es gab keine Neugier, sondern nur wissendes Schweigen. Es gab eine strenge innere Disziplin und das Bewusstsein der unbedingten Zusammengehörigkeit, das keine unbedachten Fragen ließ für Dinge, die man nicht zu wissen brauchte. Es gab eine selbstverständliche Unterordnung, Wichtigem durch Schweigen zu dienen. So schützten sie sich gegenseitig und bewahrten Geheimstes vor Entdeckung. Überall Genossen, die das in Schweigen eingebettete Wissen im Herzen trugen. Die Partei, der sie verbunden waren, war mit ihnen im Lager unsichtbar, unangreifbar, allgegenwärtig« (Apitz 2004, S. 31).

Die Partei, das ist hier das Substitut in der Regulierung von Selbstwert und Beziehungsregulierung, und im Text heißt es dann weiter »sonst glichen sie alle einander in ihren dreckigen Lumpen mit dem roten Winkel und der Nummer auf der Brust« (ebd., S. 32).

In der mühsamen Balance um ein narzisstisches Gleichgewicht findet sich ein unreifes Über-Ich Ideal, was sich im Text dann so ausdrückt: »Ein Mensch, der Anspruch erhebt, diesen Namen zu tragen, muss sich in allem seinem Tun stets für die höhere Pflicht entscheiden« (ebd., S. 144). Diese bis zur Dämagogie verfälschten Splitter mühsamen Überlebens drangen, wie viele von uns wissen, in den Alltag der DDR allgegenwärtig ein.

In der Folge des Romans muss die Entscheidung getroffen werden, ob das Kind aus dem Lager weg in den sicheren Tod oder als natürliches Bedürfnis, junges Leben schützen zu wollen, im Lager verbleiben kann, damit würde aber gleichzeitig das Leben Tausender riskiert. Im Text: »hier geht es nicht um ein Kind, sondern um 50.000 Menschen, B. wollte sich nicht von der Erregung einfangen lassen« (ebd., S. 30).

Infolge unerträglicher Spannung kommt es zur Spaltung und Frakturierung.

»Hatte das Kind dort im Winkel die schmerzende Erinnerung ihm aus dem Verlies der Brust gezogen, sie überschwemmte mit einem Mal sein

Inneres und er staunte, dass es in einer ihm fremd gewordenen Welt eine Frau gab, die seine Frau war, es begann zu irisieren und es umwirrte ihn wie die Trümmer einer geborstenen Welt im lichtlosen Raum, er erstarrte wie in einem nachtschwarzen Raum, die Gewalt der Erinnerung machten die Gedanken welk, dass sie in nichts zusammenfielen, und er fühlte nur noch überstark den warmen Druck seiner eigenen Hände am Gesicht. Plötzlich hatte er die mehr als seltsame Vorstellung zweier Hände aus dem Dunkel heraus, die sein Gesicht umspannten und eine wesenlose Stimme raunte: ›Andre, so ein armes kleines Kind‹. Er schreckte auf: ›bin ich verrückt?‹ Die Luftkühle strich über die Wangen, er sah seinen zurückverwandelten Händen zu, die folgsam die gewohnten Handgriffe ausführten, die Hose zusammenlegend, die Jacke mit der Nr. nach außen, wie die Vorschrift es war« (ebd., S. 36).

Später in einer Folterszene wird erfahrbar und präzise gedacht *die Reduktion auf das Körperselbst* beschrieben.

»Die Dunkelheit in ihrem schwarzen Zellenkasten war ein schwarzer, abgestorbener Klumpen Nacht, herausgeschnitten aus dem Leib der draußen atmenden Natur. Nun besaßen sie nichts mehr als ihr eigenes Herz, das so sonderbar lebendig klopfte, wie eine emsige Uhr. Seine Gedanken kamen vor dem Block der Schuld nicht weiter. Sie verirrten sich in dem Geröll seines geborstenen Ichs, stolpernd einen Weg sich suchend in dem weglosen Gewirr. Seine Nerven glichen glühenden Drähten und in ihm schrie es, als würde er immer noch hängen« (ebd., S. 165).

Wie bis zum Schluss angesichts totaler Vernichtung sich das Größenselbst mobilisiert und letztlich der Wunsch nach Bindung die Grenzen des Selbst und Nichtselbst auflöst, macht die folgende Szene deutlich.

»Er erlebte den unwiderstehlichen Drang, das tief Menschliche aus sich hervortreten zu lassen, in der trügerischen Hoffnung, bis zum Herzen jenes durchzustoßen, der mit lauernden Augen vor ihm saß. Es wäre das Höchste und Edelste gewesen, was er an einen SS-Mann zu vergeben gehabt hätte, sein ewig getretenes Menschentum, das hinter den Gitterstäben der blau-grau gestreiften Häftlingskleidung gefangen gehalten wurde. Der Drang, als Mensch zu sprechen war so stark, dass ihm das Herz

> zerschmelzen wollte, und einen Augenblick lang glaubte er auch wirklich an die allbezwingbare Gewalt jener unzerstörbaren Stimme« (ebd., S. 133).

Diese im Trauma erlebte Vulnerabilität dürfte als Wissen oder abgespalten im Unbewussten und damit nicht wirklich verfügbar den Handlungsspielraum eines Betroffenen latent zeitlebens dominieren und das grauenerregende »Ich liebe Euch doch alle« von Mielke lässt noch heute erschauern.

Ich hatte den Patienten nicht vergessen. Er hatte mich nicht entlassen, wie ich ihn nicht entlassen konnte.

Die Unbesonnenheit, mit der ich mich diesem Thema zugewandt habe und der Raum, der sich im Narrativen eröffnet hat, muss wohl etwas mit der Übertragung zu tun haben, was intersubjektiv unaufgelöst 15 Jahre zwischen dem Patienten und mir bestanden hat.

Vielleicht war es die Übertragung vom Lasso, vom empathischen Band, der praeobjektalen symbiotischen Bezogenheit. Krystal (2000) spricht ihr die emotionale Triebkraft zu, die eine außerordentliche Reserve hergibt, ein Trauma überwindbar zu machen. Die Mutter hatte im Gedächtnis an ihren Jungen Initiative behalten und die symbiotische Erfahrung zwischen Mutter und Sohn war sicher allzeit eine treibende Kraft geblieben, erst als alles verloren war, auch das letzte Übergangsobjekt, als der Hund des Patienten gestorben war, setzte sich bei dem Patienten der traumatische Prozess der Selbstauflösung in Gang und er wurde suizidal.

Auch die Hüterrolle als guter Onkel bei den Kindern spricht dafür, dass es im psychischen Raum des Patienten eine primäre Bemutterung gegeben haben muss, die eine Suche und Entdeckung eines guten äußeren Objektes ermöglicht. Offen bleibt, in welchem Maße die Objektrepräsentanzen fragil und unreif blieben und das Introjekt jeweils nur in Form eines tragenden Fragmentes wirksam und das äußere Objekt lediglich im Sinne eines Substitutes stabilisierend im Chor der Selbstrepräsentanzen verwertbar ist.

Wir finden das dienende Hingezogensein zur staatstragenden Macht der DDR vielleicht in der Identifizierung mit der Mutter, sie war aber auch gleichzeitig Oppositionelle im antifaschistischen Widerstand gewesen, wie es der Patient im Kreise der Bürgerrechtler gewesen war, die im Widerstand die Machtauflösung der DDR betrieben hatten. Die Identitätsverwirrung ist dem Patienten nicht wirklich bewusst und nur als Spaltung denkbar. Ist er nach Karl Königs (1991) Konzept der zentralen Beziehungswünsche auf dem Niveau des narzisstischen Zwillings und gleichzeitig machtvollen Verfolgers fixiert geblieben? Wir können es nicht sagen, wir können nur fragen.

Nach Bohleber (2000) tätigt die Pathologie der traumatisierten Eltern, vor allem die Hörigkeit gegenüber deren Ich-Idealen, der Unfähigkeit, sich mit Schuld und Verantwortung auseinanderzusetzen, für Kinder Spätfolgen, besonders, wenn Schuld und Verantwortung verleugnet werden und die Kinder im Rahmen der Abwehr narzisstisch funktionalisiert und missbraucht werden. Eine solche Situation kann im traumatischen Sinne als eine langwirkende Schädigung angesehen werden (Rosenkötter 1979).

Es dringt eine unbewusste Fantasie von Leben und Tod in das Kind ein und es dreht sich um Mörder und Opfer. Die Eltern zwingen die totale Identifizierung auf, um ihr prekäres narzisstisches Gleichgewicht zu regulieren, das Kind erlebt in einem Teil des Selbst eine Entfremdung, die Identifizierung kann nicht im Selbst assimiliert werden, es bildet sich quasi ein Fremdkörper. Abraham (1976) nennt es endokryptische Identifizierung. Die unbewusste transgenerationelle Identifizierung ist keine Verdrängung, es habe sich ein Phantom eingenistet.

Der Text von Bruno Apitz hat uns einen eindrucksvollen Einblick in die affektiv besetzten unreifen Hilfsfunktionen im Kampf der Traumatisierten um ihr Leben gegeben, die sich um das real Erfahrene nicht Rezipierbare des Traumas herum gruppieren, Cohen (1985) nennt dieses Zentrum des erlebten Unsagbaren ein »Loch«, dieses bleibe erhalten und die herum gruppierten lebensrettenden Hilfsfunktionen werden transgenerational weitergegeben und bleiben als Defekt zeitlebens tradiert und vermittelt.

Das Material, dem wir als Analytiker ausgesetzt sind, bleibt im Narrativen verwoben. Das gilt für die im Fluss befindlichen Botschaften der Erinnerung, der Fragmente aus Tagebüchern und Notizen und auch der gestalteten Literatur. Alles benennt Augenblickszustände und das sollte uns in der Deutung behutsam machen.

Vielleicht ist durch die Teilhabe an den literarischen Texten ein Prozess der Mentalisierung in Gang gekommen, und es konnte durch die erzählende Geschichte eine Symbolisierung ermöglicht werden, um sich diesem Patienten mit seiner Spaltung jenseits von Alltagsmoral nähern zu können.

Das reale Trauma, auch der durch den Patienten angerichtete traumatisierende Verrat, bleibt real.

Alle Versuche, sich der historischen Wahrheit des KZ-Traumas zu nähern, bringen im Aufdecken verzerrende Projektionen mit neuen Schmerzen und Verletzungen und die unendliche Geschichte bleibt voller Bitternis. Allein die Symbolisierung des Geschehens lässt eine moralfreie Metaebene des Verstehens zu.

Ich möchte mit den Worten von Bruno Apitz abschließen, die er für Ambivalenz und Reife gefunden hat: »Menschenaugen! In deren Licht wie unter dem Spiegel des unergründlichen Meeres all das Geheimnisvolle des Wissens und Nichtwissens verborgen lag, alle Fehler, Irrungen des Herzens, alles Verstehen und Begreifen und alle Liebe« (ebd., S. 144).

Literatur

Abraham, N. in Bohleber, W. (1997): Die Entwicklung der Traumatheorie in der Psychoanalyse. Trauma, Identifizierung und historischer Kontext, Psyche – Z Psychoanal 51: 958–959.

Apitz, B. (2004): Nackt unter Wölfen. Berlin (Aufbau Taschenbuch Verlag).

Becker, S. (1990): Objektbeziehungspsychologie und katastrophische Veränderungen. Tübingen (edition diskord).

Bohleber, W. (1997): Trauma, Identifizierung und historischer Kontext. Psyche – Z Psychoanal 51: 958–995.

Bohleber, W. (2000): Trauma, Gewalt und kollektives Gedächtnis. Psyche – Z Psychoanal 54: 797–839.

Cohen, J. (1985): Trauma and repression. Psa. Inquiry 5: 163–189.

Eissler, K. R. (1963): Die Ermordung wie viele seiner Kinder muss ein Mensch symptomfrei ertragen können, um eine normale Konstitution zu haben? Psyche – Z Psychoanal 17: 241–291.

Hoppe, K. D. (1962): Verfolgung, Aggression und Depression. Psyche – Z Psychoanal 16: 521–537.

König, K. (1991): Angst und Persönlichkeit. Göttingen (Vandenhoeck & Ruprecht).

Krystal, H. (2000): Psychische Widerständigkeit bei Holocaust-Überlebenden. Psyche – Z Psychoanal 54: 840–849.
Küchenhoff, J. (1998): Trauma, Konflikt, Repräsentation, Trauma und Konflikt – ein Gegensatz? In: Schlösser, A.M.; Höhfeld, K. (Hg.): Trauma und Konflikt. Gießen (Psychosozial-Verlag), S. 13–31.
Lellau, L (2005): Zum Problem des Traumabegriffes in der Psychoanalyse. Forum Psychoanal. 21: 143–155.
Rosenkötter, L. (1979): Schatten der Zeitgeschichte auf psychoanalytische Behandlungen. Psyche – Z Psychoanal 33: 1024–1038.
Stoffels, H. (Hg.) (1994): Terrorlandschaften der Seele. Regensburg (Roderer).
Wurmser, L.; Gidion, H. (1999): Die eigenen verborgensten Dunkelgänge, Narrative psychische und historische Wahrheit in der Weltliteratur. Göttingen (Vandenhoeck & Ruprecht).

IV. Psychoanalyse in Zeiten von »Wende«, Mauerfall und deutscher Vereinigung

Zwischen Traum und Trauma – Gedanken zu ostdeutschen Biografien

Zu Traumatisierungen durch Verlust von Fantasie- und Wertvorstellungen vor dem Hintergrund gesellschaftlicher Umbrüche in Ostdeutschland

Astrid Wahlstab

Vorbemerkungen

Bekanntermaßen gilt seit Freud das psychoanalytische Verständnis, dass Träume häufig den Charakter der Wunscherfüllung unverhüllt erkennen lassen. Und: »Das Träumen setzt sich an die Stelle des Handelns wie auch sonst im Leben« (Freud 1999, S. 128).

Träume, Tagträume und Träumereien gelten als unbewusste psychische Konstruktionen, denen in der Analyse ein größtmöglicher Spielraum in größtmöglicher Freiheit zum Assoziieren zur Verfügung stehen sollte.

Ogden geht noch weiter in der Wertschätzung des Träumens, wenn er in seinem Buch »Analytische Träumerei und Deutung« schreibt, dass die Person »gewissermaßen seinen Geist und Verstand verliert, indem sich sein Denken und Fühlen, sein Körpererleben und sein Träumen in einem bisher unvertrauten psychischen Raum vollziehen« (Ogden 2001, S. 15).

Ich muss gestehen, dass mir diese Zustandsbeschreibung aus dem Herzen zu sprechen scheint, *wie* ich mich erlebte in meinem Bemühen, mich der Vortragsthematik zu öffnen, mich darin zu verlieren, aber auch begrenzen zu müssen.

Veröffentlichte ostdeutsche Auftrags- und Autobiografien gibt es für jeden und überall, Patientenbiografien für uns Analytiker ohnehin.

Die Auswahl, die ich letztlich getroffen habe, ist intuitiv, folgt meinen Neigungen und ist natürlich in jeder Hinsicht unvollkommen und durchaus anfechtbar.

In meinen nachfolgenden Ausführungen werde ich versuchen, den Bogen zu spannen zwischen dem Aufspüren von Wunschträumen, Illusionen, Grundüberzeugungen und deren möglichem Verlust, welcher als traumatisierende Erfahrung in unterschiedlicher Gestalt erscheinen kann.

Als nächstes möchte ich auf einige Traumakonzepte eingehen.

Die Gegenwart ist von Vergangenheiten erfüllt und trägt Zukunft in sich

Dieses Zitat stammt von J. Küchenhoff (1996, S. 5ff.), der in seinem Aufsatz: »Zum Stellenwert der Biografie in der Psychoanalyse« den besonderen Wert biografischen Materials für den psychoanalytischen Diskurs darstellt und diskutiert.

Dort verweist er auch auf Freuds Formulierung in einem Brief an Arnold Zweig aus dem Jahre 1936: »Die biographische Wahrheit ist nicht zu haben«. Darauf basierend entwickelte sich der in diesem Zusammenhang heute verwendete »Realitätsbegriff«. Gemeint ist, dass es in der Psychoanalyse nicht um eine objektive oder materielle biografische Realität gehen kann, sondern es kann »nur« die psychische Realität, also die Erlebnisrealität des Menschen rekonstruiert werden.

Das Konzept der »Intersubjektivität« des psychoanalytischen Erkenntnisprozesses meint, dass Erinnerung und Betrachtung der Lebensgeschichte Ergebnisse intersubjektiver Begegnungen sind.

Psychoanalytische Konstruktionen von Biografien eröffnen unbewusste Vergangenheiten, die jetzt endlich wirklich und bewusst Vergangenheiten werden können, damit befreit sich die Gegenwart von den unerfüllten Wünschen der Vergangenheit.

Für biografische, unvergessbare Traumata in der Biografie gilt das so nicht, denn »die einstige Gegenwart weigert sich, zur Vergangenheit zu werden, aber nicht, weil sie unbewusst wirksam ist, sondern weil sie nicht ausreichend verdrängt werden kann. Die Gegenwart hat gegenüber den traumatischen Erfahrungen der Vergangenheit keine Chance« (Küchenhoff 1996, S. 5).

R. Barwinski-Fäh unterscheidet in ihrem Aufsatz »Trauma, Symbolisierungsschwäche und Externalisierung im realen Feld« zwischen »Schocktrauma« und dem »kumulativen Trauma«, gleichbedeutend mit der »sequenziellen Traumatisierung«.

Das kumulative Trauma ist kein einmaliges Ereignis. Es zeichnet sich dadurch aus, dass über einen längeren Zeitraum hinweg immer wieder belastende Erfahrungen gemacht werden, die nur kumulativ traumatisch wirken.

Psychoanalytische Ansätze, wie die von G. Fischer und P. Riedesser kennzeichnen eine traumatische Situation auch als einen »Fantasie-Erlebnis-Zusammenhang«, womit der Ort des Traumas klar nach innen gelegt ist. In meinem Vortrag soll es besonders um diesen Fokus des Traumaverständnisses gehen.

W. Bohleber (2000, S. 798ff.) betont mit Bezug auf die Objektbeziehungskonzepte den möglichen »traumatischen Charakter von Objektbeziehungen«. Der gekennzeichnet sei durch

- Abhängigkeit des Traumatisierten vom traumatisierenden Objekt,
- unerwartete Erfahrung von etwas höchst Aufregendem oder Schmerzhaftem,
- Leugnung der Tat und emotionale Zurückweisung des Opfers.

Neben Lüge und Betrug ist vor allem die Kommunikation traumatisierend, in der durch das traumatisierende Objekt Enttäuschung, Vertrauensbruch, Ableugnen, Bagatellisieren stattfinden und damit zur Unsicherheit in den eigenen Wahrnehmungen des Opfers führen.

Diese Bemerkungen W. Bohlebers beziehen sich zwar auf traumatisierte Kinder, aber ich halte sie für übertragbar auf Erwachsene in psychosozial vergleichbaren, d.h. in psychisch überdurchschnittlich belastenden Lebensumständen. Hierbei kann das Hinzuziehen des Traumakonzepts der »sequenziellen Traumatisierung« ein hilfreicher Verständnisansatz sein.

Die von Linden u.a. erstmals in 2001 postulierte »Posttraumatische Verbitterungsstörung«, als eine Subkategorie der posttraumatischen Anpassungsstörung, kann »nach einschneidenden, wenn auch nicht außergewöhnlichen, persönlichen Lebensereignissen auftreten. Charakteristische Auslöser sind Kränkungsereignisse, die zentrale Grundannahmen des Betroffenen verletzen« (Schippan et al., S. 284).

In seinem Aufsatz zu diesem Verbitterungssyndrom geht H. Rehmann mit Blick auf die ehemaligen DDR-Bürger m.E. sehr einfühlsam auf deren spezielle Verbitterung ein. Unter dem Verweis darauf, dass jeder dritte Ostdeutsche sich als Verlierer der »Wende« fühle, zitiert er eine ehemalige DDR-Bürgerin, die im neuen Deutschland an dem gesellschaftlich-strukturellem Anpassungszwang scheiterte: »Und es entstand Hass auf alle: den Staat, die Funktionäre, die *ihre* DDR verraten haben. Die Vergangenheit und die Ungerechtigkeit des Schicksals beschäftigen sie mehr als Gegenwart und Zukunft« (Rehmann 2005, S. 37).

Die Kategorisierung der »Verbitterungsstörung« verdankt demnach ihre Entstehungsgeschichte vermutlich auch dem Bemühen, die in den letzten Jahren gehäuft auftretenden psychischen und psychosozialen Dekompensationen als Folge nicht adäquat verarbeiteter sequenzieller Traumatisierungen durch »Wende- und Nachwende-Verletzungen« differenzierter erfassen zu können.

Um den »Verbitterten« gerecht werden zu können, ist von größter Bedeutung das öffentliche und authentische Anerkenntnis, dass in dem gewaltigen gesellschaftlichen Umbruch – nach dem Anschluss der DDR an die BRD – »zentrale Lebenswerte« als ein Teil menschlicher Identität verletzt und damit psychische Wunden geschlagen wurden.

Wenn in diesem Konzept nicht nur das Konstatieren möglicher seelischer Verletzungen durch gesellschaftlich-politische Vorgaben als pathologische Reaktionsmuster auf der Grundlage politisch-ideologischer Deformation gemeint ist, sondern auch das Recht auf Widerstand und seelisch-moralische Wiedergutmachung zuerkannt wird, verdient dieses Konzept sicher auch in den Augen ehemaliger DDR-Bürger Akzeptanz.

Es wird sicher deutlich, dass allen beschriebenen Traumatisierungsformen und -konzepten aus analytischer Sicht gemeinsam ist: die Erfahrung der Hilflosigkeit des ICH. Wenn das ICH die seelische Instanz ist, die den Menschen vor Traumata schützt, dann ist die »Hilflosigkeit des ICH« das wesentliche Moment der psychischen Traumatisierung.

»Was ich niemals besaß, wird mir entrissen; was ich nicht lebte, werd ich ewig missen.« Ich zitiere hiermit eine Gedichtzeile von Volker Braun aus dem Gedicht »Das Eigentum« aus dem Jahr 1996 (Braun 2000, S. 141). V. Braun, geboren 1939, ein Autor, der – obwohl in der DDR geblieben – weder in der DDR-Ära noch heute von Ideologien oder Tagespolitik vereinnahmt werden kann, nie gewillt war, sich zu arrangieren. Der ihm im Jahr 2000 zuerkannte Büchner-Preis unterstreicht sein ideologiefreies, aber dennoch an der menschlichen Gesellschaft »leidendes« gesellschaftliches und schöpferisches Engagement eines in der DDR gebürtigen Dichters. Erfüllt von Utopien vom kommunistischen »Großenganzen« oder von der Vision »Volkseigentum und Demokratie« erlag er nie der Verführung, diese Utopien für erfüllbare Wunschträume zu halten. In seinem Werk wird immer wieder deutlich, wie wenig er, bei aller eingestandenen Sympathie für die sozialistische Idee eines besseren Menschen in einer besseren Welt, sich täuschen ließ. In seiner ergreifenden Erzählung *Unvollendete Geschichte* (Braun 1988) die in der DDR erschien und ihm erhebliche politische Schwierigkeiten einbrachte, geht es um die in eine traumatische Katastrophe führenden Widersprüche zwischen der Sehnsucht nach persönlichem Glück, erlaubter und ungestörter Privatheit und diktatorischer Anmaßung im Dienste von Ideologie und sozialistischer Utopie.

Die folgenden Gedichtzeilen aus dem Gedicht »Das Eigentum« (Braun 2000, S. 141) löste in mir Erinnerungen und Assoziationen an meine widersprüchlichen, heftigen Gefühle um 1989 und in der weitere Nach-DDR-Zeit aus:

> »Was ich niemals besaß, wird mir entrissen
> Was ich nicht lebte, wird ich ewig missen.
> Die Hoffnung lag im Weg wie eine Falle.
> Mein Eigentum, jetzt habt ihrs auf der Kralle.
> Wann sag ich wieder <u>mein</u> und meine alle.«

Es waren Gefühle von Dankbarkeit und Erleichterung, aber auch von anhaltender Verwunderung darüber, dass der »Westen« wirklich zu uns in die DDR gekommen ist.

Der Anblick der nun durchlässigen Mauer machte mir überraschenderweise auch bald Angst: nie zuvor hatte ich fühlen können, dass die Mauer für mich internal, psychisch auch Schutz- und Sicherheitsfunktionen übernommen hatte, dass die plötzliche Wahrnehmung von Freiheit und Wahlmöglichkeiten meine Sicherheitsbedürfnisse bedrohen und Verlustängste mobilisieren konnten, war sie doch im geschlossenen Zustand immer ein gefürchtetes, wenn auch anziehendes Monstrum gewesen.

Dazu V. Braun aus seinem Gedicht »Glasnost« (2000, S. 133):

> »Als die Mauer fällt
> Seh ich die Mauern in mir.«

Die Bedeutung des basalen emotionalen Bedürfnisses nach Sicherheit und den psychischen Folgen, wenn Sicherheit durch Traumata behindert oder zerstört wird, hat Schmidbauer (2005, S. 10ff.) in »Lebensgefühl Angst« anschaulich erläutert.

Was uns das Gefühl von Sicherheit ermöglicht, ist nach ihm vorrangig abhängig von verlässlichen Bindungen an – innere und äußere – Objekte und Objektbeziehungen.

So erinnerte ich mich ferner an kindliche Sehnsüchte und Vorstellungen vom nahen und doch so unerreichbaren Paradies hinter der innerdeutschen Mauer: Dieser ganz bestimmte, unverwechselbare köstliche Duft, der den Westpaketen entströmte, das Glücksgefühl, die begehrten Kostbarkeiten aus dem verbotenen Paradies zu besitzen. Besuchte uns Verwandtschaft aus dem Westen, schützte uns die Mischung aus Verleugnung, Bewunderung und Neid vor der Wahrnehmung der unerbittlichen, westlich-kapitalistischen Lebensrealität. Die glitzernde Welt nebenan nährte die Illusion von der Möglichkeit eines irdischen Paradieses. Materieller Mangel, ideologisch gesteuerte Unterordnung, Unterwerfung und konkrete oder diffuse Strafängste ließen sich so besser ertragen.

Weder die propagierte und als selbstverständlich hingenommene soziale Sicherheit, noch die ausbildungsbegleitende, also jahrelange Unterrichtung in Marxismus-Leninismus, noch der wachsende materielle Wohlstand, noch das entwickelte Sozial- und Schulwesen haben viele

DDR-Bürger davon abgehalten, das westliche Leben trotz wachsender kritischer Sicht insgeheim oder offen zu idealisieren und für sich selbst zu wünschen. Zeitweilig nahm die Verteufelung der westlichen »Welt« in der DDR groteske Formen an (z.B. die Fernsehsendung »Der schwarze Kanal« mit Eduard v. Schnitzler), was letztlich nur zu der weiteren Abwertung des eigenen Lebens in der DDR beitrug.

Das Selbstverständnis vieler Ostdeutscher beinhaltete mehr oder weniger die unbewusste Fantasie, den »Auftrag« zu haben, mit »Verzichten-Müssen« der Aufrechterhaltung der sozialistischen Ideologie und dem sozialistischen Großexperiment zu dienen, und dabei trotzdem die ungeliebten Kinder, die Zu-kurz-Gekommenen zu sein und zu bleiben.

Die vielleicht gut gemeinte Lüge von den zu erwartenden »blühenden Landschaften« im deutschen Osten wurde um 1990 nur zu gern geglaubt (Herles 2004, S. 3ff.). Schien sie doch selbst nach 40 Jahren DDR-Emanzipation und gewachsener Kenntnis über westliche Lebensart somit nur zu selbstverständlich die unbewusste Wiedergutmachungserwartung, den Wiedergutmachungsanspruch der Zu-kurz-Gekommenen zu bestätigen. So wirkte der Anschluss der damaligen DDR an die BRD, bekräftigt durch Geldgeschenke, auf uns ehemalige DDR-Bürger wie die längst fällige und gerechtfertigte Einlösung eines geheimen Glücksanspruchs.

Aus dem selbstbewussten Ausruf der Montagsdemos »Wir sind *das* Volk!« wurde der materiellen Wohlstand und Glück einfordernde Anspruch: »Wir sind *ein* Volk!«

Quasi vom 8. November 1989 bis zum 3. Oktober 1990, also knapp ein Jahr »zwischen den politischen Systemen« durfte jeder DDR-Bürger seine individuelle Utopie, sein persönliches Paradies, seinen wie auch immer gearteten Wunschtraum für ganz nah, für realisierbar halten. Die Kritischen, die Mutigen, die Nichtangepassten unter den nicht nach in den Westen »abgehauenen« DDR-Bürgern sahen um 1989 mit den »Runden Tischen« die Chance zum dritten Weg, einen Weg zur Verwirklichung eines »glücklichen Ostens«. Spätesten mit dem Gesetz »Rückgabe vor Entschädigung« offenbarten sich nun die von V. Braun formulierten Utopien »Volkseigentum und Demokratie« oder »Gleichheit für alle« nachweisbar als Utopien.

Wenn auch die meisten aktiven Bürgerrechtler in der Wendezeit Großes geleistet haben, den folgenden Illusionsverlust haben viele von ihnen politisch nicht überlebt. Spätestens mit dem Beitritt zum westdeutschen Wirtschafts- und Sozialsystem begann für die meisten DDR-Bürger die erbarmungslose Vertreibung aus dem Vorzimmer des fantasierten Paradieses.

Gehören die heute frustrierten ehemaligen DDR-Bürger nicht auch zu denen, die durch die Maueröffnung (ein reales und zugleich mit Wunscherfüllungsfantasien befrachtetes symbolträchtiges Ereignis) und durch die versprochenen Vergünstigungen auf eine unbewusste Eltern-Kind-Beziehung regredierten? Repräsentierten nicht Helmut Kohl als der Übervater und die große, einflussreiche CDU-Mutterpartei zunächst nicht das nährende, Sicherheit und Schutz gebende, idealisierte Elternpaar? Das allerdings in den Augen der »DDR-Kinder« in den Jahren danach enttäuschte, versagte, betrog und – im oben erwähnten Sinne mit W. Bohleber – letztlich traumatisierte?

Passt dazu nicht auch – i.S. nachträglicher Einsicht – die besonders im Wahlkampf 2005 immer von allen Spitzenkandidaten beschworene Notwendigkeit, nur ehrliche, keine unlauteren Wahlversprechen zu machen, den Wettstreit um die Wählergunst auf harte, aber ehrliche Vorhaben zu verweisen, wie auch die zeitweilige Idee, einen gesonderten Wahlkampf für den Osten zu planen?

Fünfzehn Jahre nach dem deutschen Vereinigungstag sind die Ostdeutschen in der westdeutschen Realität angekommen. Im Sinne der Vortragsthematik könnte das bedeuten, dass Utopien über den »guten Osten« und Träume und Illusionen über den »schönen Westen« als Anpassungs- und Bewältigungsstrategien in unserer jetzigen vereinigten deutschen Realität nicht mehr taugen. Zweifellos ist vor allem für viele in Ostdeutschland Geborene die Selbstauflösung der DDR und die zwangsweise Adaptation an das westdeutsche Staatswesen ein nachhaltiges Lebensereignis.

Aber ostdeutsche Biografien beginnen auch im Zweiten Weltkrieg, in der Nachkriegszeit, im dann nachfolgenden Kalten Krieg mit der Spaltung der Welt in Ost und West.

Trotz der glücklicherweise inzwischen sechzig Jahre Abwesenheit von Krieg in unserer Region bleibt die Frage nach dem geschichtlich relevanten Stellenwert psychischer Traumatisierungen nachvollziehbar in Biografien.

Im Weiteren werde ich über zwei Frauen sprechen, deren Biografien unterschiedlicher nicht sein können. Über die ostdeutsche Schriftstellerin Inge Müller und über Frau A. mit einer durchschnittlichen DDR-Biografie. Beide haben weitreichende politische »Wenden« erlebt und überlebt: das Ende des Zweiten Weltkrieges und das Ende der DDR.

Hinter der Pappfassade – ein Nichts, das wächst

Die mögliche Doppeldeutigkeit dieser Gedichtzeile von Inge Müller hat sich mir erst nach und nach erschlossen: hinter einer ärmlichen Fassade die schlecht geschützte narzisstische Leere *Innen* – und von *Außen* die Leere nach der Enttäuschung, dem Verlust der Täuschung durch Illusionen.

Biografie und Texte der ostdeutschen Lyrikerin Inge Müller (1925–1966) erzählen von erlittenen Traumen jeglicher Art und Intensität. Ihre Gedichte (Müller 1997) sind seelische Selbstzeugnisse, die ihre Auseinandersetzung in der Konfliktspannung zwischen lebensbejahender Leidenschaft und tiefer Lebensangst erkennen lassen.

Inge Müllers Leben beginnt mit dem Tod ihres Bruders, der knapp zweijährig kurz nach ihrer Geburt stirbt (Müller 1997, S. 7):

> »Meine Mutter wollt mich nicht haben,
> sie wollte einen Sohn,
> und da kam ich schon,
> und mein Bruder war noch nicht begraben.«

M. erinnert sich an eine unzufriedene, harte Mutter, die, im Gegensatz zu dem aus ärmlichen proletarischen Verhältnissen kommenden Vater aus einem bürgerlichen Kaufmannsmilieu stammte. Aber auch die Erinnerung an die Halt gebende geliebte Großmutter (Geipel 2004, S. 25):

»Großmutter hat mir Märchen erzählt,
ich schlief und sie hat gewacht,
und Hemden genäht und Märchen erzählt,
viele in einer Nacht.«

Nach der Ausbildung zur Handelskauffrau und Ausrufung des »totalen Krieges« wird Inge Müller zwanzigjährig an die »Front« und zur Flakbatterie zur Verteidigung Berlins abkommandiert. Im April 1945 holt sie ihre toten Eltern aus den Trümmern und begräbt sie eigenhändig. Ist danach selbst durch einen Bombenangriff mehrere Tage verschüttet (Müller 1997, S. 33):

»Ich sah den Tod und die Gewalt,
noch eh ich jung war, war ich alt.«

Noch vor Gründung der DDR, im Januar 1948 begeisterter Eintritt in die SED. 1946 Geburt des Sohnes Bernd aus der ersten Ehe. In zweiter Ehe mit dem Kommunisten und Kunstliebhaber Herbert Schwenkner, ab 1955 mit dem damals schon bekannteren Sozialisten und Schriftsteller Heiner Müller verheiratet. Ab 1956 Beziehung zu dem derzeit 15-jährigen Wolfgang M., dem Bruder ihres Mannes Heiner. Nach Programmtexten, Drehbüchern für Kinderrevuen u.ä., ab 1953 verstärkte Hinwendung zur freien Schriftstellerei. Meist gemeinsam mit ihrem Mann werden sie und ihre schriftstellerische Arbeit von der DDR-Kulturobrigkeit zunächst benutzt, geduldet, dann mit Preisen geehrt, später kritisiert und als politisch abtrünnig und nicht tragbar ignoriert.

Ihr Leben ist ab 1957 gekennzeichnet von rastloser Betriebsamkeit, chronischen Schmerzen, Alkoholexzessen, Affektdurchbrüchen, stationären Aufenthalten und bis zu ihrem Suizid 1966 von sieben Suizidversuchen. Ihr sehnsuchtsvoller Tagtraum von einer besseren, schuld- und gewaltfreien, also sozialistischen Welt konnte in den ersten Nachkriegsjahren ungetrübt bleiben.

Aber die Ereignisse des Prager Frühling, des 17. Juni, des Mauerbaus und vor allem die von der Obrigkeit unterdrückte kritische Aufdeckung der alltäglichen Widersprüche und der unverhüllten Doppelmoral führten in ihr zu Resignation und zu Gefühlen von Vergeblichkeit (Müller 1997, S. 86):

»Hinter der Pappfassade
Ein Nichts das wächst
Aus Allerwelt Kraft
Leben aus Möglichkeiten
Endlich Leben
Jedes für sich und nicht mehr auszugeben:
Die Wahrheit leise und unerträglich.«

Ihre wachsende Desillusionierung beförderte einerseits die vertiefte Auseinandersetzung mit der politischen Gegenwart, aber begann gleichzeitig die bis dahin hinlänglich gelungene Abwehr der Traumafolge *Lebensangst* zu untergraben.

Je weniger sie beschäftigt war mit dem Verlust der Sozialismus-Illusion, umso intensiver musste sie *sich selbst* thematisieren mit der fatalen Konsequenz, dass Abwehrfunktionen wie Dissoziation, Verdrängung und Idealisierung versagten und übermächtige Ängste nur noch mit Sucht und Schmerz zu lindern, zu betäuben waren.

Die innere Zuversicht, dass es zwischen Geburt und Tod eine gute Zeitspanne zum Leben, zum gelassenen Leben-Können gibt, konnte sich in ihr nie festigen.

Ich sehe in ihr dauerhaft wirkende Überlebensschuld und Ohnmachtsgewissheit (Hilflosigkeit des ICH) und deren Abwehr im immer neuen Errichten des Wunschtraums leben zu dürfen und zu können (Triebkräfte des ES).

Die Zeilen aus ihrem Gedicht »Die Unauffälligen« (ebd., S. 118) mögen das verdeutlichen:

»Wenn kein Wort mehr hilft
Finden sie ein Neues
Im Sterben
Planen sie
Das Leben«.

Ihr Wunsch, leben zu können, heftete sich an symbiotische, spiegelnde, aber auch gleichzeitig ambivalente Bindungswünsche: an Personen, an gesellschaftliche, kommunistische Ideale und Utopien.

Wobei das vermutlich gute innere Objekt, für die das innere Bild der umsorgenden, Geborgenheit spendenden Großmutter (die ihr Märchen erzählte, viele) als Quelle ihrer lebensbejahenden Kreativität und Fantasie stehen mag.

Dabei bleibt Inge Müller gleichsam bis über ihren Tod hinaus »zweitrangig«, wie symbolisch bereits zu ihrer Geburt, dann in ihren Ehen und letztlich auch mit ihrem Schaffen, vor allem in der Verbindung mit Heiner Müller.

»In der zweiten Reihe bleiben«, interpretierbar als ihre unbewusste Strategie, quasi im Schatten eines nahestehenden Menschen Sicherheit zu finden, statt »allein« unerträglicher Lebensangst ausgesetzt zu sein.

In diesem Jahr (2005) wäre sie achtzig Jahre alt geworden. Welche ergreifenden Gedichte konnte sie nicht mehr schreiben, welche würde sie im heutigen Deutschland schreiben? Hat sie mit dem innen durchlittenen und außen wahrgenommenen Verlust von menschlich-sozialistischen Idealen, mit ihrem traumatischen Illusionsverlust im real existierenden Sozialismus, »unsere Wende« mit den möglichen seelischen Folgen nicht schon irgendwie vorweggenommen?

Aber dennoch und wie gut, Inge Müller ist es mehr als zwanzig Jahre nach ihrem Tod und nach dem Tod des von ihr gleichzeitig beförderten wie kritisierten DDR-Staates endlich gelungen, mit ihrer Kunst »erstrangig« und für uns wieder lebendig zu werden.

Ich weiß, was gut für dich ist

Ich berichte nun über Frau A., 1956 in der DDR geboren und bis heute quasi an diesem »Ort« lebend. Zunächst einige Mitteilungen aus ihrer Biografie.

Sie ist das älteste von vier Kindern politisch angepasster Eltern und DDR-Bürger. Als Chefsekretärin, Zivilangestellte, SED-Genossin und Geheimnisträgerin arbeitete sie bis 1989 bei der Nationalen Volksarmee

(NVA) und in Moskau, wo sie auch ihren damaligen Lebensgefährten – ihren heutigen Mann – kennenlernte. Sie habe bei der Armee sehr gern gearbeitet, die dortige Ordnung und Hierarchie hätten ihr gefallen: »Der Chef war wie ein Gott für mich«. Mit der Auflösung der NVA wurden Frau A. und ihr Lebensgefährte quasi »über Nacht« arbeitslos. Frau A. erinnert sich, in der Umbruch-Wende-Zeit von einer Freundin aus dem damaligen beruflichen Umfeld »aufgefangen« worden zu sein. Sie arbeitet nun seit einigen Jahren in einer Anwaltskanzlei als Anmeldekraft. Es befriedige sie, der Chefin und den Klienten zu dienen. Die nur 1,50 große und selbst kinderlos gebliebene Frau A. entwickelte mit der Zeit eine tiefe Zuneigung zu einer jungen Kollegin.

Diese tat ihr wegen Geldknappheit oft leid. So entschloss sich Frau A., ihr in regelmäßigen Abständen anonym eine größere Summe Geld zukommen zu lassen. Der Kollegin wurde es zunehmend unbehaglich und sie fühlte sich bald verfolgt. Als diese im Kollegenkreis dann ihren Entschluss mitteilte, den unbekannten Wohltäter polizeilich anzuzeigen, bekannte sich Frau A. als Absenderin. Daraufhin brach die Kollegin jeglichen Kontakt zu Frau A. ab, was bei ihr eine anhaltende Angststörung auslöste.

Die in der DDR aufgewachsene Frau A. partizipierte mit Unterwerfung und Anpassung auf indirekte und latente Weise nicht nur in sozialer Hinsicht sondern auch intrapsychisch an den selbstverständlichen Privilegien der gelebten Staatsnähe. Die unscheinbare, aber intime Nähe zu Macht und Obrigkeit diente auch der Ausgestaltung ihres infantilen, narzisstischen Größenselbst. Einerseits entspricht der bewusst gezeigte und offen gelebte Altruismus von Frau A., gepaart mit dem »Ich weiß, was gut für dich ist«, einem sozialistischen Ideal der DDR-Mächtigen, andererseits diente diese Ideologie gleichzeitig der persönlichen Befriedigung, mit Altruismus abgewehrten Macht- und Geltungsansprüche.

Bemerkenswert ist, dass Frau A. trotz derzeitiger einschneidender Lebensereignisse nicht zur »Wendezeit« behandlungsbedürftig dekompensierte, sondern Jahre später. Sie fühlte sich zur Wendezeit »aufgefangen«, was wohl – neben der erfahrenen Solidarität gleichbetroffener DDR-Bürger – vor allem durch die gemeinschaftliche Selbstwahrnehmung als politisch-gesellschaftliche »Wende-Opfer« gelang.

Anders verlief für Frau A. die Beziehungsgestaltung zu der jungen Kollegin, längst beide Bürger eines nicht-sozialistischen Staates.

Mit den anonymen Geldgeschenken greift Frau A. in ihrem Selbstverständnis wohlwollend, (wie früher die Staatspartei mit der Durchsetzung seiner sozialistischen, scheinbar fürsorglichen Ideologie) in das Leben eines anderen Menschen ein, eben »eingreifend«.

Die Ankündigung der polizeilichen Anzeige wird für Frau A. zu einer traumatisierenden Situation, sie wandelt sich in ihrer Selbstwahrnehmung vom angeblich guten Verfolger zur wehrlos und ungerecht Verfolgten. Ihre innere Werte- und Abwehrstruktur bricht zusammen und Hilflosigkeit bleibt. Hinter dem sich bemächtigenden, gleichzeitig maskierten Altruismus werden die bisher abgespaltenen, mit sozialistischer ideologiebefrachteten Einfluss- und Machtansprüche spürbar. Dieses Mal wurde sie nicht von einer Freundin aufgefangen, erlebte sich isoliert und bedroht, ohne Solidarität im Opfer-Sein, keinen Schutz durch Mächtigere und keine Partizipation an der Macht.

An dieser Lebensgeschichte ist vielleicht erkennbar, dass der Weg zwischen dem latenten Wunschtraum von Allmacht zu der Erfahrung vom Trauma der Ohnmacht sehr kurz sein kann. Gegen Ende der Therapie hat Frau A. mit ihrem langjährigen Lebensgefährten – nach dessen lange zurückgehaltenem Heiratsantrag – die Ehe geschlossen. Möglicherweise hat sie mit dieser nun staatlich legitimierten Verbindung auch ein Stück ihrer inneren Biografie, ihr Ich-Ideal für sich reparieren oder retten können.

Frau A. hat mit Hilfe einer Therapie und der für sie nun befriedigenden Lebensumstände die Angststörung überwinden können. Ein distanzierter, vorsichtiger Kontakt wird seitens der geschätzten Kollegin inzwischen wieder zugelassen. Frau A. versucht, mit dem auferlegten Verzicht zufrieden zu sein, sich zu begnügen. Bei allem aber ist für Frau A. die innere Verwunderung geblieben, dass »alles« so schief gegangen ist, sie habe es doch nur gut gemeint.

Literatur

Barwinski-Fäh, Rosemarie (2001): Trauma, Symbolisierungsschwäche und Externalisierung im realen Feld. Forum Psa. 1/2: 20–37.

Bohleber, Werner (2000): Die Entwicklung der Traumatheorie in der Psychoanalyse. Psyche – Z Psychoanal 9/10: 797–833.

Braun, Volker (1988): Unvollendete Geschichte. Halle (Mitteldeutscher Verlag).

Braun, Volker (2000): Lustgarten, Preußen. Ausgewählte Gedichte. Frankfurt a. M. (Suhrkamp Taschenbuch Verlag).

Fischer, G.; Riedesser, P. (1988): Lehrbuch der Psychotraumatologie. München (Reinhardt).

Freud, Sigmund (1999): Die Traumdeutung. In: Gesammelte Werke, II/III, 127–130. Frankfurt a. M. (Fischer Taschenbuch Verlag).

Geipel, Ines (2204): Dann fiel auf einmal der Himmel um. Inge Müller. Die Biografie. Reinbek bei Hamburg (Rowohlt Taschenbuch Verlag).

Herles, Wolfgang (2004): Wir sind kein Volk. Eine Polemik. München (Piper Verlag).

Küchenhoff, Joachim (1996): Zum Stellenwert der Biografie in der Psychoanalyse. Zsch. psychosom. Medizin 42: 1–24.

Müller, Inge (1997): Wenn ich schon sterben muß. Gedichte. Berlin (Aufbau Taschenbuch Verlag).

Ogden, Thomas, H. (2001): Analytische Träumerei und Deutung. New York, Wien (Springer Verlag).

Rehmann, Heiko (2005): Ein jeder Gruß ist, den du schenkst, bitter. Frankfurter Allgemeine Zeitung, 10.03.2005, Nr. 58, S. 37.

Schippan, B.; Baumann, K.; Linden, M. (2004): Weisheitstherapie – kognitive Therapie der posttraumatischen Verbitterungsstörung. Verhaltenstherapie 14: 284–293.

Schmidbauer, Wolfgang (2005): Lebensgefühl Angst. Freiburg, Basel, Wien (Herder).

Traumatisierung durch sexuelle Gewalt

Aspekte der Behandlung

Christa Ecke

Neben der politischen Gewalt, Gewalt, die durch gesellschaftliche Umbrüche ausgelöst und von einem diktatorischen System unterhalten wurde, gab es in Ostdeutschland auch Gewalt und sexuelle Gewalt in den Familien, die Kindern und Jugendlichen angetan wurde. Diese tritt in kapitalistischen und sozialistischen Gesellschaften auf, sie ist ein besonderer Aspekt patriachalischen Herrschaftsverhaltens, das durch alle Bevölkerungsschichten zu gehen scheint. Laut Statistischem Jahrbuch der DDR (1989) gab es in den Jahren 1984–1988 jährlich etwa 1100 vor Gericht behandelte Straftaten wegen sexuellen Missbrauchs von Kindern und Jugendlichen. Die Anzahl der nicht angezeigten Fälle ist um ein vielfaches höherer. Mir sind nur wenige Betroffene begegnet, die den Täter angezeigt haben, bzw. der von ihren Familienangehörigen angezeigt wurde. Wegen der hohen Dunkelziffer von nicht angezeigten Straftaten – man rechnet ca. mit dem 10-fachen – fällt ein zahlenmäßiger Vergleich mit der BRD schwer. Im selben Zeitraum wurden dort jährlich ca. 1400 Straftaten verhandelt (bei fast 3-facher Bevölkerungszahl). Möglicherweise sind in einem System, das von Misstrauen gekennzeichnet ist und das vom Misstrauen indirekt unterstützt wird, die Türen auch diesbezüglich durchsichtiger, sodass eine größere Zahl von Taten zur Anzeige kommt. Eine andere Erklärung ergibt sich aus den in vielerlei Richtung forcierten Gruppenaktivitäten für Kinder und Erwachsene (Pioniergruppe, Arbeitsgemeinschaft, Sportgemeinschaft, FDJ-Gruppe, Studiengruppe, Arbeitskollektiv usw.), in denen die Person oft zeitgleich verankert war und die vielleicht die Intimität und Abgeschlossenheit der Klein-Familie begrenzten.

In den letzten Jahren ist eine Vielzahl von Therapiemöglichkeiten für traumatisierte Menschen entstanden, die neben unterschiedlichen theoretischen Ansätzen ihre Berechtigung haben, aber auch die Bewältigungsversuche der Therapeuten unterschiedlicher Richtungen widerspiegeln, mit dem erfahrenen Leid, der in ihnen ausgelösten Wut, der Ohnmacht und Hilflosigkeit umzugehen. Eine wesentliche Herausforderung besteht für den Therapeuten darin, das Erlittene zu benennen, die oder den Betroffene/n empathisch zu begleiten, dem Leid abstinent, aber nicht neutral gegenüber zu stehen. Fischer und Riedesser (2003, S. 201) sprechen in diesem Zusammenhang auch von Dezentrierung und parteilicher Abstinenz.

Ich beschäftige mich im Folgenden mit der Therapie für diejenigen, die in ihrer Kindheit in ihrer Familie sexuelle Gewalt erfahren haben. Meine Beschäftigung mit dem Thema begann vor mehr als 20 Jahren als ich anfing, Patientinnen in geschlechtshomogenen Gruppen unter stationären und ambulanten Bedingungen nach der Konzeption der Intendierten Dynamischen Gruppenpsychotherapie zu behandeln. Während sexuelle Gewalt in heterogenen Gruppen damals selten thematisiert wurde, ermöglichten Gleichartigkeit und Intimität in der Frauengruppe das Aussprechen des Geschehenen. Im Laufe der Jahre haben sich meine Vorstellungen von den Zielen einer analytischen Psychotherapie bei Gewalterfahrenen verändert, das theoretische Verständnis über den Vorgang der Traumatisierung hat sich erweitert. Ging es anfangs um das Benennen des Traumas, der Schuld der Erwachsenen/Täter – durch die Verstärkerwirkung der therapeutischen Gruppe deutlicht wahrnehmbar gemacht, Überwinden der oft vorhandenen Isolation der Patientin durch Integration in die Gruppe und späteren Transfer in das soziale Umfeld, das damit eine gewisse Attraktivität erhielt – blieb doch die Bearbeitung der im Prozess der Traumatisierung entstandenen Beschädigung und deren Folgen zu unspezifisch. Heute steht für mich die Beschädigung der Betroffenen durch die im Prozess der Traumatisierung erworbenen Abwehrstrategien des Ichs, die wiederkehrenden Ohnmachtgefühle oder die Wechsel von Erregungsstürmen und Fühllosigkeit der Betroffenen im Vordergrund, die ein freudvolles und vitales Leben verhindern. Als Therapieziel steht neben der Wiederherstellung der Biografie das Wiederherstellen von Grenzen für die Patientin, die Erlangung von Leidens- und Genussfähigkeit.

Bei der Betrachtung der auf der Tagung mitgeteilten Erfahrungen von Traumatisierungen durch Kriegserlebnisse, Vertreibung, politischen Inhaftierung usw. stellt sich die Frage, wodurch sich in der Familie erlittene Traumata von den anderen unterscheiden und ob dies Konsequenzen für die Behandlungstechnik hat.

Für Vertriebene und Verfolgte, die in stabilen familiären Zusammenhängen leben, zerstört die Traumatisierung die Zuverlässigkeit der äußeren Realität (vgl. Bomberg in diesem Buch). Aber die bis dato gelebten Bindungen ermöglichen Hoffnung und Zuversicht in ein bestehendes Netzwerk. Auch die Zugehörigkeit zu politischen Gruppierungen ermöglicht durch die Orientierung an Werten und Idealen eine Stabilisierung mit Blick auf eine Perspektive.

Diese Möglichkeiten hat eine in der Familie traumatisierte Person nicht, zumal die Tabuisierung des Geschehens im Umfeld des auch real abhängigen Kindes erheblich ist. Für die Einschätzung der Ressourcen ist zu bedenken, in welchem Alter die Traumatisierung stattfand, ob es sich um ein einmaliges oder kumulatives Ereignis handelte.

Nach Fischer und Riedesser verstehen wir unter einem Trauma

> »ein vitales Diskrepanzerlebnis zwischen bedrohlichen Situationsfaktoren und den individuellen Bewältigungsmöglichkeiten, das mit Gefühlen von Hilflosigkeit und schutzloser Preisgabe einhergeht und so eine dauerhafte Erschütterung im Selbst- und Weltverständnis bewirkt« (ebd., 2003, S. 82).

Die Traumatisierungen, von denen ich hier ausgehe, fanden im engen Familienrahmen statt. Es sind sogenannte Beziehungstraumata – da der Täter eine enge Beziehungsperson des Opfers ist. Dadurch ist nicht nur das Urvertrauen in die Zuverlässigkeit der sozialen Beziehungen erschüttert, es entwickelt sich ein verarmtes Verständnis der mentalen Verfassung anderer (Gergely et al. 2003). Damit befindet sich die Person in einem Kokon eigener Vorstellungen und Wahrnehmungen, der sie nicht mit anderen in genügendem Maße in Kontakt sein lässt. Die Wahrnehmung ihrer Realität ist in mehrfacher und unspezifischer Weise verändert, zumal auch an der Zuverlässigkeit der eigenen Kognitionen gezweifelt wird.

Bereits Ferenczi (1933) stellte die Abfolge der Traumatisierung auf, die Hirsch (2004, S. 55) in folgende Reihe brachte:

- das harmlose Spiel eines kindlich liebenden Kindes mit einem geliebten Erwachsenen,
- ein unbegreifliches, überraschendes oder chronisch gewalttätiges Ereignis von demselben Erwachsenen verursacht,
- das Leugnen des Erwachsenen, die Nichtanerkennung der (affektiven) Qualität des Geschehenen, der Weigerung der Auseinandersetzung damit.

Ferenczi schreibt weiter (1982, S. 308f.):

> »Schwer zu erraten ist das Benehmen und das Fühlen von Kindern nach solcher Gewalttätigkeit. Ihr erster Impuls wäre: Ablehnung, Hass, Ekel, kraftvolle Abwehr [...] dies wäre die unmittelbare Reaktion, wäre sie nicht durch eine ungeheure Angst paralysiert. Die Kinder fühlen sich körperlich und moralisch hilflos, ihre Persönlichkeit ist noch zu wenig konsolidiert, um auch nur in Gedanken protestieren zu können, die überwältigende Kraft und Autorität des Erwachsenen macht sie stumm, ja beraubt sie oft der Sinne. Doch dieselbe Angst, wenn sie einen Höhepunkt erreicht, zwingt sie automatisch, sich dem Willen des Angreifers unterzuordnen, jede seine Wunschregungen zu erraten und zu befolgen, sich selbst ganz vergessend sich mit ihrem Angreifer zu identifizieren. Durch die Identifizierung, sagen wir Introjektion des Angreifers, verschwindet dieser als äußere Realität und wird intrapsychisch [...] hört der Angriff als starre äußere Realität zu existieren auf, und in der traumatischen Trance gelingt es dem Kind, die frühere Zärtlichkeitssituation aufrecht zu erhalten.
>
> Doch die bedeutsamste Wandlung, die die ängstliche Identifizierung mit dem erwachsenen Partner im Seelenleben des Kindes hervorruft, ist die Introjektion des Schuldgefühls des Erwachsenen, das ein bisher harmloses Spiel als strafwürdige Handlung erscheinen lässt.
>
> Erholt sich das Kind nach einer solchen Attacke, so fühlt es sich ungeheuer konfus, eigentlich schon gespalten, schuldlos und schuldig zugleich, ja mit gebrochenem Vertrauen zur Aussage der eigenen Sinne.«

Durch den von Ferenczi mit Sprachverwirrung bezeichneten Vorgang (Wechsel von Zärtlichkeit und Leidenschaft) ist eine Störung der Mentalisation eingeleitet, die sich durch die Abwehrvorgänge Identifikation mit dem Aggressor und Introjektion des Schuldgefühls des Täters fortsetzt. Diese Störung der Mentalisation, die durch eine Veränderung der Selbst- und Objektrepräsentanzen hervorgerufen wird, führt dazu, dass das Individuum Verhalten nicht mehr einzuschätzen und vorhersehen vermag. Relevante mentale Zeichen sind aufgehoben. Sehen führt nicht mehr zu Wissen, da die Zeichen die ursprüngliche gelernte Bedeutung verloren haben. Das Kind befindet sich in einem Strudel von Informationen, wird von seinen eigenen überschäumenden Gefühlen überrollt, sodass es sich nur durch Dissoziationen und Fühllosigkeit retten kann. Dies erklärt auch die im weiteren Lebensverlauf der Betroffenen zu beobachtenden Mängel der Einschätzung der mentalen Zustände anderer, der zu Wiederholung von Grenzverletzungen führt. Ist die Selbstentwertung schon mit der Introjektion des Schuldgefühls des Erwachsenen eingeleitet, so wird sie noch verstärkt durch das Wahrnehmen der Mentalisationsstörung. Handelt es sich um kumulative Traumata, zweifeln die Betroffenen auch an ihren intellektuellen Fähigkeiten.

Wesentlich für die Traumatisierung durch sexuelle Gewalt ist, dass nicht nur die Beziehung zum Täter gestört ist, sondern auch die zur Mutter, bzw. andere Bezugspersonen, die wegsehen. Hirsch schreibt (2004, S. 35): »Über die überwältigende Gewalterfahrung, den Verrat der Beziehung und die Verlustdrohung hinaus ist einer der wirksamsten Faktoren der Traumagenese die Abwesenheit eines Dritten, der dem Opfer die Qualität des Traumas und die Realität seiner Wahrnehmung bestätigen könnte.«

Alleingelassen, dem Täter und seiner Gewalt ausgesetzt zu sein, trägt wesentlich zum Ausmaß der Traumatisierung bei, denn je weniger die Außenbeziehungen hilfreich relativieren können, desto eher wird das Kind, bzw. das Opfer der Gewalt überwältigt und gezwungen, sich kindlich liebend vom Täter die narzisstische Zufuhr zu erhoffen. Gerade diesen Aspekt erlebe ich in den Therapien als sehr schmerzhaft – die Gestörtheit oder das Fehlen der Beziehung zur Mutter und anderen Familienmitgliedern, die in ihrer Teilnahmslosigkeit oder Hilflosigkeit und dem nachfolgenden Wegsehen das Kind nicht beschützen können oder wollen, was die Patientinnen erst nach langer Therapie reflektieren können.

Bereits Ferenczi hatte die Bedeutung der Mutter im Prozess der Traumatisierung betont. So schreibt Sabourin im Nachwort des Klinischen Tagebuchs: »Denn es ist Ferenczi, der das Leugnen des Stattgefundenen seitens der Mutter als den Faktor betrachtet, der das Trauma pathogen macht, also nicht nur die Vergewaltigung, sondern auch die ihr folgende Verleugnung und Verleumdung« (Ferenczi 1988, S. 287).

Die Traumatisierung im familiären Milieu ist also begleitet von Beziehungsstörungen, die die Tat erst möglich machen, deren Tabuisierung durch alle Mitglieder der Familie getragen wird. Es gibt keine verinnerlichte verlässliche Beziehung, an die in der Therapie angeknüpft werden könnte. Die durch die geschilderten Abwehrvorgänge erzeugte Selbstentwertung, der Rückzug in die Fühllosigkeit – bei oft maximaler Verspannung – und die Störung der Mentalisation verhindern eine Versprachlichung des Erlebten.

Die Folgen für die Betroffene sind erheblich: Neben Ängsten, Depressionen, Schlafstörungen, Alpträumen, Flashbacks, hohe Dissoziationsneigung, Essstörungen, Suizidgedanken und -versuchen, ist sozialer Rückzug häufig, der auch Selbstbeschädigungen lange unerkannt sein lässt. Die soziale Isolation ist oft erheblich. Beziehungsabbrüche kommen häufig vor. Patienten mit erfahrener sexueller/körperlicher Gewalt klagen signifikant häufiger über somatoforme Beschwerden als Patienten mit Traumata, die nicht durch Menschen verursacht wurden (Tagay et al. 2004), über den Körper wird Erlittenes kommuniziert.

Eine von diesen Patientinnen möchte ich Frau H nennen. Ich habe sie drei Jahre mit einer modifizierten analytischen Einzeltherapie behandelt, sie hat diese Behandlung zehn Stunden vor dem Ende des bewilligten Stundenkontingentes abgeschlossen.

Sie kam 30-jährig auf Anraten der Kinderpsychiaterin ihrer Tochter, die als hyperkinetisches Kind galt, zu mir. Die Kollegin hatte bemerkt, mit ihr »stimmt es nicht«. Die Patientin hatte sich schon länger um die Tochter, die Mittelpunkt ihres Lebens war, gesorgt, ob sie ihr mit ihren extremen

Gefühlsschwankungen, mit der Isoliertheit der Familie, mit ihren Essgewohnheiten (konnte in Anwesenheit anderer keine Nahrung aufnehmen) beeinträchtige. Sie versuchte, ihr selbstverletzendes Verhalten (Schneiden am Arm, Abdrehen der Fußnägel, stundenlanges heißes Duschen), das Schlafen in Tageskleidung, mit Fernseher und Ventilator vor ihr zu verstecken und notfalls zu rechtfertigen. Autoaggressive Handlungen kenne sie aus ihrer Kindheit, seit der Schwangerschaft seien sie aber geringer. Die Patientin litt unter vielfältigen psychosomatischen Beschwerden.

Frau H ist drittes, unerwünschtes Kind, Ergebnis eines Fehltritts der Mutter. Vom leiblichen Vater ist nichts bekannt. Sie war eine Frühgeburt, konnte erst vier Monate nach der Geburt das Krankenhaus verlassen, was die Eltern nur auf Drängen der Großeltern machten. Sie wuchs mit einem Minimum an Versorgung aber einem Maximum an Ablehnung auf. Sei Besuch da gewesen, habe man sie nachts aus dem Schlaf geholt und sie wegen ihrer Hässlichkeit zur Schau gestellt. Die Mutter sei böse und dominant gewesen, der Vater habe sich hörig verhalten. Beide hätten die Kinder geschlagen, der Vater im Auftrag der Mutter. Die Mutter sei im 12. Lebensjahr der Patientin an einer Krebserkrankung verstorben. Der Vater habe seine Trauer agiert. Frau H sei durch einen Zufall hinzugekommen und habe den Vater zurückgehalten, als dieser sich suizidieren wollte. (Noch im gleichen Jahr habe er sie vergewaltigt, erfahre ich in der Therapie nach einem Jahr.) Die größeren Geschwister hätten das Haus, in dem es nun noch mehr bergab gegangen sei, verlassen. Die Beziehung zu gleichaltrigen Kindern sei zu dieser Zeit schon gestört gewesen. Wegen ihrer unpassenden und erbärmlichen Kleidung sei sie abgelehnt und verspottet worden. Frau H habe den Haushalt versorgt. Danach habe sie oft wartend in der Haustür gestanden. Ein 30 Jahre älterer Hausbewohner, frisch geschieden, habe sie in seine Wohnung mitgenommen. Er habe sie ebenfalls vergewaltigt. Da sie seinen sexuellen Wünschen nicht entsprach, habe er sie gefügig machen wollen, gezwungen, auch mit anderen Männern zu schlafen. Nach Erreichung der Volljährigkeit von Frau H heirateten sie. In ihrem 19. Lebensjahr wurde ihre Tochter geboren. Seit dieser Zeit habe sie nur nachts gearbeitet, um tagsüber für das Kind da zu sein. Andauernde gynäkologische Beschwerden und Blutungen führten zu einer Uterusextirpation in ihrem 25. Lebensjahr.

Zur Zeit der Behandlungsaufnahme lebte die Patientin mit Tochter, Ehemann und sieben Haustieren, die sie für sich und die Tochter als Familienersatz angeschafft hatte. Sie versorgte regelmäßig den alkoholkranken Vater, der einige Straßen entfernt wohnte. Nach der ersten probatorischen Sitzung trennte sie sich vom Ehemann.

Vor mir saß eine magersüchtige Frau, mit hohlwangigem Gesicht, die mich mit ihren großen Augen nicht ansehen konnte, auf der Sesselkante, den Mantel über Arme und Hände gelegt hatte, »nicht berühren, berühr mich bloß nicht, versuche mich zu berühren!« demonstrierend, notfalls zum Absprung bereit.

Ich spürte in der Gegenübertragung unendliche Traurigkeit und Wut in mir. Obwohl im ersten Gespräch nur die Essstörung und das Duschen angesprochen waren, sah ich mich einem riesigem Potenzial von Selbstverletzungen gegenüber. Was kam da auf mich zu. Sie hatte mir kaum Raum gelassen eine Frage zu stellen, ich setzte zu einer Intervention an: »Sie sind eine Terroristin … (dann erschrak ich, es konnte nicht um mich und meine Gefühle gehen und beendete den Satz) in ihrem eigenem Körper«. Die Patientin weinte. Es war das einzige Mal in der Therapie. Es war ganz bestimmt keine gute Intervention, aber sie reichte aus, um ein minimales Verständnis von den in der Patientin innewohnenden destruktiven Kräften zu signalisieren. Ich hatte einen Weg zu ihr gefunden, der zwar schmal war, aber eine Gratwanderung zuließ. Ich hatte auch das Gefühl, dass der Weg nicht breiter sein dürfte, um nicht zur Flucht zu veranlassen.

Wie kann nun bei diesen Vorraussetzungen die Therapie gestaltet werden, welche Zielstellungen können Patientin und Therapeutin haben? Für eine klassische analytische Therapie fehlen so gut wie alle Voraussetzungen.

Wenn durch das Erleben des Traumas die Grenzen zwischen Innen und Außen, Fantasie und Realität aufgehoben sind, befinden sich die Betroffnen wie in einem Vakuum, das aber auch keine Grenzen hat. Die Therapie beginnt mit der Herstellung einer aufmerksamen und aufnahmebereiten Objektbeziehung und diese ist über einen langen Zeitraum (wie in anderen Therapien auch) Arbeitsmittel und -gegenstand. Der Unterschied besteht aber darin, dass hier eine entsprechende Vorerfahrung nicht vorliegt oder die Traumafolgen die Patientin so erschüttert haben, dass jegliche Labilisierung zu erneutem Rückzug bzw. zu Dissoziationen führt. In der Regel verfügt die Patientin auch nicht über die Möglichkeit zur therapeutischen Ich-Spaltung, die Voraussetzung für ein Arbeitsbündnis mit dem Therapeuten ist (siehe Greenson 1992). Sie kann auch partiell nicht ihre Realitätsprüfung aufgeben, da sich dann ein bedrohlicher Zustand für sie entwickelt, jede Regression in ihre Fantasiewelt kann somit eine Gefährdung für die Patientin sein.

Unerlässlich ist, dass das traumatische Geschehen in seiner Realität benannt, anerkannt und rekonstruiert werden muss. Die Analytikerin ist hier die Vertreterin der Realität, die das Geschehene aus der Tabuisierung holt. Erst auf der Grundlage einer stabilen Therapeut-Patient-Beziehung und dem Durcharbeiten der dazugehörigen Konflikte können Fantasien, die sich an das Trauma heften, bearbeitet werden. Voraussetzung ist aber, dass sich eine sichere, möglichst positiv getönte Beziehung herstellt, die Holding und Containing ermöglicht. Das heißt auch, bereit zu sein, den Hass der Patientin in sich aufzunehmen, den sie denen gegenüber empfindet, die sie traumatisiert, ihre Traumatisierung zugelassen haben, ohne sich um ihre Angst, ihr Entsetzen, ihre Wut und Verzweifelung zu kümmern. In der Regel ist es so, dass ich über projektive Identifizierung den Hass der Patientin empfinde.

Eine idealisierende oder eine negative Übertragung sind zu vermeiden. Das heißt, es ist eine optimale Distanz herzustellen. Diese Distanz ist für die Patientin notwendig, um sich die Therapeutin als gutes Objekt erhalten zu können. Frau H sagte Stunden ab, wenn diese Balance aus dem Gleis geraten war. Sie konnte eine negative Übertragung nicht zulassen, da sie nicht gute und schlechte Seiten in ihrer inneren Beziehung zur Analytikerin integrieren konnte, sie wollte mich nicht als diejenige sehen, die sie begrenzt, sie nicht versteht, sie allein lässt. Mit diesen Seiten wäre die Analytikerin in die Nähe des traumatisierenden Objektes geraten. Also ging die Patientin lieber selbst. Die Spaltung machte es für einen langen Zeitraum fast unmöglich, darüber zu reden.

Da die Möglichkeit, Objektbeziehungen einzugehen und die Fähigkeit zur Symbolisierung durch die Traumatisierung schwer beschädigt sind, müssen erst Voraussetzungen geschaffen werden, die Deutungen ermöglichen. Es geht um die therapeutische Nutzung des Möglichkeitsraumes, in dem die Patientin Regisseurin ist und bleibt und das Tempo ihrer inneren Entwicklung bestimmt. Zur Bildung einer Übertragungsneurose ist die Patientin vorerst nicht fähig. Von Winnicott stammt die Formulierung, dass Therapie wie spielen sei, aber wie spielt man mit jemandem, der nicht spielen kann?

Frau H beklagte übrigens sehr, dass sie als Kind nicht spielen konnte und sie es mit ihrer Tochter auch nicht kann, fürchtete für sie Entwicklungsdefizite. Gelang es in der Therapie, eine haltgebende, entspannte Beziehung zu haben, in der sie genügend Sicherheit erlebte, konnte sie, wenn auch vorsichtig auf Wortspiele einlassen, die das Assoziieren und Fantasieren vorbereiteten.

Überblickt man die analytische Literatur des letzten Jahrzehnts, so besteht bei einer Reihe von Autoren die Meinung, dass die Folgen eines Traumas dem Bild der Borderline-Störungen entsprechen, man in der Regel eine modifizierte analytische Therapie machen sollte. Modifiziert im Setting, d. h. im Sitzen und in der Stundenfrequenz, Regressionstoleranz und -fähigkeit und das Auftreten von Dissoziationen beachtend.

Im Vorgang der Traumatisierung kommt es zu einer Affektentleerung. Krystal (2001) hat das automatenhafte Verhalten der Holocaust-Opfer beschrieben, das ein Überleben möglich macht. Wir können Ähnliches bei Opfern sexueller Gewalt bemerken – starre oder ausdruckslose Mimik, sachliche Beschreibungen, als rede jemand aus weiter Ferne. Verspannungen in allen Körperregionen, auch eine Fühllosigkeit. Eine wichtige Aufgabe der Therapie besteht darin, die eingefrorenen Gefühle wieder zugänglich zu machen. Manchmal beobachte ich mich dabei, dass ich genauer artikuliert und lauter als gewöhnlich rede. Wie mit einem Säugling, über dessen Bettchen ich mich beuge. Ich lege Wert auf Adjektive, rege die Patientin zu Beschreibungen an. Gelingt dies, kann sie sich im Verlauf der Therapie nicht nur mit ihren Gefühlen ausdrücken, auch Mimik, Körperhaltung und Kleidung verändern sich (Frau A sagte, sie könne Farben tragen und strahlte mich an).

Eine Möglichkeit, den Zustand der Patientin zu erfassen und zur Intervention zu nutzen, besteht in der Körperempathie, d. h. der körperlich erlebten Gegenübertragung (vgl. Hess-Liebers 1999), die auf einer basalen

Ebene das Geschehen in der Patientin widerzuspiegeln vermag und so Zugänge zu ihren Empfindungen erlaubt.

Wesentliche Meinungsverschiedenheiten sind im letzten Jahrzehnt durch unterschiedliche Standpunkte ausgelöst worden, ob das Trauma in der Therapie wieder erlebt werden muss, damit es bearbeitet werden kann.

Eine Erzählung der Geschehnisse ist wenig hilfreich. Die Zerstörung der Beziehungen, Identifikation mit dem Aggressor und Introjektion des Schuldgefühls und Störung der Mentalisation sind so erheblich in der destruktiven Wirkung auf die Patientin, dass es wesentlich erscheint, sie zu bearbeiten. Dieser Aspekt der analytischen Therapie ist oft missverstanden und gilt bei einigen Kollegen als sadistische Prozedur. Über Gefühle von Hilflosigkeit und schutzloser Preisgabe kann man aber nicht rational verhandeln, Affekte kehren auch nicht auf Kommando zurück. Wie geschieht das aber und wie kommt das Trauma in die Übertragung, ein Beispiel für eine Grenzüberschreitung meinerseits:

Nach 40 Therapiestunden kam Frau H mit gesenktem Kopf in die Stunde. Wir schwiegen lange. Die Patientin sprach von Sinnlosigkeit und Therapieabbruch. Ich spürte Ärger in der Gegenübertragung, hatte das Gefühl, dass sich etwas in unserer Beziehung seit der letzten Stunde verändert hatte und ich formulierte dies. Frau H ließ den Kopf noch mehr vorn überfallen, die Haare verdeckten fast ihr Gesicht. Nach einer langen Pause reichte sie mir mit der Bemerkung – sie könne nicht anders – einen Zettel, ich nahm ihn, achtete aber auf die Reaktion der Patientin. Ich fühlte mich wie ein Käfer unter einem Mikroskop geprüft, versuchte, die letzte Stunde zu rekonstruieren, was mir erst einmal nicht gelang. Ich las die Seite laut vor. Frau H beschrieb ihre dissoziative Identitätsstörung, die sie seit der Kindheit hatte, wenn die Mutter sie schlug bis der Bügel zerbrach. Es war eine Katja da, die Kämpfe führte, die sie begleitete, wenn sie sich in Höhlen versteckte, die ihr in Situationen mit dem Vater und später mit dem Ehemann beistand, und zwar insofern als sie sich verdoppelte. Von diesem Mechanismus hatte die Patientin bisher aus Angst, für verrückt gehalten zu werden, nichts mitgeteilt. Deswegen die scharfe Beobachtung. Eine klärende Intervention brachte die Bestätigung. Ich fragte, ob Katja auch hier bei uns war. Heftiges Nicken. Wo hatte ich mich schuldig gemacht? Dann fiel mir die Abschiedsszene der letzten Stunde ein.

Frau H trug bisher nur Jeanshosen. Zur letzten Stunde hatte sie sich aber herausgeputzt. Vielleicht mir zuliebe. Sie trug Pumps, einen engen Rock, der eine handbreit ihre Oberschenkel bedeckte, eine weiße langärmelige Spitzenbluse und hatte das strähnige Haar mit einer Samtschleife aufgesteckt. Sie bot ein erbarmungswürdiges Bild, es waren ein unpassendes Outfit und die Magersucht pur – ich konnte keine Formulierung finden, nahm mir vor, sie zu einer Internistin zu schicken. Bei der Verabschiedung hatte ich wohl doch eine Bemerkung gemacht. Ungefähr wie »Schönen Tag noch – (im Wegdrehen) in dem Aufzug«. Damit waren die in der Kindheit erlebten Kränkungen präsent und ich hatte den Boden des neutralen Objektes verlassen. Das Ungeschehenmachen mithilfe von Katja gelang nicht. Erst im dritten Therapiejahr war Katja nicht mehr vorhanden und die Patientin fühlte sich wie erlöst, froh, ihre Dinge allein regeln zu können.

Neben dem Somatisieren und dem Dissoziieren ist die Selbstbeschädigung der Patienten eine fast regelmäßig Begleitung in der Therapie. Sie wird zur Spannungsregulierung eingesetzt, kann Suizidfantasien und -versuche ersetzen. Frau H hatte schon in der zweiten Sitzung vom heißen Duschen, der Gewohnheit, sich die Fußnägel abzudrehen und abzuziehen gesprochen. Ich fühlte regelrecht den Schmerz, den sie nicht hatte. Schon die Vorstellung der Handlung verursachte mir Gänsehaut und Übelkeit. Kam eine solche Selbstverletzung zur Sprache, fühlte ich mich ungenügend als Therapeutin, wollte EMDR oder ähnliches Lernen um die Pein (für uns beide!!) zu mindern, fühlte mich bestraft. Zunehmend wurde es jedoch möglich, dass die Patientin ihre Spannungen analysieren konnte. Sie tat es anfangs allein, berichtete nachträglich darüber, so wie ich mich auch sonst vor vollendete Tatsachen gesetzt fühlte. Man kann darin den Versuch sehen, die zarte, haltgebende Objektbeziehung nicht zu erschüttern, da sie zu diesem Zeitpunkt schon über Möglichkeiten verfügte, darüber eine Vorstellung zu haben, was ich dachte und fühlte.

Wenn die Identifizierung mit dem Aggressor ein wichtiger und wesentlicher Mechanismus ist, muss es in der Therapie zu einer Entidentifizierung kommen. Das setzt voraus, dass die Patientin zunehmend in die Lage kommt, ihre Objektbeziehungen reflektieren zu können, was bedeutet, dass mehr Selbstsicherheit vorhanden ist und sich die Patientin mit ihren Introjekten auseinandersetzen kann. Zuvor brach Frau H den realen Kontakt zu dem inzwischen pflegebedürftigen Vater ab (für den sie bis dahin wöchentlich eingekauft hatte, dem sie die leeren Flaschen entsorgt und dem sie die Wäsche gewaschen hatte – wie auch in der Regel die anderen Patienten zu dieser Zeit den so genannten Täterkontakt abbrechen).

Das Rückgängigmachen der Identifizierung mit dem Aggressor geschieht auch dadurch, dass die Analytikerin die Haltungen derjenigen, die die Patientin traumatisiert haben, fragwürdig erscheinen lässt. Sie wird damit zur Zeugin der Traumatisierung und hat damit eine unterstützende Funktion.

Traumatisierte Patientinnen lassen sich nicht wohlgefällig auf das Setting ein. Was in Therapien neurotischer Patienten deutliche Widerstandsphänomene sind, hat hier einen anderen Bedeutungshof: Kontrolle über die Situation zu haben ist nicht nur ein Zeichen des Vermeidens von Abhängigkeit, sondern sollte als Leistung gedeutet werden, für die eigenen Sicherheit zu sorgen. Als ich Frau H diese Deutung gab, erntete ich schieres Unverständnis – so hatte sie das gar nicht gesehen. Dabei stellte es sich im Weiteren heraus, dass sie einem spontanen Gefühl nachgegangen war, aber den Wert der eigenen Sicherheit und dass sie selber dafür verantwortlich war, noch gar nicht reflektiert hatte.

Neben der langwierigen Herstellung der einzelnen Facetten im Beziehungsaufbau der Patientin zur Analytikerin, dem Versuch, das gute Objekt zu erhalten, den wiederkehrenden Spaltungen, die eine negative Übertragung nicht möglich sein lassen, sind es die heftigen Affektstürme im Analytiker, die eine Therapie dieser Patientinnen beschwerlich machen. Wison und Lindy (nach Fischer/Riedesser 2003) beschreiben für die (nicht nur analytischen) Traumatherapien Gegenübertragungsreaktionen, mit denen Therapeuten zu kämpfen haben. Sie unterscheiden als Grundtypen: Überidentifizierung versus Vermeidung, eine an therapeutischen Normen orientierte versus persönliche Haltung.

Daraus ergeben sich verschiedene Muster unkontrollierter Gegenübertragungen beim Therapeuten: Ungleichgewichte der empathischen

Bemühungen mit Unsicherheit, Verletzlichkeit und unmodulierten Affekten, Rückzug aus der empathischen Verständigung mit fassadenhaftem Verhalten, Intellektualisierung und Fehlwahrnehmung der Beziehungsdynamik, Empathieverdrängung mit Rückzugsverhalten des Therapeuten, Verleugnung und Distanzierung, Grenzvermischung mit Überengagement und gegenseitiger Abhängigkeit.

Ärger und Furcht sowie emotionale Anästhesie und Vermeidungsreaktionen treten als unmodulierte Affekte besonders häufig auf. Traumapatienten reagieren auf unbewusste Abwehrvorgänge der Therapeuten sehr sensibel, da sie im Umgang mit anderen Personen an diese Reaktionen gewöhnt sind, wenn sie über ihre traumatischen Erfahrungen zu sprechen beginnen. Lassen Therapeuten diese Reaktionen erkennen, könnte dies ein Grund sein, dass kein Arbeitsbündnis zustande gekommen ist. (Aus den geschilderten Besonderheiten ergibt sich ein Hinweis auf die Entstehung der mutuellen Analyse bei Ferenzci, der mit dem gegenseitigen Analysieren die Vorbehalte der Patientinnen aufzulösen versuchte.)

Die Patienten fühlen sich alleingelassen und diesmal von einer Person, die besonders legitimiert schien zu verstehen.

Intensive Gefühle von Wut und Ärger können auch als Gegenübertragungsreaktionen entstehen, wenn sich der Therapeut von der Traumageschichte überschwemmt fühlt.

Man kann Wut entwickeln auf den Täter, die Gesellschaft, die dem Opfer nicht genügend geholfen hat, auf die Patientin, die mit der Traumageschichte überschwemmt. Ich habe aber auch die Erfahrung gemacht, dass die Patienten, nachdem sich eine sichernde Beziehung hergestellt hat, das Objekt auch nicht gefährden und verlieren wollen, ihre Informationen begrenzen, möglicherweise als Ausweg zu dissoziieren beginnen. Das Dissoziieren wird hier also nicht durch die erlebte Erfahrung ausgelöst, sondern durch die erlebte Gefährdung der Beziehung. Die Analyse der Gegenübertragungsgefühle ist eine notwendige Bedingung, um die Patientin in ihrem eigenen Erleben zur Geltung bringen zu lassen.

Furcht kann man empfinden, wenn die Patientin mit großer Intensität von den Schrecken des Traumaerlebnisses berichtet. Die Therapeutin fühlt sich in eine bedrohliche Welt versetzt, die keinerlei Sicherheit bietet. Ängstlichkeit und Unsicherheit entsteht, wenn die bedrohliche

Situation zu sehr auf die Therapeutin wirkt und sie eine Erschütterung ihres Weltbildes erlebt, die die Patientin erleben musste.

Häufig entstehen auch Schuldgefühle in der Gegenübertragung als eine sekundäre Überlebensschuld, d.h. die Therapeutin fühlt sich schuldig, weil die Patientin eine Situation erleben musste, von der die Therapeutin verschont blieb, bzw. wird auch eine Zuschauerschuld beschrieben, die durch unbewusste Selbstvorwürfe der Therapeutin zustande kommt, das Trauma nicht verhindert zu haben und es gibt Schuldgefühle, weil der therapeutische Prozess nicht schnell genug Besserung verspricht (das mag auch die Vielzahl der Fortbildungsmöglichkeiten und -richtungen in der Traumatherapie erklären).

In der Literatur wird auch ein sogenannter Empathiestress beschrieben, der aus dem empathischen Anhören des Traumaberichtes entsteht, besonders, wenn die traumatischen Erfahrungen einen langen Zeitraum umfassen, die Patientin ihre Biografie rekonstruieren möchte, weil lange Zeiträaume einer Amnesie unterliegen.

Besonders bei Frau A kann ich an lange Zeiträume in der Therapie erinnern, in denen ich mich über weite Stundenabschnitte wie gelähmt und benommen fühlte. Dies wurde durch die Einleitung einer Rekonstruktionssequenz vorbereitet. Die Patientin schilderte einen Traum, der zu Erinnerungsfetzen führte. Während der Traumerzählung legt sie die Attribute ihres Erwachsenseins – ihre Ringe, Armband und Uhr auf ein Tischchen, das neben ihr stand, was bei mir schon die Vorbereitung für die oben geschilderten Symptome ergab. Auch in Supervisionen sind mir ähnliche Schilderungen der Kollegen begegnet. Es entwickelt sich also eine emotionale Anästhesie und Vermeidung analog zu den Symptomen der Patientin.

Schwierigkeiten der Traumabehandlung (vgl. Reerink 2003) betreffen auch die Beendigung der Behandlung: Zentral bei jedem Trauma ist die Erfahrung, vom Objekt im Stich gelassen worden zu sein. Das werde, wenn Trennung vom Analytiker bevorsteht, häufig in Abwehr oder Wiederholung agiert. Darüber geraten Patienten und Therapeut häufig in einen Handlungsdialog, der nicht mehr rechtzeitig durchschaut wird.

Einige Patienten haben den Wunsch, gegen Ende der Behandlung die Frequenz zu verringern. Widersetzte sich der Analytiker, wirkte das auf die einen hilfreich, für andere katastrophal: Diejenigen, die im Verlauf der Behandlung eine Integration des Objektes vollziehen konnten, erlebten die Markierung des Endes als deutliche Klarstellung und können die Objektintegration allein weiterbearbeiten, andere, die eine Spaltung des Objektes aufrechterhalten, empfinden die Brüchigkeit ihrer psychischen Struktur. Sie versuchen, Ersatz für das zu finden, was ihnen in der Behandlung Halt gab und hätten dafür gern noch die Begleitung des Analytikers. Versagt er ihnen dies, richtet sich ihre Wut erstmalig gegen ihn. Damit verlieren sie ihn als gutes Objekt, das ist die Katastrophe.

Manchmal ahnen Patienten, was für sie an psychischer Arbeit noch aussteht, aber es fehle an Mitteln, die Behandlung fortzusetzen – wir könnten gerade richtig anfangen – als aufmunternde Bemerkung des Analytikers entwertet für Patienten die bisherige Arbeit. Es braucht intensive Trauerarbeit um anzuerkennen, dass aus äußeren Gründen nicht alles geht, was denkbar und unter günstigen Umständen auch möglich ist.

Meine Erfahrungen entsprechen den von Reerink (2003) geschilderten, oft kommt man mit einer Behandlung nicht aus, so könnte es zwei Phasen oder Behandlungen geben:

> »Beide […] trügen vom Patienten aus ganz unterschiedliche Akzente: In der einen ginge es für sie darum, Vertrauen in andere Menschen zurück zu gewinnen, dass es sich lohnt sich ihnen mitzuteilen und von ihnen Verständnis zu erwarten. Die andere zielt darauf, Unterschiedlichkeiten in der Wahrnehmung, Interessen und Empfindungen anzuerkennen und Auseinandersetzungen darüber führen zu lernen« (ebd., S. 137).

Das hieße dann für die Patientin, den konflikthaften Elementen der Übertragung nicht auszuweichen, sondern mit ihnen arbeiten zu können. Negative und positive Seiten des Analytikers in ihrem inneren Bild zu integrieren.

Fischer und Riedesser (2003) halten ein Trauma für bearbeitet, wenn jemand davon reden und gleichzeitig anderes denken kann. Dies für ein Beziehungstrauma zu erreichen, ist eine sehr hohe Zielsetzung.

Für den Therapeuten bedeutet die Begleitung eines traumatisierten Patienten eine emotionale Herausforderung, nicht nur weil die Analyse der Gegenübertragung so überaus wichtig ist, sondern weil es die eigenen Gefühlsstürme zu bändigen gilt. Ohne Intervision, Supervision und gegebenenfalls eigene Analysestunden ist sie kaum vorstellbar.

Literatur

Dupont, Judith (1999): Der Traumabegriff nach Ferenczi und sein Einfluss auf die spätere psychoanalytische Forschung. Psyche – Z Psychoanal 53: 419–432.

Ferenczi, Sándor (1982): Schriften zur Psychoanalyse Bd. II.: Sprachverwirrung zwischen dem Erwachsenen und dem Kind. (1933) Frankfurt a. M. (Fischer Taschenbuch Verlag).

Ferenczi, Sándor (1988): Ohne Sympathie keine Heilung. Das klinische Tagebuch. Frankfurt a. M. (Fischer).

Fischer, Gottfried; Riedesser, Peter (2003): Lehrbuch der Psychotraumatologie. 3. Aufl. München, Basel (Reinhardt),.

Gergeley, György; Fonagy, Peter (2003): Bindung, Mentalisierung und die Ätiologie der Borderline-Persönlichkeitsstörung. In: Fonagy, Peter; Target, Mary: Frühe Bindung und psychische Entwicklung, Gießen (Psychosozial-Verlag), S. 219–233.

Greenson, Ralph R. (1992): Technik und Praxis der Psychoanalyse. 6. Aufl. Stuttgart (Klett-Cotta).

Hess-Liebers, Waltraut (1999): Erfahrungen mit Körperempathie. Forum der Psychoanalyse: 312–326.

Hirsch, Mathias (2004): Psychoanalytische Traumatologie – das Trauma in der Familie. Stuttgart (Schattauer).

Krystal, Henrry (2001): Trauma und Affekte. In: Bohleber, Werner; Drews, Sibylle (Hg.): Die Gegenwart der Psychoanalyse – Die Psychoanalyse der Gegenwart. Stuttgart (Klett-Cotta).

Reerink, Gertrud (2003): Traumatisierte Patienten in der Katamnesestudie der DPV. Beobachtungen und Fragen zur Behandlungstechnik. Psyche – Z Psychoanal 57: 121–140.

Tagay, Sefik; Herpertz, Stephan; Langkafel, Mathias & Senf, Wolfgang (2004): Trauma, posttraumatische Belastungsstörung und Somatisierung. Psychother Psych Med 54: 198–205.

Statistisches Jahrbuch 1989 der Deutschen Demokratischen Republik. Herausgegeben von der Staatlichen Zentralverwaltung für Statistik. 34. Jahrgang. Berlin (Staatsverlag der Deutschen Demokratischen Republik).

Auf den zweiten Blick oder wenn der Wind sich dreht

Wolfgang Kruska

Dem zweiten Blick muss ein erster vorausgegangen sein. Der drehende Wind ist die Angabe einer Richtungsänderung des Windes, der Wind als eine Metapher für eine vorwärtstreibende oder behindernde Kraft.

Der zweite Titelteil stammt von Christoph Seidler. In der Tat wäre mein ursprünglicher Untertitel: »Frustration, Desillusionierung, Kränkungs- und Ohnmachtverleben – kumulative Traumatisierung oder Chance« ziemlich sperrig gewesen.

Aber genau um diese Fragestellung geht es mir bei dieser Tagung, die Traumatisierungsprozessen gewidmet ist.

Ich denke, wir sollten und können den Therapeuten nicht unberücksichtigt lassen, der beobachtendes, forschendes, handelndes, verwickeltes und betroffenes Subjekt ist.

Endlich frei, endlich Psychoanalyse, das war das Grundthema und Grundgefühl bei unserer ersten Tagung: der erste Blick.

Ich will jetzt versuchen, aus den vielen möglichen Ebenen, die für unsere Existenz als Psychoanalytiker von Bedeutung sind, einige kurz zu beleuchten, von sehr allgemeinen bis zu spezifischen therapeutischen Fragestellungen, obwohl sich diese Ebenen ständig durchdringen.

Vieles ist, wenn auch von anderen Vorzeichen aus, auf der Jubiläumssitzung der DGPT 1999 in Hamburg ausführlich behandelt worden. Die Beiträge sind nachzulesen in *Psychoanalyse als Beruf*, herausgegeben von Anne-Marie Schlösser und Kurt Höhfeld (2000).

Daher werde ich versuchen, mich hier kurz zu fassen und nur der therapeutischen Ebene mehr Raum zu lassen. Folgende Aspekte stellen sich mir dar:

Der Therapeut als handelnde und betroffene Person in der Gesellschaft

Tatsächlich glaubten wir uns in einer freien Gesellschaft auf dem System der sozialen Marktwirtschaft angelangt. Diese Gesellschaft ist aber auf andere Weise unfrei als die vorher durchlebte DDR-Gesellschaft. Die politischen und ideologischen Zwänge werden ersetzt durch sogenannte ökonomische Zwänge. Aber wie es in der DDR im Kern um Macht ging, geht es jetzt im Kern um Profit. War es vorher das Machtstreben, so dominiert jetzt als treibendes Motiv eine destruktive Entartung des Besitzstrebens: die Gier. Allerdings ergeben sich im Wechselspiel zwischen äußerer und innerer Freiheit andere Konstellationen. Die innere – und die äußere! – Freiheit war zu DDR-Zeiten viel unmittelbarer und infiltrativer gefährdet. Diese Gefährdung kommt jetzt mittelbar und durch viele Schichten gefiltert auf uns zu. Der zweite Blick hier ist einigermaßen desillusioniert. Die damit verbundene Ohnmacht ist vielleicht deshalb nicht so kränkend, weil wir uns in einer breiten Front der Hilflosigkeit den Raffkes gegenüber wiederfinden, Seit an Seit mit dem älteren Arbeitslosen bis zum Bundeskanzler.

Der Therapeut als handelnde und betroffene Person in der Geschichte seines Volkes

Eine ostdeutsche Biografie ist wohl noch ein bisschen schwieriger als eine westdeutsche, denke ich, vielleicht auch nur anders schwierig. Das betrifft vor allem die Älteren von uns. Erst waren wir betroffene Zeugen vom Zusammenbruch des dritten Reiches, von Bombenangriffen, Flucht und Vertreibung, Besetzung, zerbrochenen Familien und Armut. Ich habe mich oft gefragt, einschlägig belastet, warum die traumatischen Erlebnisse, die ich ohne Zweifel hatte, zu keiner Traumatisierung geführt haben – auf den wichtigen Unterschied zwischen traumatischem Erlebnis und Traumatisierung bzw. traumatischer Neurose hat Anna Freud klar hingewiesen – und ob ich vielleicht perfekte Verteidigungsstrategien oder eine kontraphobische Haltung entwickelt haben könnte, denn manchmal taucht in meinen Träumen das Gefühl der Unbehaustheit wieder auf. Grund für meine Resistenz ist sicher, dass ich nie das Gefühl des in der Familie Geborgenseins verloren habe und weil diese Zeit immer thematisiert wurde.

Dann habe ich zunehmend bewusster in einer zweiten Diktatur gelebt, sie nach einiger Zeit auch als Diktatur begriffen und in der Hoffnung auf die Wiedervereinigung eines Volkes gelebt, das einen Weltkrieg mitangefangen, einen zweiten vom Zaun gebrochen und beide verloren hat und wegen seiner Verbrechen weitgehend moralisch geächtet war, aber »Right Or Wrong, My Country, Sir«, sagt man in Britannien.

Das gibt es nicht auf Deutsch. Wir haben »Ich liebe dich von Herzen, mit Schmerzen …« Das zweite geht ebenso gerade als politisch korrekt durch. Recht oder Unrecht scheint, was als Recht oder Unrecht gilt – als Ergebnis von Deutungsmustern und von Deutungshoheiten.

Hier muss ich diesen Begriff betonen, den der Deutungshoheit, um die gekämpft und gerungen wird, nicht ohne die Frage »cui bono?« (wem nützt es?) im Hinterkopf. Ich meine hier nicht Deutung im psychoanalytischen Sinne, also die Rekonstruktion unbewusster seelischer Zusammenhänge. Deutung ist innerhalb und außerhalb der analytischen Arbeit Bedeutungssetzung, die sich auf die »Wahrheit«, Richtigkeit und Relevanz sozialer, geschichtlicher, wissenschaftsgeschichtlicher oder sozialmedizinischer Zusammenhänge bezieht.

Vor einigen Jahren gab es eine erhebliche und berechtigte Kontroverse um das Buch von A. Dührssen *Ein Jahrhundert psychoanalytische Bewegung in Deutschland*. Das hat mich bewogen, noch einmal Ernest Jones zu lesen, Das *Leben und Werk Sigmund Freuds*, das Werk, über das ich überhaupt zu Freud gekommen bin. Die Diskrepanz könnte nicht größer sein. Das Buch hat Frau Dührssen ziemlichen Ärger und eine gewisse Isolation eingebracht, ja sogar ihr ganzes segensreiches Wirken für die Psychotherapie in Deutschland infrage gestellt. Ich habe mich damals gefragt, was sie bewogen haben konnte, dieses Buch zu schreiben.

Ich denke, dass sie versucht hat, die Deutungshoheit über ihre eigene persönliche und wissenschaftliche Geschichte zurückzugewinnen, ein Impuls, den ich jetzt gut verstehen kann.

Mir geht es ähnlich, wenn ich an meine (ost-)deutsche Biografie denke. Wenn ich in Diskussionen mit ehemals westdeutschen Kollegen höre, dass ich in einem faschistischen System gelebt habe, mit dem Resultat der »Persönlichkeitsentleerung« als Ergebnis (»Sie natürlich nicht, Herr Kruska«!), wird mir ebenso übel wie bei der larmoyanten »Mit uns können sie es ja machen«-Ostalgie. Wir sollten die Deutungshoheit weder naseweisen Insektenforschern noch dieser Art von Ostalgikern überlassen. Es war und ist schon immer Aufgabe und Privileg der Analytiker zu differenzieren. Wir sollten es auch hier tun; Stärken und Schwächen der Systeme erkennen und benennen. Und wir müssen uns auch nicht scheuen, die Kräfte, die zur Wiedervereinigung geführt haben, der Wunsch nach Freiheit und das nationale Zusammengehörigkeitsgefühl, gegenwärtig und hochzuhalten. Auch unser Institut ist aus diesen beiden Quellen entstanden. Wir verdanken dem Patriotismus unserer westdeutschen Kollegen, auch wenn sie den Begriff vielleicht nicht einmal gern hören, als Helfer und als Vermittler, sehr viel. Und wir bleiben dankbar dafür.

Der Therapeut als handelnde und betroffene Person innerhalb eines sozialmedizinischen Systems

Die guten Jahre sind vorbei. Auch im sozialmedizinischen Bereich spiegelt sich wider, was im Grunde in allen Bereichen der Gesellschaft geschieht, die dynamische Entwicklung zur Stagnation. Die Gruppenegoismen streben überall ihrem Maximum entgegen. Abgesehen von der eigentlichen Arbeit ist das Drum und Dran eines niedergelassenen Facharztes oder eines Klinikarztes eine einzige Abfolge von Frustration, Kränkung und relativer Ohnmacht. Man muss kein Prophet sein, um für die Gruppen, denen es zurzeit relativ gut geht, ähnliches vorauszusehen. Besonders betroffen ist die junge Generation, die Berufsanfänger. Von der Therapiefreiheit des Arztes zu reden, ist der blanke Hohn.

Die sogenannte Bourn-out-Forschung belegt, wie gerade solche Art von Frustration und Kränkung nicht nur die Freude am Beruf, sondern nach und nach die gesamten Kräfte einer Persönlichkeit lähmt und zerstört. Bei Traumatisierungen gehen wir davon aus, dass äußeres Ereignis und innere Impulse zusammenspielen müssen, um einen pathologischen Zustand zu erzeugen. Ich denke, dass sich das im Bourn-out-Syndrom auch meist wiederfindet: nur ein anderes Etikett für traumatisch bedingte Störungen.

Der Therapeut als handelnde und betroffene Person innerhalb der Entwicklungen der Psychoanalyse

Von der Deutungshoheit zu den Deutungsmustern: Von Ferber hat sich damit ausführlich auseinandergesetzt. Deutungsmuster sollen Handlungssicherheit in Diagnostik und Therapie erhöhen, die Identität eines Berufs oder einer Berufsgruppe und Erkenntnisgewinn auf diesem Fundament und therapeutischen Fortschrittes sichern. Von Ferber gilt als Beispiel das biomedizinische Deutungsmuster, das inzwischen durch das biopsychosoziale in Ablösung begriffen ist. Die Geschichte der Psychoanalyse, ihrer Spaltungen und neuen Schwerpunktsetzungen ist auch eine einzige Geschichte von Deutungsmustern und dem Kampf um die Deutungshoheit, die immer wieder zu erbitterten Fehden und persönlichen Feindschaften und Diffamierungen geführt hat, aber auch zum vertieften Verständnis seelischer Prozesse, also zum Erkenntnisgewinn.

Ein wundervolles Beispiel für letzteres auf höchstem Niveau ist *Die Analyse der Abwehr* von Joseph Sandler und Anna Freud. Aber auch dort geht es um: Was ist und wer vertritt die »richtige Psychoanalyse«? Wir, damit meine ich die ostdeutschen Kollegen, sind in diesen Prozess hineingestolpert, mit dem (Un-)Wissen ferner Beobachter. Ganz zu verstehen ist er für mich bis heute nicht.

Aber es ergibt sich damit auch eine andere Konsequenz. Nicht hinein geboren, nicht hinein gewachsen, sondern »beigetreten«, »kooptiert« in die psychoanalytic community (falls das mehr ist, als ein aus dem Wunsch geborener Begriff), auch das eine Spätfolge der deutschen

Teilung. Manchmal ersetze ich in Gedanken »kooptiert« durch »adoptiert«. Nun können Adoptivkinder genauso liebesfähig und liebenswert, ehrgeizig und tüchtig sein wie andere Kinder, und irgendwann spielt es keine Rolle mehr: außer für sie selbst. Was sich in der Gesellschaft dynamisch verändert, wird sich verzögert in der Theoriebildung und im Behandlungsverständnis wiederfinden, gesellschaftliche Entwicklungen machen weder um die Psychoanalyse noch um den einzelnen Psychoanalytiker einen Bogen. Mir scheint bei der Trias »biopsychosozial« sowohl das Biologische als auch das Soziale immer randständiger zu werden, wie in der Gesellschaft auch. Zwar darf bei einer Frau noch mal die »biologische Uhr« ticken, aber Lust und Leidenschaft einerseits und mitmenschliche Bezogenheit andererseits scheinen auf dem Rückzug zu sein.

Ein gutes Beispiel ist die Veränderung der Lebensformen, die ich hier wohl nicht aufzählen muss. Im Mittelpunkt steht das Ich, seine Befriedigung und Verwundbarkeit, abhängig von der Fähigkeit zur Unlustvermeidung. Das wäre aber ein riesiges Thema für sich, hingewiesen sei nur auf Siegfried Zepf, dessen Buch *Lust und Narzissmus* eine hervorragende Diskussionsgrundlage wäre. Die andere große Veränderung, die Veränderung von der vaterdominierten Psychoanalyse Sigmund Freuds, zur Bedeutung an der Mutter orientierten psychoanalytischen Auffassungen sei nur erwähnt. Das alte lateinische »Pater semper incertus« (der Vater ist immer unsicher) als Grundlage römischer Rechtsprechung, gewinnt ein ganz neuen Sinn.

Der Therapeut als handelndes, verwickeltes und betroffenes Subjekt in der Therapie traumatisierter Patienten

In meiner Klientel, da ich Psychiater und Psychoanalytiker bin, kommen schwer- und schwerstgestörte Patienten natürlich besonders zahlreich vor, also auch viele Borderline-Patienten. Viele – nicht alle – sind biografisch durch Gewalt, körperliche, seelische und sexuelle Traumatisierungen geprägt. Was wir vorfinden, ist ja der »Zustand nach […]«, also das unzureichende, oft tragische Ergebnis, von Restitutionsversuchen und einer Weiterentwicklung auf einer schwer geschädigten Matrix.

Spätere Entwicklungskonflikte (Mentzos spricht von Polaritäten, von zu lösenden Aufgaben in jeder Entwicklung) können nicht oder nur deviant gelöst werden, mit dem Resultat einer auf mehreren Ebenen manifestierten Störung. Bei diesen Patienten bin ich von vornherein verwickelt.

Ich bin

- pharmakologisch behandelnder Psychiater
- gelegentlich Notarzt
- Bestätiger von Arbeitsunfähigkeiten
- Einweiser in Kliniken
- herangezogenener Arzt bei Rentenverfahren
- herangezogener Arzt bei der Festlegung des Grades der Behinderung
- herangezogener Arzt bei eventuellen Opferentschädigungsverfahren
- Sachverständiger Zeuge bei Renten- und Opferentschädigungsverfahren
- und nicht zuletzt bei einigen dieser Patienten Therapeut.

Kann man unter diesen Bedingungen überhaupt analytische Therapie machen? Ist der Grad von Verwicklung, Abhängigkeit und Ungleichgewicht nicht von vornherein zu hoch? Zwar versuche ich mit einem anderen Zeitregime Psychotherapie und »Sprechstunde« zu trennen, wähle auch eine andere Sitzordnung, aber natürlich bleiben die obigen Faktoren bestehen.

Ich behandle diese Patienten im Rahmen der psychoanalytisch-interaktionellen Einzeltherapie nach Heigl-Evers und Heigl, sicher mit einigen Modifikationen. Es gibt natürlich eine ganze Reihe von Verfahren, die bei der Bedeutung, die die Traumaforschung in den letzten Jahren bekommen hatte, entwickelt wurden. Manche davon werden eine Zukunft haben, andere vermutlich nicht. Ich mache das, was ich für die Patienten und für mich für angemessen und am besten beherrscht halte. Ich werde jetzt nicht die Grundannahmen und die therapeutische Grundtechnik noch einmal vorstellen, sondern die Grundvoraussetzungen, unter denen man solche Patienten überhaupt behandeln kann. Heigl-Evers spricht von Präsenz, Respekt und Akzeptanz. Und ein bisschen später von Erbarmen, mit den armen Teufeln.

In der Tat sind diese Patienten nicht unbedingt sympathisch, sie sind häufig aggressiv, sie manipulieren und täuschen oft, was das Zeug hält, sie hacken zu, wenn der Hals ungeschützt scheint, sie sind zumindest am Anfang selbst unzuverlässig und nicht vertrauenswürdig, verlangen aber ein ungeheures Maß an Verständnis, Zuverlässigkeit und Wunscherfüllung. Viele sind oknophile Klammerer, schwer entrüstet, wenn es mit der Indienststellung nicht funktioniert. Und trotzdem sind es arme Teufel.

Ich nehme natürlich nur einige dieser Patienten selbst in Therapie. Allzu viele würde ich auch gar nicht verkraften. Jeder von Ihnen kennt das Gefühl, nach so einer anstrengenden Sitzung sich auf einen »stinknormalen Neurotiker« zu freuen. Beim Nachdenken darüber scheint mein wesentliches Indikationskriterium zu sein, ob irgendwo sich eine Art Beziehungsbasis, ein emotionelles besonderes Affiziertsein, manchmal auch eine zunächst intellektuelle Brücke vorhanden ist.

Ein Patient, der in einer auf traumatisch bedingte Störungen spezialisierten Klinik behandelt wurde, hatte dort erfahren, dass manche Patienten mit der Annahme eines neuen Namens ihre Vergangenheit versuchen zu beenden und abzuschließen. Er wolle sich, so auf meine Nachfrage nach dem neuen Namen, Voland nennen. Da war diese Brücke. *Der Meister und Margarita* von Bulgakow ist auch eins meiner Liebungsbücher. Interessant, und dann später weit über einen intellektuellen Dialog hinausreichend und sehr erhellend, waren unsere unterschiedlichen Affizierungen. Während mir eigentlich der Meister, aber vor allem Margarita, eine – atheistische – Mariengestalt in Erinnerung sind, eine Frau, die in diesem Buch für ihre Liebe im Wortsinn zum Teufel geht, war mein Patient von Voland, so nennt sich der Teufel in diesem Roman fasziniert, der übermächtige Täuscher, Betrüger, Manipulator, der »Oberbescheißer«, wie ihn Luther drastisch nannte. Und in der Tat war mein Patient selbst ein Meister der Manipulation und der Indienststellung anderer Menschen. Bei der Freude, die ihm die Schilderung der Taten des Teufels in jenem Moskau der 20er-Jahre machte und die er genau kannte, und bei seinem fast wölfischen Lachen wurde mir ziemlich mulmig. Aber irgendwann später riss der Vorhang auf und da war ein kleiner Junge, der von der Mutter mit dem Vater, der im Rollstuhl saß, in eine kleine Kammer eingesperrt wurde (pass du jetzt mal auf Papa auf!) und von dort die Beischlafgeräusche der Mutter mit ihrem Liebhaber und das ohnmächtige Schluchzen des Vaters hörte, und es stank nach Urin, da der Vater vor Aufregung das Wasser nicht halten konnte. Sie wissen alle, dass es noch ganz andere Geschichten gibt. Aber es gibt nicht immer eine Brücke.

Wenn es sie gibt, wird die Zielstellung unterschiedlich umfassend sein. »Wenn ein Elefant in einen dunklen Laden voller zertrümmerten Porzellans kommt und wenn, wenn er geht, das Porzellan wieder heil in den beleuchteten Vitrinen steht, hat sich das Wunder ereignet, an das jeder Psychoanalytiker glaubt«, wurde schon nach dem Aufkommen der Psychoanalyse gewitzelt. Verrückt, nicht? Ohne einen Schuss Verrücktheit geht es nicht. Ich bin in meinen Zielstellungen bescheidener geworden. Gerade bei schwer gestörten Patienten, mit ernsthaften Suizidversuchen in der Anamnese und Dissoziationen und psychotischen Desintegrationen sind die Ziele, so anspruchslos sie scheinen, ungeheuer schwer zu erreichen. Am Leben erhalten, wenigstens eine oder einige lebbare Beziehungen zu anderen Menschen versuchen zu rekonstruieren, eine Lebensstruktur mit ihnen zu entwickeln und überhaupt erst einmal ein Art Arbeitsbündnis aufzubauen.

Greenson sah als Voraussetzung einer möglichen Therapie an, dass der Patient zu einem Arbeitsbündnis und zur therapeutischen Spaltung fähig sein müsse: hier die analytische Arbeit in tiefer Regression, dort das »normale« Leben, das der Patient ja führen können müsse. Das können diese Patienten meist nicht, vielleicht irgendwann später. Aber der Therapeut muss es können.

Mir scheint die Fähigkeit zur therapeutischen Spaltung für den Therapeuten besonders wichtig. Das ist vermutlich kein origineller Gedanke, er hat sich mir gerade im Zusammenhang mit der Behandlung traumatisierter Patienten aufgedrängt. Auch der Therapeut hat ja sein normales Leben zu führen, andererseits sich einzulassen.

Eva Jaeggi, die ich für ihre Unverblümtheit sehr schätze, meinte, dass die Arbeit des Therapeuten viel mit der Tätigkeit des Schauspielers zu tun habe und führte aus, dass das Paradoxon für den Therapeuten darin liege, dass er zwar echte Gefühle darstellt und hervorruft, dass er aber nicht wie im echten Leben mit diesen Gefühlen umgehen dürfe. Der zweite Teil ist sicher richtig, der erste Teil sicher nicht. Respekt ist eine Grundhaltung, die hat man überall oder nicht. Erbarmen ist ein Grundgefühl, das sicher geeignete Situationen braucht, um hervorgerufen zu sein, und das geschieht überall oder nicht, so bei Analytikern wie bei allen anderen Menschen auch. Es gibt Situationen, in denen Respekt und Mitgefühl mindestens so wichtig sind wie in der Analyse, zum Beispiel bei Gerichtsverfahren. Da muss ich an eine Szene bei einer Sozialgerichtsverhandlung denken, als ich einem immer gnadenloser insistierenden Anwalt mit mühsam beherrschtem Zorn sagen musste, dass es in der Zeit, um die es ging, noch nicht üblich war, die sexuelle Misshandlung von Kindern mit der Videokamera aufzunehmen und über das Internet zu verscherbeln.

Schwer gestörte traumatisierte Patienten gehören zu denen, die man nicht so schnell vergisst. Sie haben sich eingeprägt, manche auch eingebrannt. Die Behandlungen schwer verletzter Patienten gehen meist nicht ohne Verletzungen bei den Therapeuten ab und erinnert uns immer wieder an die Begrenztheit, an die Vergeblichkeit unseres Tuns, spendet uns aber auch eine besonders tiefe, stille Freude – zum lärmenden Jubel ist kein Anlass –, wenn sich doch etwas entwickelt, doch etwas wird.

Resümee

Vorneweg: Wenn Sie das Positive vermissen, dann haben Sie sicher recht, aber heute geht es nicht um Licht, sondern um die Schatten. Vielleicht sollten wir eine Tagung zu den Freuden der Freiheit und den Freuden der Psychoanalyse und der Psychoanalytiker veranstalten. Ganz im Ernst. Auf den zweiten Blick oder wenn der Wind sich dreht. Jeder Segler weiß, dass ständig wechselnde Winde, wenn der Wind springt, die größte Herausforderung (und die größte Gefahr) ist, eine Herausforderung an sein Können, an sein Vermögen Kurs zu halten. Auf den zweiten Blick: Angetreten und geworfen in eine Geschichte, die durch historische, transgenerationelle und aktuelle Traumatisierungen mitbestimmt ist, haben wir uns immer wieder zu überprüfen und zu positionieren. Die Erblast von zwei Diktaturen, die Geschichte eigener Verletzungen, das Affiziertwerden mit den Traumatisierungen allgemeiner und individueller Art bei unseren Patienten tragen wir in uns und mit uns, aber vielleicht befähigt uns das aber auch zu schärferem Blick für das Leid, zum Gewahrwerden von Brüchen und Widersprüchen und zum Erbarmen.

Endlich Freiheit?

Na ja. Ja.

Endlich Psychoanalyse?

Ein klares Ja.

Literatur

Bulgakow, M. (1988): Der Meister und Margarita. Berlin (Verlag Kultur und Fortschritt).

Dührssen, A. (1994): Hundert Jahre psychoanalytische Bewegung in Deutschland. Göttingen (Vandenhoeck & Ruprecht).

Ferber, C. von (1997): Erfolge und Grenzen des biomedizinischen Deutungsmusters. In: Heigl, F.; Heigl-Evers, A.; Ott, J.; Rüger, U. (Hg.): Lehrbuch der Psychotherapie. 3. Aufl. Stuttgart, Ulm (Gustav Fischer Verlag).

Greenson, R. (1995): Technik und Praxis der Psychoanalyse. 7. Aufl. Stuttgart (Klett Cotta).

Heigl, F.; Heigl-Evers, A. & Ott, J. (1997): Abriss der Psychoanalyse und der analytischen Psychotherapie. In: Heigl, F.; Heigl-Evers, A.; Ott, J.; Rüger, U. (Hg.): Lehrbuch der Psychotherapie. 3. Aufl. Stuttgart, Ulm (Gustav Fischer Verlag).

Jaeggi, E. (2000): Freud und Leid des Beziehungsspezialisten. In: Schlösser, A.; Höhfeld, K. (Hg.): Psychoanalyse als Beruf. Gießen (Psychosozial-Verlag).

Jones, E. (1980): Das Leben und Werk von Sigmund Freud. Bern, Stuttgart (Verlag Hans Huber).

Mentzos, S. (1993): Psychodynamische Modelle in der Psychiatrie. Göttingen (Vandenhoeck & Ruprecht).

Sandler, J.; Freud, Anna (1969): Die Analyse der Abwehr. Stuttgart (Klett-Cotta).

Schlösser, A.; Höhfeld, K. (Hg.) (2000): Psychoanalyse als Beruf. Gießen (Psychosozial-Verlag).

Zepf, S. (1997): Lust und Narzissmus. Göttingen (Vandenhoeck & Ruprecht).

»… Ich hätte das Veränderungsthema erst gar nicht aufkommen lassen …«

Gedanken zu Triangulierungsprozessen und Innenräumen in einer psychotherapeutischen Behandlung und in der DDR

Christina Matthé

Einleitung

Als die Mauer fiel, wurde der Raum, den (ehemalige) DDR-Bürger nun einnehmen konnten, um ein vielfaches größer; Deutschland wuchs für uns flächenmäßig um ca. zwei Drittel an; ja, die ganze Welt öffnete sich und wurde für uns begehbar.

Was für so viele eher euphorisierend, befreiend, belebend, ermutigend wirkte, wirkte auf viele andere aber auch ängstigend. So erlebte auch ich den Mauerfall nicht nur als ein jetzt mögliches, alle Sinne erweiterndes Hinausgehen-Können, sondern auch als ein mögliches Hereinbrechen von Unbekanntem, schwer zu Bewältigendem. Was von dem, was mir lieb geworden war in all den DDR-Jahren, würde Bestand haben? So sah ich also vor meinem inneren Auge nicht nur Reisen, die plötzlich möglich, Bücher, die jetzt zu bekommen waren, und ein Ende der vielen Reglementierungen, sondern auch Drogendealer auf dem Schulhof meiner Kinder, Überfälle in der Nacht, ein Heer von Arbeitslosen, und ich war nicht gleich davon überzeugt, dass ich mich in all den neuen Freiheitsgraden zurechtfinden würde.

Dabei hatte der »Mauerfall« ja neben seiner Konkretheit im Sinne der Stück für Stück abgebauten Stahlbetonteile vor allem eine metaphorische Bedeutung, als ein inneres Konzept, das hintergründig unser Denken und Handeln steuert. Solche Metaphern haben eine grundlegende, weltbild-konstituierende Funktion (Buchholz 2008). So konnte die Maueröffnung also innerlich z.B. als … eine Befreiung, … ein Ausschwemmen, … ein

Verlassenwerden, … ein Dammbruch, … ein verlorener Schutz … etc. konzeptualisiert werden.

Wie nun die Maueröffnung vom jedem erlebt wurde, welche inneren Konzepte dabei verwendet wurden, hängt zum einen mit konkreten Lebenserfahrungen und Lebenswelten innerhalb des DDR-Systems bis hinein in die kleinste Familienzelle zusammen, aber sicher auch mit der Qualität der Selbst- und Objektrepräsentanzen des Einzelnen.

In der hier beschriebenen Patientengeschichte wurde der Fall der Mauer im Herbst '89 als eine biografisch zu verstehende Reaktivierung von Verlassenheitserfahrungen und als ein Hereinbrechen eines neuen, unüberschaubaren politischen Systems erlebt und war letztlich eine in den politischen Bereich verschobene Angst vor der antizipierten Zerstörung des mühsam aufgebauten, wie sich zeigen wird, sehr kleinen, inneren Raums.

Mein Nachdenken über diesen Fall führte auch zu Überlegungen zur möglichen Verschränkung oder zu Parallelen von psychosomatischen Strukturbildungen und DDR-spezifischen Sozialisationsbedingungen.

Fallgeschichte

Zur Biografie und Symptomatik

Herr L. kam 17 Jahre nach der politischen Wende zu mir in psychoanalytische Behandlung. Er hatte eine seit Jahren bestehende Somatisierungsstörung, gipfelnd in häufigem Durchfall bzw. der Angst davor, besonders in neuen Situationen oder an neuen Orten.

Begonnen hatte diese (ihm fühlbare) Symptomatik in der Nacht des Mauerfalls; er saß am Fernseher, in einem kleinen Dorf mitten im Oderbruch.

Damals war er 28 Jahre alt, allein mit seinem dreijährigen Sohn, die Frau hochschwanger wegen drohender Frühgeburt im Krankenhaus. Er sah die Fernsehszenen der sich öffnenden Grenze, die hinüberströmenden Menschen, und ihm wurde schlecht. Er bekam Angst, Schweißausbrüche, Magenschmerzen und ein Engegefühl in der Brust. »Was soll jetzt werden«, dachte er, »was kommt jetzt alles auf uns zu?« Er bezeichnete es als »Existenzangst«, als Angst, »im Westen nicht bestehen«, mit der neuen Situation nicht umgehen zu können.[1]

Es zeigte sich jedoch bald, dass es dabei um *Vorstellungen, innere Repräsentanzen* des Patienten von sich selbst und von den ihn umgebenden Objekten ging, und *nicht* um seine *realen* Erfahrungen nach dem Mauerfall, denn eigentlich kam und kommt er ganz gut klar.

Die Entwicklung von für dieses Erleben »geeigneten« inneren Repräsentanzen soll im Folgenden anhand seiner Biografie dargestellt werden:

Herr L. wuchs in sehr einfachen ländlichen Verhältnissen auf, als ungeplanter Nachzügler von insgesamt fünf Kindern. Sein Vater war über 20 Jahre älter als die Mutter und bei der Geburt des Patienten über 50 Jahre alt.

Der Patient kennt seinen Vater nur schweigsam und abwesend, schlafend oder arbeitend, ihn weg- und zur Mutter schickend, wenn er als kleiner Junge Kontakt zu ihm suchte.

Wohl auch deshalb weiß er kaum etwas aus dessen Leben, außer – ohne ein Detail – dass er aus Litauen kommt und im Zweiten Weltkrieg Soldat war. Er starb von einem Tag auf den anderen, als der Patient 16 Jahre alt war.

Auch von der Mutter weiß er kaum etwas aus ihrer Geschichte. Sie sei ein Flüchtlingskind aus Schlesien, aus ebenfalls einfachen ländlichen Verhältnissen und sei viel Arbeit gewöhnt gewesen. Sie habe in der Familie alles geregelt, alle Streitereien immer gleich schlichten und Probleme schnell abwiegeln wollen. Alles sollte ruhig und friedlich verlaufen. Geredet wurde nicht viel. Die Mutter starb vor 4 Jahren.

Der Patient konnte sich nur an eine einzige Unternehmung mit beiden Eltern erinnern; bei der sie also zu dritt unterwegs waren; ein Zirkusbesuch im Nachbarort.

Darüber hinaus gab es ganze zwei Kindheitserinnerungen, in

1 Es ging bei seinen Ängsten nicht um die Aufdeckung politischer Verstrickungen, wie man vorschnell vermuten könnte. Mit der Staatssicherheit hatte er weder als Opfer noch als Täter, wie ich mir nach der langen Behandlungszeit sicher bin, etwas zu tun.

denen er einen eigenen Affekt bzw. eine eigene affektive Handlung beschrieb.

Einmal hatte er mit Absicht mit einem Stein eine Fensterscheibe im Schuppen eingeworfen, die der Vater gerade neu eingesetzt hatte. Ja, sicher wäre er damals wohl irgendwie wütend auf seinen Vater gewesen, aber genauer wisse er es nicht. Es gab keine Kontexteinbindung dieser Erinnerung.

Ein anderes Mal sei er an einem Silvesterabend zu Hause sehr traurig geworden. Er habe sich irgendwohin zurückgezogen und habe sehr und lange geweint. Es habe keinen konkreten Anlass gegeben, nur so eine große Traurigkeit sei auf einmal über ihn gekommen.

Beide Erlebnisse erzählte der Patient ohne viel emotionale Einfühlung in das Kind, das er damals gewesen war. Er besah sich diese Erinnerungen eher wie ein Fundstück von rationalem Interesse.

Aufgrund der engen Wohnverhältnisse hatte der Patient nie ein eigenes Zimmer, in den ersten Jahren nicht einmal ein eigenes Bett und schlief über längere Zeiträume auf dem Flur.

Die Mutter sei eine sehr ängstliche Frau gewesen, die ihn nicht vom Hof gelassen, aber auch keine anderen Kinder hineingelassen habe. Später sagte er dazu: »Ich durfte nicht raus, keiner durfte rein.« Und ich sagte darauf: »Das war ja fast so wie in der DDR.«

Die erste »kleine Befreiung«, wie er es selbst nannte, war die von der Mutter, als er ab der 5. Klasse in die Schule im Nachbarort ging.

Mit 14 Jahren hatte er ein Erlebnis extremer Hilflosigkeit, als er im zugefrorenen See am Dorfrand zwei Kinder einbrechen sah, die ertranken, während er nach Hilfe rannte. Als Hilfe kam, war es schon zu spät. Zu Hause sei darüber kaum gesprochen worden, und auch mir erzählte der Patient darüber in der weiter oben dargestellten distanzierten Weise.

Mit 15 hatte er seine erste und einzige Freundin, die später auch seine Frau wurde.

Nach Abschluss der 10. Klasse lernte er in einem Landwirtschaftsbetrieb, wo er auch heute noch arbeitet.

Die für ihn herausragendste Erinnerung während seiner anderthalbjährigen Armeezeit war der Wegzug seiner Mutter zu ihrem neuen

Lebenspartner ohne auch nur eine vorherige Ankündigung. Nicht der Wegzug an sich sei das Kränkende für ihn gewesen, sondern dass er der Mutter nicht einmal so wichtig gewesen sei, mit ihm darüber zu sprechen. Er habe sich sehr wertlos und wie ein »Loser« gefühlt.

Daraufhin zog der Patient sehr schnell mit seiner Freundin zusammen und sie heirateten. »Ich habe gar nicht viel überlegt. Es war einfach ein schneller Ersatz. Nicht allein sein, einen Platz haben.«

Bald hatte die Frau eine erste Affäre, was ihn sehr kränkte; sie hätten aber nie darüber gesprochen. Während der Behandlung wurde deutlich, dass er während der gesamten Ehe seine Frau verklärt gesehen hatte. Jeden Ärger über sie, z.B., dass sie immer früh schlafen gehen und nie feiern wollte, dass sie sich nicht sehr um die Kinder kümmerte, dass das Leben eintönig und langweilig und sie eigentlich »eine Spaßbremse« gewesen sei, habe er weggeschoben aus Angst, sie könnte ihn sonst verlassen.

Es hätte ihn nach der Arbeit immer nur nach Hause gezogen, mehr habe er nicht nachgedacht. 1986 und 1990 seien zwei Kinder geboren, die zumindest er sich sehr gewünscht habe. Er habe dann auch »den besseren Draht« zu den Kindern gehabt als seine Frau. Und er wollte es anders machen als sein Vater. Er habe viel mit den Kindern gespielt, gebastelt, sei Fahrrad mit ihnen gefahren gefahren und habe auch öfter für sie gekocht.

Aufgrund seiner Symptomatik unternahm er schon in den 90er-Jahren zwei Therapieversuche, die er aber jedes Mal nach kurzer Zeit wieder abbrach. Er sei damals noch nicht wirklich bereit dazu gewesen.

2003 trennte sich die Frau für ihn überraschend. Sie habe ihm nur sagen können, dass sie weg und ein neues Leben wolle und keine Lust mehr habe, sich um die Kinder zu kümmern. Erst allmählich, im Laufe der Therapie, wurden auch die Anteile des Patienten an der gescheiterten Ehe deutlicher, vor allem wohl, dass er sie sehr einengte. So wollte er z.B. nicht, dass seine Frau allein wegging oder ihre Schwester besuchen fuhr. Nach ihrem Auszug entwickelte er eine zusätzliche, *psychische* Symptomatik; das Gefühl, wie unter einer Glocke zu leben, sich nicht entspannen und keine wirkliche Freude erleben zu können.

Gedanken zur Psychodynamik

Zur psychosomatischen Strukturbildung

In der Biografie des Patienten fällt vor allem die Begrenzung und Einengung seines Lebensraums auf, in die er familiär hineingeboren wurde, die er aber selber später fortsetzte.

Diese Begrenzungen beziehen sich auf den realen, äußeren, aber auch auf den inneren, reflektierenden Denk-, Fühl- und Verhandlungsraum, bzw. auf die fehlenden Zwischenräume.

Die Kindheit war geprägt von Kontrolle und Übersehen-Werden, von subtiler Entwertung, aber auch von Verleugnung von Schwierigkeiten und von einem nur geringen sprachlichen Austausch mit nur geringen Mentalisierungskompetenzen.

Neben einer haltenden und verstehenden Mutter fehlten ein auf etwas Drittes hinausweisender Vater und dessen väterlich narzisstische Aufwertung. Er fehlte als triangulierender Dritter, der ihn aus der engen Mutterbeziehung herausgeholt und ihm die Welt gezeigt hätte. Stattdessen trug er durch seine Nichtbeachtung entscheidend zur Entwertung bei.

Weiterhin fallen abrupte Trennungen ohne Übergänge auf, in denen die Verluste mentalisiert und damit integriert hätten werden können. Es gab wenig innere Verhandlungsspielräume, in denen z.B. ein Abschied vom Vater hätte stattfinden können oder ein Ausfantasieren der Gründung einer eigenen Familie. Der Patient hatte kaum Erfahrungen gemacht, dass innere Räume helfen können, äußere Veränderungen zu bewältigen.

In seiner neu gegründeten Familie gelang es dem Patienten jedoch, einen überschaubaren, realen Rahmen einzurichten, innerhalb dessen er die Kontrolle hatte. Dies gab ihm zwar Stabilität, bedeutete aber gleichzeitig auch Verdrängung. In der Realität kehrte das Verdrängte wieder in Form der Trennung seiner Frau.

Seine Verdrängungen und seine geringe Mentalisierungsfähigkeit zeigten sich wohl am ehesten daran, dass er die latenten Konflikte und Spannungen in der Ehe nicht wahrnahm, daher auch gar nicht formulieren und überdenken, geschweige denn ändern konnte. Für ihn sei alles in Ordnung gewesen, sagte er. Eigene Bedürfnisse wurden nur soweit von seinem Ich toleriert, wie sie innerhalb seines Rahmens auch erfüllbar waren; es wurde keine Lücke, keine Spannung zwischen Wunsch und Erfüllbarkeit, kein Konflikt zugelassen. Alles psychisch Unangenehme und Spannungsgeladene war in den körperlichen, psychovegetativen und gastroenterologischen Bereich verschoben worden; eine psychosomatische Struktur entstand, auch, wenn er damals die Beschwerden noch nicht so ernst nahm.

Als Kind hatte der Patient ja noch, wenn auch schon sehr abgespaltene, affektive Reaktionen starker Wut und großer Traurigkeit, die im Sinne einer misslungenen Konfliktabwehr in eine aggressive oder depressive Störung hätten münden können. Vielleicht, weil auch diese bei den sprachlosen und wenig aufnehmenden Eltern schwer unterzubringen gewesen wäre, kam es zur *doppelten*, psychosomatischen Abwehr, d.h. auch die symptomatische Depression und die narzisstische Wut wurden verhindert und nur noch das körperliche Äquivalent war für den Patienten wahrnehmbar.

Über die psychosomatische Struktur des Patienten hinausgehend lassen viele seiner Erlebens- und Verhaltensweisen an Alexithymie denken. Dies betrifft die Unfähigkeit, Gefühle zu erkennen und zu beschreiben, das Fehlen von sprachlichen Metaphorisierungen, eine ausgeprägte Denk-Konkretheit und ein an externalen Dingen haftendes Denken bei gleichzeitiger Unfähigkeit zur Introspektion (Zaudig/Trautmann 2006). In dieser Art erlebte auch ich den Patienten lange Zeit. Klußmann (1998) betont u.a. die mechanisierten Objektbeziehungen, die stereotypen Handlungen und die Zweidimensionalität, die sich z.B. auch bei Zeichnungen deutlich zeigen würde.

Analytische Konzepte der Alexithymie gehen von einem Entwicklungsdefizit aus, das durch intrafamiliäre Mechanismen, besonders durch affektfeindliche Kommunikationsstile von den Eltern an die Kinder weitergegeben wird, wodurch später eine psychosomatische Regression gebahnt werden kann. Im Zentrum steht dabei die Unfähigkeit, emotionale Zustände besonders der Wut, Hilflosigkeit und Hoffnungslosigkeit sprachlich fassen zu können (Ermann 2004).

Schweigen und Affektverdrängung hatte der Patient bei seinen Eltern beschrieben und man kann sich unter Einbeziehung des psychohistorischen Kontextes fragen, ob dieses Abwehrverhalten mit deren Erlebnissen von Krieg, Flucht und Vertreibung zusammenhängt und transgenerativ an die Kinder weitergegeben wurde (siehe Froese und Seidler in diesem Band).

Zur inneren Repräsentation der DDR und des Mauerfalls

Die dem Patienten präsente und wichtige Symptomatik begann erst mit dem Mauerfall; deshalb liegt es auf der Hand, zunächst einmal die für ihn subjektive Bedeutung der Mauer und einige Aspekte seiner »DDR- und BRD-bezogenen« Objektrepräsentanzen zu verstehen.

Herr L. war kein besonders politisch denkender Mensch. Er wurde Pionier und FDJler, ging 10 Jahre zur Schule, bekam eine Lehre, die er abschloss, ging »anderthalb Jahre« zur Armee, arbeitete in seinem Beruf, heiratete, bekam erst eine Wohnung und dann Kinder und baute ein Haus. Er war nicht in der Partei, er hatte keine politischen Funktionen und war nirgendwo anderweitig engagiert.

Was er während der Behandlung häufig betonte, war die Sicherheit und Übersichtlichkeit, die er in der DDR erlebt hatte. »Es war mir schön«, wie er sagte, einen ziemlich vorgegebenen Weg zu haben, der nicht so viele Entscheidungen abverlangte. Das System sagte ihm, was gut und was schlecht war. Wenn er sich an die Regeln hielt, hielt ihn das System. Es passte auf ihn auf und sagte ihm grundsätzlich, was zu tun sei. Es ließ ihn nicht durchs Rost fallen. Insofern hatte der DDR-Staat schon eine Art väterliche Funktion für ihn (siehe Froese in diesem Band). Er gab ihm Ausbildung und Arbeitsplatz. Hätte sich sein schweigsamer, abwesender Vater darum gekümmert, so wie das heute viele Eltern tun (müssen), damit ihre Kinder überhaupt eine Chance haben?

So könnte man denn wohl sagen, dass der Patient zwar *nicht vordergründig* mit dem politischen System identifiziert war, aber er es schon als eine Art erweiterten »elterlichen« haltenden Rahmen erlebte. Was er aber auch hier, wie in seinen persönlichen Beziehungen nicht, oder besser gesagt, nicht so schmerzhaft spürte, waren die Konflikte, die Widersprüche, die Spannungen und Differenzen zwischen politisch-ideologischem Anspruch der DDR und deren Realität.

Unter dieser Prämisse ist nachvollziehbar, dass der Mauerfall von Herrn L. weniger als befreiende Öffnung, sondern eher als ein *Verlassenwerden* von einer haltenden Instanz erlebt wurde, auf die er aufgrund seiner ungenügenden Autonomieentwicklung angewiesen war und die gleichzeitig die frühen Verlassenheitsgefühle seiner Kindheit reaktivierte.

Das in der DDR allgegenwärtig vermittelte Bild über das politische westliche System, für ihn vor allem assoziiert mit Arbeitslosigkeit und mit Nicht-gebraucht-Werden des Einzelnen ließ ihn den Mauerfall darüber hinaus auch als ein *Hereinbrechen* unkontrollierbarer, nicht zu bewältigender, ihn entwertender neuer Situationen erleben und reaktivierte vielleicht auch unbewusst die Ablehnung durch den Vater: »Ich brauche dich nicht«, »Geh zu Mutti«.

Dies alles war zusätzlich verbunden mit einer labilisierenden familiären Situation durch die drohende Frühgeburt des zweiten Kindes.

Auch Triangulierungskonzepte könnten hilfreich sein, die Art der Verarbeitung des Patienten zu verstehen. Die Grenzöffnung und damit die Erweiterung kann auch als eine Art drittes Element einer vorher nicht dagewesenen Triangulierung verstanden werden, da er die wohltuende Erfahrung einer sich eröffnenden Perspektive durch etwas Drittes nicht hatte.

Die Grenzöffnung *erzwang* nun die Triangulierung, die aber, wenn sie so plötzlich kommt und mit einem »vor allem medial vorgegaukelten Überfluss an Möglichkeiten« (Grieser 2007), und die nicht durch einen früheren öffnenden Vater und früh eröffneten Reflektionsraum schon innerlich repräsentiert ist, Angst macht.

> »Die stete Veränderung der Kultur führt trotz ihres vor allem medial vorgegaukelten Überflusses an Möglichkeiten zu einem Mangel an verlässlichen (›nachhaltigen‹) Triangulierungsangeboten zunächst bei jenen Menschen, die aufgrund ihrer strukturellen Brüchigkeit auf eine stabile äußere Triangulierung angewiesen wären« (Grieser 2007, S. 286).

»Das Potential zur autonomen Identitätsfindung ist angewachsen« (Deserno 2005, S. 125); »doch das Individuum hat Schwierigkeiten, eine einigermaßen einheitliche Außenperspektive auf sich und seine Beziehungen einzunehmen, wenn ihm eine Vielzahl ständig wechselnder Perspektiven zur Verfügung steht« (Grieser 2007, S. 286).

»Die Folge dieser Veränderung ist ein erhöhter Reflexionsbedarf, der jedoch oft als Kompetenz nicht ausgebildet ist« (Deserno 2005, S. 125). »Dann wächst die Angst, freigesetzt oder freigestellt zu werden und sich in der Freiheit zu verlieren« (Grieser 2007, S. 286).

Aber neben diesem eher Bedrohlichen gab es noch einen weiteren, konstruktiven Aspekt:

Die Wende gab dem Patienten auch die »Gelegenheit«, hier mit seiner Symptomatik anzudocken und seiner Problematik einen Sinn zu verleihen. Denn eine gering ausgeprägte Symptomatik hatte er ja schon früher, seit der Jugendzeit, aber für ihn viel unauffälliger und kaum relevant. Die Wende gab ihm nun als Person eine Art Sinn und Bedeutung, indem er Zusammenhänge herstellte, sich damit psychohistorisch einband und sich so Anker in der Zeit und in der Historie konstruierte, die er vorher bzgl. seiner Lebensgeschichte und der seiner Eltern überhaupt nicht gehabt hatte. Insofern war die Wende für ihn, nicht wie im ersten Moment scheint, nur eine Katastrophe, sondern auch eine Chance, die von Beginn an seinen Denkraum erweiterte, indem sie ihm eine neue »Landkarte« zur Verfügung stellte.

Analogien

Art und Inhalt, wie Herr L. über seine Beziehungen zu anderen Menschen und über seine innere Welt sprach, gepaart mit der von ihm beschriebenen symptom-auslösenden Situation, ließen in mir die Idee einer Parallele oder Analogie entstehen, und zwar einer Analogie zwischen der Beschaffenheit seiner kleinen inneren Welt und der großen äußeren Welt der DDR.

Ich begann, Parallelen zwischen den herrschenden staatlichen Prinzipien des DDR-Systems und dem Ich bzw. dem Selbstgefühl des Patienten halb zu entdecken, halb herzustellen. Solche Analogien betrafen zum Beispiel den festen, rigiden Rahmen, den geringen Spielraum zum freien und reflektierenden Denken, die geringe Duldung von Widersprüchen und Konflikten und die Verbreitung oberflächlicher Harmonie.

Sätze, die der Patient über seine Ehe sagte, könnten insofern auch doppeldeutig für die geringe Veränderungsbereitschaft und -fähigkeit des DDR-Staates stehen, z.B.:

- »Selbst, wenn meine Frau mich damals gebeten hätte, mir gesagt hätte, wie ich mich ändern soll, ich hätte es nicht gekonnt, ich hätte dann gleich *alles* infrage gestellt.«
- »Ich hätte das Änderungsthema gar nicht erst aufkommen lassen, ich hätte mich gar nicht aus mir heraus ändern können!«
- »Ich hätte es als Vorwurf und Anklage genommen und nicht als Idee.«
- »Ich hätte es alles weiter ertragen, wenn auch mit Magenschmerzen.«
- »Ich habe die Zügel so fest gehalten, weil ich Angst hatte, sie (die Frau) zu verlieren. Aber letztlich habe ich sie doch verloren.«

Und bezüglich des mehr oder wenigen offenen Umgangs mit Problemen:

- »Meine Mutter hat auch lieber alles in sich reingefressen, bloß nichts nach außen tragen, nicht das eigne Nest beschmutzen; so habe ich es dann auch gemacht.«

Ich betone, dies sind zunächst Analogien, nicht mehr und nicht weniger. Sie sind als Überlegungen gedacht. Man kann sich nur fragen, ob sie zu einem vertiefenden Verständnis sowohl des Patienten als auch der DDR-Vergangenheit beitragen könnten. Es ergeben sich mehr Fragen als fertige Antworten daraus.

Könnte es einen Zusammenhang geben zwischen individuellen und staatlich-politischen (Abwehr-)Strukturbildungen? War die Begrenztheit der DDR im Denken und Handeln vielleicht ganz gut dazu angetan, die eigene innere Begrenztheit nicht so sehr infrage zu stellen, ja sie sogar weniger wahrnehmen zu müssen, wenn man nicht wollte? Lassen sich vielleicht individuelle Abwehrstrukturen leichter aufbauen und aufrechterhalten, wenn sie denen des politischen Systems entsprechen?

Es gab in der DDR nicht so einen deutlichen, für alle sichtbaren Gegenentwurf, nicht soviel Irritierendes, nicht so einen »Überfluss an Möglichkeiten«, was einen zum Vergleichen angeregt hätte. Es lebte sich auch ganz gut, wenn man es wollte, in der (inneren) Begrenztheit.

Mit dem Wegfall der Mauer war das äußere System zerbrochen und auch das innere System des Patienten kam ins Wanken. Die Zügel, um beim Bild des Patienten zu bleiben, waren nicht mehr zu halten; die DDR war verloren, und wenn auch viel später, war für Herrn L. die Frau verloren.

Der Mauerfall symbolisierte für Herrn L. im *Makrokosmos*, was er im *Mikrokosmos* zwar immer verdrängt, aber doch befürchtet hatte: dass man den eigenen kleinen Lebensbereich nicht in jedem Falle vor Veränderung und Auflösung schützen kann. Die Ich-Strukturen waren nicht stark genug, und durch die geringe Ausbildung von inneren Übergangs- und Verhandlungsräumen nicht gut darauf vorbereitet, sich vorstellen zu können, mit solchen Veränderungen stabil und flexibel zugleich umgehen zu können.

Dies führt zur Frage nach der Verarbeitungskapazität und damit zur Analogie des Containment: Wollte man auch einen Staat nach seiner Fähigkeit zum Containment im Sinne Bions[2] beurteilen, so war diese in der DDR wohl weder haltend noch verstehend verarbeitend – wie es die beiden Funktionen des Bion'schen Containers sind, sondern wohl eher verfolgend.

Das mütterliche Containment, das der Patient in seiner Kindheit erlebt hatte und das sich daraus entwickelnde eigene Containment waren zumindest wenig verstehend und verarbeitend. Auch das Symptom des Durchfalls (bzw. die Angst davor) kann ja als eine Art ungenügender (psychischer) Verdauung verstanden werden; die Dinge gehen hindurch ohne angemessene Verarbeitung.

Hinsichtlich des politischen Systems könnte man sich fragen, ob sich

2 Die Container-Funktion nach Bion (1962) besteht darin, rohes, unverarbeitetes, unerträgliches Material, sogenannte Beta-Elemente aufzunehmen, zu verarbeiten, und so in veränderter, verdauter und damit erträglicher und verstanden werden könnender Form (als sogenannte alpha-Elemente) zurückzugeben. Diese alpha-Funktion hat eine Mutter gegenüber ihrem Kind und ein psychoanalytisch arbeitender Therapeut gegenüber seinem Patienten.

die zivilisatorische, die soziale Reife einer Gesellschaft auch darin zeigen könnte, wie gut ihr Containment ist, wie sie mit problematischen, sozusagen mit Beta-Elementen der Gesellschaft umgehen kann. Gibt es die Fähigkeit zur Umwandlung in alpha-Elemente, sind die »Ich-Funktionen« des Staates so gut und sicher entwickelt, dass die »rohen«, schwierigen, konflikthaften Teile verstanden, verarbeitet, integriert werden können oder müssen sie ausgestoßen, verleugnet oder verfolgt werden? Könnte das Sich-Bemühen um ein Verstehen der tieferliegenden Motive politischer Auseinandersetzungen helfen, Lösungen zu finden?

Genau solche und ähnliche Fragen sind in den letzten Jahren zum wichtigen Anliegen einer großen Zahl analytischer Autoren geworden, die Psychoanalyse auch für das Verstehen (und Verändern) gesellschaftlicher Prozesse zu nutzen (z.B. Wirth 2002, Auchter et al. 2003, Richter 2005 und auch die Autoren dieses Bandes).

Eine damit zusammenhängende Analogie wäre die Art der Identifizierungen.

Die in der DDR gewünschten Identifizierungen waren eher adhäsiver[3], d.h. eher anklebender Art, ohne Zwischenraum, ohne eigenes Denken. Erinnert sei an solche dogmatischen Sätze wie: »Der Marxismus ist allmächtig, weil er wahr ist.«, die »Wissenschaftlichkeit der marxistisch-leninistischen Weltanschauung«, die »führende Rolle der Partei«.

Es wurde, ich betone, von staatlicher Seite eine identifikatorische Annahme, eine Anheftung der staatlichen Ideologie erwartet, in der das kritische Betrachten aus einer dritten Position heraus nicht gewünscht war. Es gab keine dritte Position. Es gab die »enge Verbundenheit der Jugend mit der Sozialistischen Einheitspartei Deutschlands«, das »unerschütterliche Kampfbündnis mit der Sowjetunion und den anderen sozialistischen Staaten« auf der einen Seite und »Unversöhnlichkeit und Hass gegen den Imperialismus und seine reaktionäre Politik« auf der anderen Seite (Statut der FDJ).[4]

Auch in der familiären Entwicklung bei Herrn L. fehlte das Dritte.

---

3 Zur adhäsiven Identifikation vgl. Meltzer 1975.

4 Dass es in der DDR viele Menschen gab, die sich trotzdem das eigene Denken nicht verbieten ließen und insofern eine dritte Position einnahmen, ist völlig klar und sonst hätte es auch die Wende nicht geben können, aber dies steht hier nicht zur Debatte.

Es fehlte in Form des abwesenden Vaters und in Form der Konflikte verleugnenden Mutter und somit insgesamt in Form des Denkens und Fühlens. Es fehlte in den übergangslosen Verlusterlebnissen, in der adhäsiven Anheftung an seine Frau und es wurde in der Behandlung deutlich an seinem anfangs starren, fast aggressiv verteidigenden Festhalten an eigenen Denk- und Handlungsweisen.

Die eben genannten Zitate überdenkend, kam ich zu einer weiteren Analogiebildung, nämlich der, dass man auch die offizielle DDR-Sprache als alexithym anmutend beschreiben könnte. Dazu passt deren betont rationale Ausrichtung, die sich z.B. in den vielen Fremdwörtern und abstrakten Begriffen (»proletarischer Internationalismus«, »Diktatur des Proletariats«), in den häufigen Substantivierungen und Genitiv-Konstruktionen zeigte. Sprichwörtlich im Volksmund war »die Rolle der Bedeutung«, womit die häufige Sinnentleerung solcher Konstruktionen aufs Korn genommen wurde.

Ich erinnere mich, dass es mir nie gelang, (selbst wenn ich es mir zum wiederholten Male fest vorgenommen hatte), eine längere Rede Erich Honeckers in der Zeitung bis zum Ende zu lesen, weil diese so abstrakt, allgemein, Widersprüche und Probleme glättend war. Ich war nicht erreicht und nicht berührt. Ich schweifte immer ab.

Gibt es hier vielleicht eine Kongruenz zu häufigen Gegenübertragungsgefühlen von Müdigkeit, langer Weile, Unberührtheit und innerem Abschweifen bei psychosomatisch gestörten Patienten, wie ich es anfangs auch bei Herrn L. erlebte?

Zur Entwicklung des Patienten nach seiner inneren »Grenzöffnung«

Zur Entwicklung im Realraum

Noch 14 weitere Jahre, von 1989 bis 2003 hielten die engen Grenzen des Patienten, nur im Inneren rumorte es massiv vegetativ. Der *politische* Mauerfall ging seinem *persönlichen* Mauerfall 14 Jahre voraus.

Als sich dann die Frau 2003 trennte, »abhaute«[5], ihn mit den Kindern zurückließ, erlebte Herr L. dies natürlich auch als eine Kränkung, aber auch als Wiederholung der alten Verlusterfahrungen und der Erfahrung, eine Situation nicht beeinflussen zu können. Er erlebte sich wieder als »Loser«.

Aber als die Frau wirklich weg war, konnte er auch denken: »So wie bisher möchte ich auch nicht mehr leben. Es soll noch was passieren bei mir!«

Insofern war die Trennung auch eine Befreiung; analog wie in diesem Land, eine Chance, mehr von sich, der Welt und den innewohnenden Möglichkeiten zu entdecken und zu nutzen.

Interessant ist dabei, dass mit der Trennung der Frau zumindest ein Teil seiner Symptomatik wieder auf die psychische Ebene zurückgelagert werden konnte. Die Trennung und der damit entstehende (Zwischen-)Raum führten zu einer deutlicheren Wahrnehmung des Fühlens und Erlebens seiner selbst.

Der Patient erlebte und reflektierte allmählich seinen eigenen »kleinen Mauerfall«; er wurde offener, sprach mit anderen über sich und seine Gefühle, traf sich mit Freunden, ging aus, hatte Kurzbeziehungen zu anderen Frauen und begann diesmal aus eigenem inneren Bedürfnis seine Therapie.

Er begann auch wieder eine fester werdende Partnerschaft, in der es aber viel mehr gegenseitige Freiheitsgrade gibt. Er traute sich allmählich, ihn ärgernde Dinge (sowohl bzgl. der Partnerin als auch bzgl. meiner Person) anzusprechen ohne die lähmende Angst vor einem daraus folgendem Verlassenwerden.

In für mich sehr anrührender und wie ich finde, auch sehr kompetenter Weise war und ist Herr L. für seine Kinder da, die beide noch bei ihm wohnen. Er steht ihnen bei Lehrstellen- und Arbeitsproblemen zur Seite, setzt sich mit ihnen bzgl. der Aufgaben im Haushalt auseinander, ärgert sich häufig über ihre »Schlampigkeit« und ist sich immer wieder unsicher, ob er sich zu viel oder zu wenig um sie kümmert.

Er empfindet sein Engagement für sie gleichzeitig als Last und die-

5 DDR-Jargon für Menschen, die die DDR (illegal) verließen.

sen Widerspruch kann er selbst schwer verstehen. Dies zu verstehen, würde eine grundsätzliche Integrationsleistung erfordern, nämlich die, dass etwas zugleich schwer, anstrengend, schmerzlich und gleichzeitig annehmens- und bejahenswert sein kann.

Dieses Paradoxon *fühlend* annehmen zu können, ist *immer* schwer und erst recht für jemanden wie Herrn L., der in so sprachlosen und mentalisierungs-ungewandten Verhältnissen aufgewachsen ist.

Zur Entwicklung im Rahmen der Behandlung

In der Behandlung spiegelte sich die Auseinandersetzung mit der inneren »Grenzöffnung« anhand mehrer Entwicklungslinien wider:

Zum einen hatte Herr L. über lange Zeit erhebliche Ängste, dass sein Ich von außen angegriffen werden könnte. Jede kleinste Konfrontation von meiner Seite, jedes Infragestellen einer Handlung erlebte er als massiven Angriff, erlebte mich »adhäsiv bedrängend«, ihm keine Wahl, keinen Raum lassend, worauf er sofort »adhäsiv aggressiv«, d.h. sofort, und ohne ein eigenes Denken dazwischenschalten zu können, reagierte.

Erst ganz allmählich, mit wachsender Ich-Stärke, kann er einen Zwischenraum herstellen, aushalten und vielleicht irgendwann auch als Gewinn erleben.

Zum anderen versuchte Herr L. lange Zeit, sich in seinen Einfällen nur auf bekanntem Terrain zu bewegen und die Assoziationsschranke zu unbekanntem, neuen Material kaum zu überschreiten. Mühsam und im schrittweisen allmählichen Erfahren seiner inneren Möglichkeiten erweiterte sich sein Innenraum, um das bisher nie Gedachte und Gefühlte jetzt denken und fühlen zu können: sexuelle und aggressive Impulse, Fantasien, alles, einschließlich der Kinder, hinter sich zu lassen, auch einfach mal »abzuhauen«.

Allmählich tauchten auch bisher verborgene erste Gefühlsregungen der Trauer über die karge Kindheit und den abwesenden Vater auf; langsam kann er seine Vater-Sehnsucht fühlen. Er erzählte von mehreren älteren Männern in seinem jetzigen Lebensumfeld, die er mag und zu denen er sich hingezogen fühlt und Kontakt sucht. Erst mit dieser entstehenden

Sehnsucht, die erst möglich ist, weil er die Lücke, den Zwischenraum spürt, kann sich eine Handlungsmöglichkeit, das Aufsuchen der älteren Männer, fast eine Art selbsttätiger »Wiedergutmachung« entwickeln.

Auch begann er, sich für die Geschichte seiner Eltern zu interessieren und Fragen zu stellen. Wenn auch die Antworten nicht mehr von ihnen zu holen sind, weil sie tot sind, so kann es trotzdem darum gehen, dass sich zumindest der Fantasie- und Denkraum des Patienten diesbzüglich anreichert, er bestehende innere »Denkverbote« auflösen kann, damit er sich im Nachhinein mithilfe des erweiterten inneren Raums in der Geschichte seiner Eltern und seiner Vorfahren verwurzeln kann. Er beginnt auch in Gesprächen mit den älteren Geschwistern nach Antworten zu suchen.

Im Zusammenhang mit der zunehmenden Vertiefung des Materials verstärkte sich sein Durchfall bis dahin, dass er einmal anstatt sich wie immer auf die Couch zu legen, sich auf einen Stuhl setzte, aus Angst, auch bei mir Durchfall zu bekommen und mich eher peinlich und beschämt fragte, ob er denn im Notfall hier auf die Toilette gehen könnte, ob ich überhaupt eine hätte. Ich deutete das nicht, sondern antwortete, dass das natürlich möglich sei. Aber in meiner Antwort war schon implizit die Deutung enthalten: »Na klar, du kannst dein ganzes unverarbeitetes Zeug hier rauslassen. Der Rahmen der Therapie ist zugleich weit und fest genug, das alles aufzunehmen. Der Container wird halten und vor allem auch verarbeiten.«

Verarbeitet werden müssen wohl neben den o.g. Themen vor allem der Schmerz und die Verzweiflung eines von mir bisher nur geahnten kleinen einsamen Jungen, der so hart gegen seine Ängste gekämpft hat. Hier begeben wir uns dann auf neues Terrain, wo auch die DDR-Vergleiche nicht mehr weiterhelfen werden. *Auch das ist wichtig: diese Spur wieder verlassen zu können.*

Über diese lange Zeit diese schwierige Übertragungs-Gegenübertragungskonstellation zu überstehen, gelang mir sicher auch durch mein Erinnern an mein eigenes Erleben der Wendezeit, in dem ich mich, altersgleich mit dem Patienten, *ein Stück weit* mit seinen damaligen Ängsten und seiner spezifischen DDR-Sozialisation auf dem Lande identifizieren konnte. So wandeln sich allmählich, parallel mit der Veränderung des

Patienten, meine Gegenübertragungsgefühle hin zu mehr Lebendigkeit, Wachheit und Interesse. Ganz kurzzeitig blitzt manchmal auch in mir schon die Traurigkeit auf.

Schlussgedanken

Herr L. hat mir die Erlaubnis gegeben, über ihn zu schreiben. Wohl wissend, dass dies bei einem Teil der ehemaligen DDR-Bürger auch eine Art »Überbleibsel« eines gering ausgeprägten Individualitäts- und Schutzbedürfnisses ist (»ich habe nichts zu verbergen«, »das kann ruhig jeder wissen«), trifft dies wohl auf Herrn L. eher nicht zu[6]. Er sagt selbst, dass er vor einigen Jahren einer Ver*öffen*tlichung seiner Geschichte niemals zugestimmt hätte.

Ich sehe es eher so: Auch hierbei geht es ja um eine Öffnung, wie es das Wort schon sagt, und diesmal macht ihm das keine Angst. Diesmal erlebt er es als ein Geben-Können ohne Verlustangst, als einen Gewinn, den andere von ihm haben könnten. Er sieht einen Wert in sich. »Wenn es für andere wichtig sein kann, – dann okay«, sagt er.

Und er begibt sich mit mir zusammen auf eine Meta-Ebene. Es gibt ihn und mich – und es gibt eine dritte Dimension, die der »Draufsicht«, indem ich über ihn schreibe. Etwas Drittes entsteht, bzw. Dritte können nun über ihn und mich nachdenken.

So hat Herr L. allmählich selbst eine Vorstellung von Oberfläche und Tiefe entwickelt, die er selbst auch mit diesen Worten benennt und er sich im Zuge der Therapie-Verlängerungs-Überlegung schon vor einiger Zeit für eine weitere Erkundung seiner »Tiefe« entschied. Auch in ihm selbst ist ein innerer Raum, Dreidimensionalität und damit die Bereitschaft für Veränderung entstanden.

Ich denke, wenn seine innere Welt allmählich begehbar wird, indem er sie fantasieren, fühlen, denken und aussprechen kann, wird er auch in der äußeren Welt neue und bisher unbekannte Räume mit weniger Angst begehen und nutzen können.

---

6 Trotzdem habe ich wichtige Daten verfremdet.

Insofern geht es, um ein letztes Mal die Analogien zu bemühen, um die *allmähliche* Erweiterung der inneren Grenzen des Patienten, darum, dass er Herr L. *bleiben* darf und sich trotzdem entwickeln und *verändern* kann, ohne dabei erst, wie die DDR, ganz untergehen zu müssen.

Literatur

Auchter, T.; Büttner, C.; Schultz-Venrath, U.; Wirth, H-J. (2003): Der 11. September. Psychoanalytische, psychosoziale und psychohistorische Analysen von Terror und Trauma. Gießen (Psychosozial-Verlag).

Bion, W. R. (1962): Eine Theorie des Denkens. In: Melanie Klein heute. Bd 1: 225–235. München, Wien (Verlag für Internationale Psychoanalyse) 1990.

Buchholz, M. B. (2008): Worte hören, Bilder sehen – Seelische Bewegungen und ihre Metaphern. Psyche – Z Psychoanal 6: 552–577.

Deserno, H. (2005): »Handhabung« oder »Analyse« der Übertragung? Journal für Psychoanalyse 45/46: 100–130.

Ermann, M. (2004): Psychosomatische Medizin und Psychotherapie. Stuttgart (Kohlhammer).

Grieser, J. (2007): Freiheit und Entwicklung im triangulären Raum. Psyche – Z Psychoanal 6: 560–589.

Klußmann, R. (1998): Psychosomatische Medizin. Berlin, Heidelberg (Springer).

Meltzer, D. (1975): Adhesive Identifikation, Contemporary Psychoanalysis 11: 289–310.

Richter, H.-E. (2005): Ist eine andere Welt möglich? Für eine solidarische Globalisierung. Gießen (Psychosozial-Verlag).

Statut der FDJ.: X. Parlament der Freien Deutschen Jugend 1976.

Wirth, H.-J. (2002): Narzissmus und Macht. Zur Psychoanalyse seelischer Störungen in der Politik. Gießen (Psychosozial-Verlag).

Zaudig, M.; Trautmann, R. (Hg.)(2006): Therapielexikon Psychiatrie, Psychosomatik, Psychotherapie. Berlin Heidelberg (Springer).

VI. Historische Umbrüche – eine Herausforderung für psychoanalytisches Denken

Die Wende in Ostdeutschland für die Generation der damals Jugendlichen

Trauma und nachhaltig prägende Erfahrung

Frank-Andreas Horzetzky

Adoleszenz und historische Umbrüche

Die politische Wende in Deutschland war für die Ostdeutschen eine komplexe Herausforderung an ihre Wandlungsfähigkeit und ihre Möglichkeiten, seelisch mit den sich schnell vollziehenden gesellschaftlichen Veränderungen Schritt zu halten. Diese Herausforderung traf die Menschen in verschiedenen persönlichen Situationen und gesellschaftlichen Positionen. Ebenso hatten sie unterschiedliche seelische Voraussetzungen, auf solche grundlegenden, krisenhaften Belastungen und Anforderungen reagieren zu können.

Eine Gruppe, die besonders von den politisch bedingten gesellschaftlichen Umbrüchen betroffen war, ist die der Pubertär-Adoleszenten, also der Jugendlichen, die damals zwischen 13 und 18 Jahre alt waren. Diese Lebensphase stellt eine psychische Labilisierungs- und Reifungssituation in der seelischen Entwicklung dar. Sie besitzt neben der Entwicklungsmöglichkeit aus verschiedenen Gründen eine besondere Vulnerabilität und bedarf daher für ihr Gelingen einer möglichst stabilen Umgebung. Diese ging in Ostdeutschland mit der Wende umfassend verloren. Man kann den damaligen Umbruch mit der notwendigen Neuorientierung jedes Einzelnen, auch Erwachsenen, insgesamt als eine adoleszente Situation bezeichnen. Und zwar insofern, als die bisherigen Werte und Normen für alle Menschen infrage gestellt worden sind, sodass sie sich umfassend neu orientieren mussten.

Aus diesem Grunde schätzte Erikson (1968, S. 73ff., 89) die Folgen gesellschaftlicher und ideologischer Umbrüche bezüglich der von ihnen betroffenen Adoleszenten eher negativ ein. Er glaubte, dass schnell ablaufende gesellschaftliche Veränderungen die adoleszente Identitätsbildung massiv gefährden und in letzter Konsequenz zu Identitätsverwirrungen führen. Sie würden die Jugendlichen Zuflucht bei extremen Gruppierungen suchen lassen, um so eine Selbststabilisierung zu erreichen.

Auch Blos (1962, S. 235f.) teilte Eriksons Vorstellungen. Interessanterweise hat er sich direkt zur DDR geäußert. Er war der Meinung, dass ein Staat wie die DDR (wie jede totalitäre und fundamentalistische Bewegung) sich die ursprüngliche Rebellion der Jugend direkt für die eigenen Zwecke zunutze macht, diese quasi missbraucht. Er sah voraus: »Wenn dies geschieht, versiegen notwendigerweise die Ströme der Rebellion, mit denen wir in einer demokratischen, kapitalistische Gesellschaft bekannt sind, und die Adoleszenz zeigt ein völlig anderes Bild.« Er war der Überzeugung, dass die Jugend »auf diese Weise daran gehindert wird, ihre Rebellion gegen die existierende soziale und politische Ordnung zu richten.« Schaut man sich die Adoleszenzentwicklung DDR-Jugendlicher vor der Wende an, so lässt sich auch aus dem Blickwinkel von Erdheim (1982) die These von Blos bestätigen, dass die DDR eine deutlich »kältere« Kultur darstelle als die BRD. Auch wenn die Unterordnung nicht vollständig war und nicht in alle Gruppen von Jugendlichen hineinreichte, besonders nicht unter Arbeiterkindern: Die auf Anpassung an autoritäre Strukturen und Unterordnung ausgerichtete öffentliche Erziehung in der DDR mit ihren ideologischen Manipulationen, bremste die Adoleszenzentwicklung aus. Ziel war es, den jugendlich-kritischen Elan der Adoleszenten in bestimmte, staatlich gelenkte Aufbauprojekte der sozialistischen Gesellschaft einzubinden. Es wurde ganz direkt die Identifizierung mit den sozialistischen Werten gefordert. Eine Entwicklung im eigentlichen Sinne mit einem offenen Ausgang war in der sozialistischen Gesellschaft nicht vorgesehen.

Und Blos wagte sogar eine direkte Prognose: »Diese Erben des Regimes werden, wenn sie herangewachsen sind, konservativ werden und in rigider Identifizierung mit der vergangenen Ordnung leben« (1962, S. 235f.). Aber wenn die Mächte, die diese Jugend »geweiht« haben, einmal besiegt sein sollten, dann würden die narzisstische Enttäuschung und der Identitätsverlust (die Entwertung der narzisstischen Identifizierung) restitutive Maßnahmen mobilisieren. Damit meinte Blos auch die Hinwendung zu radikalen politischen Ideologien, aber auch Selbsttäuschung und Selbsterniedrigung. In zwei Punkten können wir zumindest mit Bezug auf die damals Adoleszenten einschränkend zu Blos feststellen: Zum einen wurde die politische Wende sehr von den Jugendlichen mitgetragen. Zum anderen wurden die restitutiven Tendenzen nach der Wende viel stärker von männlichen Jugendlichen vertreten (v.a. junge Männer sind in linksautonomen und rechtsradikalen Organisationen vertreten, die Arbeitslosigkeit unter ihnen ist höher als unter jungen Frauen), während junge Frauen die Chancen des Aufbruchs in Ostdeutschland besser in progressiver Weise für sich nutzen konnten. Das zeigt sich auch in den hohen Abwanderungszahlen aus Ostdeutschland.

Entwicklungsschritte in der Adoleszenz

Wenn man sich vergegenwärtigt, welches die zentralen Entwicklungsaufgaben der Pubertät und Adoleszenz sind, darf man erwarten, dass deren Bewältigung unter einer krisenhaften Situation, wie der Wende, besonders zu leiden hat, und sich dementsprechend später in den Therapien bei uns verstärkt thematisch und im Übertragungsgeschehen abbilden.

Erikson bezeichnete die Adoleszenz als »psychosoziales Moratorium«. Darunter versteht er »einen Aufschub erwachsener Verpflichtungen oder Bindungen [...] Es ist eine Periode, die durch selektives Gewährenlassen seitens der Gesellschaft und durch provokative Verspieltheit seitens der Jugend gekennzeichnet ist« (1968, S. 161). Erikson betont für diesen Prozess die wechselseitige Affirmation und Infragestellung zwischen Gesellschaft und Jugend. Für ein stabiles Selbstgefühl brauchen die Jugendlichen neben der familiären Kontinuität sozusagen als Fundament des Geschehens eine grundlegende gesellschaftliche Kontinuität, um darauf aufbauend ihre infragestellenden Provokationen inszenieren zu können.

Neben der körperlichen Reifung zu erwachsener, genitaler Sexualität, geht es parallel um die entsprechende seelische, von starken kognitiven und affektiven Veränderungen begleitete Entwicklung. Mit analytischen Begriffen gesagt: Aktualisierung des Ödipuskomplexes und der Entwicklungsaufgaben um die Triangulierung, mit der Weiterentwicklung des Über-Ich und der allmählichen Herausbildung einer erwachsenen Identität. Dabei geht es nicht so sehr um die äußere Abgrenzung, das Auf-Abstand-Gehen und Von-zu-Hause-Ausziehen, die betont andere Oberfläche. Das alles ist Ausdruck des eigentlichen Prozesses, auf den es ankommt und der manchmal durch die besonders lärmende Oberfläche nur vorgetäuscht wird: Es geht vor allem um die Auseinandersetzung mit und seelische Abgrenzung von den primären inneren Objekten der frühen Kindheit. Es geht um eine Entidealisierung, eine Aufweichung der teilweise noch sehr konkret an diese primären Objekte gebundenen Über-Ich-Strukturen. Dabei müssen die vermittelten Werte revidiert, von den konkreten Quellen abgelöst und teilweise erneuert werden, um dann im Rahmen einer angemessenen Ich-Idealbildung als Teil des Selbst und der eigenen Identität fixiert zu werden: »Das bin ich.«

Trennung und Trauer sind fester Bestandteil jeder adoleszenten Identitätsbildung. Wie aber kann die Ambivalenz zwischen regressiven Wünschen einerseits, die verbunden sind mit starken frühen Verlassenheitsängsten genau in dem Moment, wo die Jugendlichen die Eltern verlassen müssen und progressiven Bedürfnissen andererseits nach ebenso herbeigesehnter erwachsener Selbstbestimmung und Unabhängigkeit, ausgehalten und ausgetragen werden? Wovon hängt eine erfolgreiche Bewältigung dieser Entwicklungsaufgaben ab?

Die Entwicklungsanforderungen der Adoleszenz kamen zur Zeit der Wende genauso wie immer: Sie lassen sich nicht aufschieben. Aber der geschützte Raum des Moratoriums für die Adoleszenten konnte fehlen und fehlte vielfach, weil viele Werte im Umbruch, die neuen noch nicht verstanden, noch nicht installiert, geschweige akzeptiert und verinnerlicht waren. Sie konnten also durch die Elterngeneration nicht vermittelt werden. Sie waren mit ihnen nicht ausfechtbar. Es fehlte der sichere Boden, auf dem eine konfrontative Abgrenzung unter letztlichem Erhalt der Wurzeln für die Jugendlichen möglich ist.

Andererseits ist die innere Bühne, die Struktur und Stärke der Objekte und des Selbst zunächst einmal wie sie ist und basiert auf den frühen Beziehungserfahrungen in der Primärfamilie. Wiewohl es sich um Veränderungen auf der inneren Bühne handelt, läuft die innere Entwicklung über eine ganz interaktionelle Auseinandersetzung mit lebendigen Eltern und Erziehungspersonen und dem mit ihnen verbundenen gesellschaftlichen Hintergrund. Diese interaktionelle Ebene ist stark beeinflusst durch die äußeren, sozialen Umgebungsbedingungen und umgekehrt. Es ist eben ein Unterschied, ob Eltern ein autoritäres System wie das der DDR im Rücken haben (auch wenn sie selbiges gar nicht unterstützten) oder ein liberales, und erst recht, wenn es aufgrund der Umbruchsituation gar keinen Haltepunkt gibt.

Adoleszenz in der DDR und Adoleszenz während der Wende

Was bedeutete es für Jugendliche, wenn Staat und Gesellschaft, in der sie herangewachsen sind, zusammenbrachen? Wie gestaltet sich Adoleszenz, wie werden ihre Entwicklungsanforderungen unter den schwierigen Bedingungen eines gesellschaftlichen Umbruchs bewältigt? Welchen Einfluss auf die Persönlichkeitsentwicklung und Identitätsbildung im Unterschied zu einer normal verlaufenden Adoleszenz können wir feststellen?

Wie wir wissen, kann schon *ohne* dieses hervorstechende äußere Ereignis eine Adoleszenz sehr turbulent und traumatisierend verlaufen. Wir finden bei unseren Patienten auch sehr unterschiedliche Konstellationen, die eine Differenzierung so schwierig machen. Es ist meine Erfahrung, dass Trennungen der Eltern in der Pubertäts-Adoleszenz-Phase oft starke Auswirkungen auf die Jugendlichen haben und den Auslöser einer psychopathologisch relevanten Entwicklung darstellen können. Es erscheint manchmal so, dass eine Trennung in dieser sensiblen Phase die Betroffenen stärker beeinträchtigt hat, als bei Patienten, bei denen die Trennung in den Jahren davor stattfand. Auch in Trennungssituationen sind die äußerlich stattfindenden Veränderungen beider Eltern oft sehr stark, sodass diese diskreditiert, verunsichert und geschwächt erscheinen. Oder sie wenden sich einfach ab, absorbiert durch neue Partner und Projekte und stehen nicht mehr ausreichend für Auseinandersetzungen zur Verfügung. Sie werden dann entweder von den Jugendlichen im Rahmen einer Abwehrbewegung eines nicht zu bewältigenden Konfliktes um Loyalität und Entidealisierung pauschal abgelehnt oder sie werden im Sinne einer Parentifizierung als schützenswert erlebt. Auch hier bleiben die innere Ablösung und die Überichentwicklung auf der Strecke.

Aber die Wende war eben nicht so traumatisch wie der Krieg. Und wie es auch im Krieg nicht nur um Kriegstraumata geht, sondern um die gesamte erzieherisch-familiäre Atmosphäre im Dritten Reich, so geht es auch jetzt um die gesamte Zeit des prägenden Aufwachsens in der DDR, bei dem letztlich die Wende mit ihren dramatischen Veränderungen nur den Höhepunkt bildete.

Was passiert, wenn Eltern, Lehrer usw. plötzlich allein dastehen, ohne eindeutigen gesellschaftlichen Rückbezug, selber infrage gestellt, nur noch mit ihrer menschlichen Autorität ausgestattet, weil die hinter ihnen stehende gesellschaftliche Autorität weggebrochen ist? Es wird klar, dass Jugendliche in der DDR die Ereignisse der Wende sehr unterschiedlich erlebt haben können, je nachdem in welchem politisch-familiären Umfeld sie aufgewachsen sind. Die Einstellung der Familie und des unmittelbaren Umfeldes zum Staat DDR ist entscheidend dafür, wie die Wende erlebt und verarbeitet wurde. Und es ist auch ein Unterschied, ob die Jugendlichen 1989 13 oder 18 Jahre alt waren.

Man kann sich verschiedene familiäre Wende-Szenarien vorstellen:

1. Eine Durchschnittsfamilie die weder für noch gegen das System engagiert war. Hier hängt es davon ab, welche Potenzen die Eltern mitbrachten, mit der Umbruchsituation umzugehen. Dementsprechend können die Jugendlichen eher defensiv oder progressiv reagieren bis hin zu einer engagierten Politisierung.

2. Oder eine Familie, in der die Eltern stark mit dem System identifiziert waren, es getragen haben, »überzeugt« waren, wie es damals hieß. Diese Jugendlichen werden die Wende und die durch den Verlust der DDR erlebte Infragestellung der Eltern und ihrer über die Eltern schon bei ihnen selbst entstandene Identifizierung mit dem DDR-System viel einschneidender erlebt haben. Also irgendwie als Niederlage, als Verlust von etwas Wertvollem oder zumindest teilweise Bewahrenswertem. Bei

diesen Jugendlichen ist die Wende eher eine Zeit der starken Verunsicherung.

3. Im Unterschied dazu eine Familie z. B. mit christlich-kirchlichem Hintergrund, bei der der DDR-Staat schon immer eine abgelehnte Sache war, eine Familie also, wo Eltern und Kinder den Zusammenbruch des Systems als Gewinn und Befreiung erlebt haben. Hier ist die Wende eher eine Zeit der Bestätigung, der Chancen, des Engagements, ein herbeigesehnter Umbruch und eine willkommene Neuorientierung. Hier kann der Umbruch eine Bestärkung schon bisher gelebter Werte bedeutet haben, was die Autorität der Eltern gestärkt und damit eine Abgrenzung von ihnen in anderer Weise erschwert haben mag.

Viele Menschen in der DDR waren kaum mit ihr und dem politischen System identifiziert. Gerade unter den vermeintlichen Protagonisten des Systems, den Arbeitern, war die Ablehnung und stille Resignation groß, wie es sehr eindringlich Wolfgang Hilbig beschreibt: »An der Klasse der Arbeiter scheiterten praktisch alle ideologischen Vorstöße, die man sich in den Planungsbüros des Zentralkomitees und der Kulturbehörden ausdachte. […] Die Arbeiter der DDR waren […] tatsächlich eine Art schweigende Mehrheit, die sich nicht artikulieren *wollte*, da sie den zwischen Realität und offiziellem Sprachgebrauch klaffenden Widerspruch als unaufhebbar hingenommen hatte« (S. 65f.). Aber natürlich schützt bewusste Ablehnung nicht vor den Auswirkungen unbewusster Identifikationen. Deutlich wird: Je geringer die persönliche menschliche Autorität einer Person war (d. h. je mehr er zur Stabilisierung seiner Autorität auf einen Rückgriff auf die ideologisch begründete Autorität gesellschaftlicher Instanzen angewiesen war), umso verunsicherter waren diese Personen in ihrer eigenen Identität und umso schwächer mussten sie den Jugendlichen in der Wendezeit erscheinen. Und umgekehrt: Jemand mit einer persönlichen Autorität konnte dies auch unter den veränderten Bedingungen der Wendezeit für die Jugendlichen bleiben und ihnen weiterhin Halt bieten und Gegenüber in Auseinandersetzungen sein. Die Zeit der Wende war ja kein einmaliger Akt, sondern stellte einen längeren Veränderungsprozess dar, der für alle Mitglieder der Gesellschaft gewissermaßen vergleichbar mit der Adoleszenz ein Moratorium darstellte. Nicht ganz zu Unrecht ist ja die Wende mit der Adoleszenz der DDR-Gesellschaft bzw. ihrer Mitglieder verglichen worden. Alle Erwachsenen, also die Elterngeneration dieser Jugendlichen, befand sich im Moratorium einer notwendigen Umorientierung ihrer bisherigen Identität. Insofern befanden sich alle in einer quasi-adoleszenten Identitätsverunsicherung, die Eltern oft genug in Form einer Regression. Da kann es nicht ohne Folgen geblieben sein, wenn es für die Jugendlichen um ihre erste eigentliche erwachsene Identitätsbildung geht. Man kann sagen, Eltern und Jugendliche näherten sich entwicklungspsychologisch betrachtet aneinander an.

Wenn die Eltern selbst in einem identitätssuchenden Prozess sind, erschüttert, infragegestellt, notgedrungen flexibilisiert in ihrer Persönlichkeitsstruktur, narzisstisch aufgewühlt, selber schwankend zwischen regressiven Bedürfnissen und progressiven Chancen, zwischen polarisierten Affekten von Ablehnung, Entwertung und Idealisierung – wie hat es da erst für ihre Kinder ausgesehen? Und wie sollen sich Kinder mit solchen Eltern konfrontativ auseinandersetzen? Hatten Eltern und Lehrer in der Wende ihre Autorität verloren, weil ihre menschliche Haltung zu schwach war, umso eher war es dann für die Jugendlichen möglich, ohne echte reflektierende Auseinandersetzung diese pauschal abzulehnen. So konnte hier ein Abwehrmechanismus greifen, der letztlich schmerzliche Affekte und als unsicher erlebte Ablösung und Verselbstständigung verhinderte.

In diesem Sinne gibt es jedenfalls nicht die eine adoleszente Wende-Konstellation. Wie immer bei unserer Arbeit müssen wir den individuellen Fall anschauen und können erst am Ende allgemeingültigere Schlussfolgerungen ziehen.

Das lässt sich auch zusammenfassen unter der Überschrift: »Adoleszenz als zweite Entwicklungschance«. Genau diese konnte in der Wendezeit sehr wahrscheinlich öfter nicht genutzt werden, als dies sonst vorkommt, weil die Eltern eben öfter als sonst durch eigene Verunsicherungen nicht als kompetente Partner für eine Auseinandersetzung zur Verfügung standen. In jedem Fall wurde es für die Kinder schwierig, wenn die Eltern in der Wende regredierten, selber vor Angst paralysiert wurden und ihre frühen Sehnsüchte und Konflikte um Bedürftigkeiten hochgespült wurden. Wenn die Eltern nicht regredierten, sondern die verantwortlichen Erwachsenen für ihre Kinder blieben, dann konnte meiner Meinung nach Auseinandersetzung trotzdem stattfinden. Auch weil via Über-Ich zunächst ja moralische Werte vermittelt werden, die weniger gesellschaftssystemabhängig, als eher kulturell bedingt sind.

Bischof (1996) weist ganz allgemein auf die paradoxe Leistung hin, die Adoleszenten abverlangt wird, nämlich, dass das Potenzial, selbstständig zu werden, sich genau von der Quelle speist, von der man sich freimachen soll. »Eine Identität, die sich nicht auf ein Ja zur eigenen Herkunft gründen würde, hätte gar nicht die Kraft, sich gegenüber dieser Herkunft zu verselbständigen« (S. 593). Bezieht man das auf die Verhältnisse zur Wende, so wird klar, wie fast unmöglich diese Aufgabe für die ehemaligen DDR-Jugendlichen mit der Wende wurde. Der soziale Kontext der DDR-Gesellschaft sollte in diesem Sinne identifikatorischer Ausgangspunkt bleiben und gleichzeitig infrage gestellt werden. Er wurde möglicherweise umso weniger reflektierend infrage gestellt und in seinen Werten korrigiert, umso weniger die Eltern selbst, durch die Wende erschüttert und moralisch diskreditiert, als Orientierung gebende Autorität zur Verfügung standen. So kann man sich vorstellen, warum es auch für diese Gruppe von Menschen, die sich zur Wende in der Adoleszenz befanden, immer wieder wichtig ist, die Zeit in der DDR hochzuhalten. Sie konnten im Sinne der Abwehr entweder einfach ihre linke Haltung in bisweilen naiver Weise bewahren oder diese Wurzeln verleugnen und im Gegenteil alles Linke ablehnen.

Erikson spricht von einer Ganzheit, die Jugendliche entwickeln müssen und die er als ein »Gefühl der inneren Identität« (1968, S. 86) beschreibt. Im Sinne von Bischof sagt Erikson: »Um die Ganzheit zu erfahren, muss der junge Mensch eine *fortschreitende Kontinuität* zwischen dem, was er während der langen Jahre der Kindheit geworden ist, und dem, was er in der antizipierten Zukunft zu werden verspricht, empfinden« (S. 87, Hervorhebung F.-A. H.). Beide Seiten dieser Entwicklung waren durch die Wende nicht mehr das, was sie vordem waren. Eben diese fortschreitende Kontinuität zu empfinden oder erst herzustellen, war mit dem Umbruch '89 in Ostdeutschland so kaum mehr möglich oder jedenfalls sehr erschwert. Zu weit klafften ursprüngliche Kindheitserfahrung und aktuelle erlebte Realität auseinander, zu unklar waren die Verhältnisse in der aktuellen Situation. Wie sollte ein Zukunftsentwurf aussehen angesichts der Tatsache, dass die weitere gesellschaftliche Entwicklung so offen war und sich einer einpassenden Antizipation widersetzte. Denn so wie die alte Bundesrepublik, die im Osten bis dato ohnehin nur aus Fernsehwissen bekannt war, würde das wiedervereinigte Deutschland sicher nicht mehr aussehen. Und insofern ist das beschriebene Problem auch eines der Westdeutschen.

Unabhängig von dem Verhalten der Eltern waren die Jugendlichen als Mitglieder der Gesellschaft mit der DDR identifiziert und werden auch von außen mit ihr identifiziert. Sie verstehen sich als Teil von ihr, als von ihr geprägt. D.h., sie sind Teil der Gesellschaft, die im Wettbewerb der Systeme unterlegen ist, Teil des Staates und des Gesellschaftssystems, das sich auflöst und dem anderen beitritt. Sie gehören zur sozial schwächeren Gruppierung. Sie bekommen auf diese Weise alle Konflikte einer sozial unterlegenen Gruppe. Dagegen hilft oft erst einmal nur die Haltung des »black is beautiful«, also die als negativ empfundenen sozialen Stigmata der Herkunft zum eigentlichen Vorteil zu erklären. D.h., sie müssen sich von einer sozialen Identität abgrenzen, in der ihre Wurzeln liegen, für die sie sich mehr oder weniger mit verantwortlich fühlen, aber um deren bewahrende Relativierung es ja gar nicht mehr geht, da diese bereits offiziell als gescheitert gekennzeichnet ist. Das motiviert eher Rechtfertigungsverhalten, um die eigenen Wurzeln zu schützen, als abgrenzendes und veränderndes oder gar kritisch einbeziehendes, synthetisierendes Verhalten. Diese Generation der »Wende-Adoleszenten« sieht sich mit einem neuen System konfrontiert, um deren Verstehen und Akzeptanz es sich bemüht. Das führt zu teilweise starken Anpassungsbemühungen an die neuen Verhältnisse, ohne dass die kritische adoleszente Auseinandersetzung mit den DDR-Eltern und DDR-Verhältnissen ausreichend stattgefunden hat. Die Erfahrungen aus der DDR-Zeit bleiben weitgehend unreflektiert in der Erinnerung liegen.

Ich möchte als Analogie ein Beispiel aus der Zeit des Nationalsozialismus anführen. In ihrer Arbeit über Frauen aus Israel, die während ihrer Adoleszenz im Rahmen der Auswanderung aus Deutschland die Eltern und den gesellschaftlichen Kontext verloren, stellten Eva Jaeggi und Mitarbeiterinnen fest, dass diese jungen Frauen kein Moratorium hatten, weil die Familie und die Gesellschaft als schützender Raum des Experimentierens mit Rollen fehlten und durch den schlichten Verlust eine Auflehnung und ein Protest gegen das Herkömmliche nicht mehr möglich war, allzumal je mehr es ums existenzielle Überleben ging. Ebensowenig habe demzufolge die Möglichkeit bestanden, sich mit den Elternfiguren und der eigenen Tradition zu versöhnen:

> »Die Auseinandersetzung mit den Eltern kann in Zeiten der Bedrohung nicht fortgeführt werden, sie wird unterbrochen und hat folglich in den Erinnerungen keine Spuren hinterlassen, im Gegenteil, die Beziehungen zu den Eltern werden eher als harmonisch erinnert [...] Es unterblieben auf diese Weise die sonst typischen Formen aggressiver Auseinandersetzung und Loslösung von den Erziehungspersonen, aber man mag hypothetisch folgern, daß bei allen ein latenter wie offener Zorn geblieben ist, der sich nun gegen den Staat und die Gesellschaft richtet, die sie ausgestoßen hatten [...] so dass sie ganz schnell erwachsen werden mussten und keine Adoleszenz im herkömmlichen Sinne hatten« (S. 94–95).

Das kann teilweise auch auf den politischen Umbruch in der DDR angewendet werden. Wenn auch die Wende sicher nicht so abrupt und existenziell bedrohlich war wie das, was diese jungen Frauen damals erlebt haben, kann es trotzdem manchmal bedeutet haben, dass auch hier Jugendliche schneller erwachsen werden mussten. Sie konnten, was die gesellschaftliche Kompetenz unter den neuen Bedingungen anging, an ihren Eltern plötzlich vorbeiziehen.

Wenn die inzwischen Mitte Dreißigjährigen heute in unsere Praxen kommen, stellt sich uns die Frage: Wie wurde die Aufgabe der Integration der Kindheitsidentifikationen in die Erwachsenenidentität bewältigt? Die aus den Jahren der DDR-Zeit stammende Identität als notwendige Kindheitsidentität und Basis musste ja bewahrt werden, denn diese bildet eine Art notwendigen, stabilen, präadoleszenten Identitätskern. Dieser wurde zu einem wichtigen Baustein der späteren adoleszenten Identitätsbildung und ermöglichte es den Jugendlichen, die internalisierten Eltern zu bewahren und die eigenen Wurzeln nicht zu kappen. Nur so lassen sich persönliche Integrität und Stärke sichern. Das hieße einerseits, trotz kritischer Abgrenzung die alte Identität aus der DDR-Zeit bewahren zu müssen, um zu eigener Identität, Integrität und innerer Freiheit zu gelangen. Und es hieß andererseits, die Werte der neuen Gesellschaft, der BRD, individuell verarbeitet aufzunehmen, kritisch zu reflektieren und letztlich zu integrieren. So könnte man idealerweise zu einer liberalen gesamtdeutschen Identität kommen, also alte Ost- und neue Westidentität zusammenführen. Ich glaube, man versteht, warum das zu Überforderungen und Identitätskonflikten führen kann.

Falldarstellung Jana Hensel: Zonenkinder

Das Buch »Zonenkinder« von Jana Hensel gilt als ein Referenzwerk für die Generation der während der Wende Adoleszenten. Hensel, Jahrgang 76, war also selbst zur Wende 13, als sie das Buch schrieb etwa 24–25 Jahre alt. Es ist 2002 erschienen.

Mir, der ich selbst aus dem Osten stamme und am Beginn der Wende 29 Jahre alt war, erschien manches an ihren Erinnerungen befremdlich. Wenn ich auch vieles wiedererkannte, fragte ich mich doch, ob wir wohl in derselben DDR gelebt haben. Es wurde klar, dass wohl jeder seine DDR erlebt hat und erinnert. In ihrem Bemühen, Allgemeingültiges mitzuteilen, hat sie ein überhöht klischeehaftes Bild geschaffen, das in dieser Konzentration wohl kaum jemand erfahren hat. Es sei denn, und das mag auf Hensel zutreffen, der- oder diejenige stammt aus einem Umfeld, in dem die Identifikation mit dem System der DDR, ihrer Ideologie, ihren Werten und dessen Äußerem sehr zentral zum Selbstverständnis gehörten.

Hensel beschreibt an einer Stelle (S. 75f.) sehr genau das, was ich als den Ausgangspunkt dieser Überlegungen genommen habe:

> »Eine Rebellion gab es für uns nicht. Im Gegenteil: Wir waren nahezu die Einzigen, die nichts gegen unsere Eltern taten […] Sie lagen ja schon am Boden, inmitten der Depression einer ganzen Generation, und wir, die wir mit viel Glück und nur dank unserer späten Geburt um ein DDR-Schicksal herumgekommen waren, wollten die am Boden liegenden nicht auch noch mit Füßen treten. Die Geschichte der Wende hatte die Illusionen und

> Selbstbilder unserer Eltern zerstört und weggefegt. Ihnen war nichts mehr zu entreißen, das sie noch in Besitz gehabt hätte.«

Die Eltern sind massiv entwertet. Hensel selbst ist zu einem gewissen Grad parentifiziert. Letzteres mutet streckenweise stark überhöht an. Es trägt auf Konflikthaftigkeit und Abwehrvorgänge hinweisende Züge, wenn sie von den Eltern berichtet, als seien diese schon im Altersheim und nicht mehr in der Lage zu verstehen und zu verarbeiten, was um sie herum passiert, vor allem, wenn man sich dann klar macht, dass ihre Eltern zur Wende zwischen 35 und 40 Jahre alt waren. Das erinnert an die von Migrantenkindern berichtete Parentifizierung, die die Sprache und Regeln der neuen Gesellschaft schneller verstehen als ihre Eltern. Hensel ist kaum um kritische Distanz bemüht und benutzt bei den Berichten aus der DDR-Zeit die Perspektive des naiven Kindes. So durchzieht das Buch eine latente Idealisierung der Kinderjahre in der DDR, jedenfalls wurde ich diesen Eindruck nicht los. Dabei erscheint mir wichtig, dass das Ende der Kindheit als abrupt erlebt wurde, als vorzeitig, weil von außen herbeigeführt und nicht organisch selbst durchlebt. Die Wende wird als ein Schnitt erlebt, der die Kindheit sozusagen abortiv beendete, da kein aktives sich selbst Herausentwickeln möglich war. Durch das fehlende eigene aktive Beenden erlebten sie nicht ein allmähliches Ende ihrer Kindheit, sondern einen passiv erlittenen Verlust derselben. Sie erlebt sich um ihre Kindheit gebracht, die wie plötzlich verschwunden ist, als sei sie nun nicht mehr da.

Ich verstehe das so: Einerseits gab es oft Eltern, die durch den politischen Umbruch schockiert waren, vor allem gerade dann, wenn es sich um sehr mit dem politischen System identifizierte Eltern handelte. Sie fühlten sich verraten und um ihre Lebensleistung betrogen, entwertet. Sie reagierten desorientiert und nicht selten depressiv und standen deshalb eben nicht mehr adäquat ihren Kindern zur Seite. Darauf bezieht sich Hensel zu Recht. Aber ich glaube, dass dies nur die eine Hälfte des Problems ist. Denn wenn sie beschreibt, wie die Eltern von den Veränderungen der neuen Zeit überfordert waren, dann handelt es sich auch um ihre eigene Überforderung, sprich um eine Abwehroperation, eine Projektion. Wir können andererseits davon ausgehen, dass die erwachsenen Eltern oft eher in der Lage waren, die Geschehnisse zu verstehen, einzuordnen und sich auf diese einzustellen, während die Kinder und Jugendlichen den immensen äußeren Veränderungen eher verständnislos gegenüber standen, was sicher sehr davon abhing, wie sehr die Eltern in der Lage waren, die Vorgänge ihren Kindern zu erklären, ihnen Halt zu geben und sie zu schützen.

Hensel beschreibt ihre Generation so, als sei sie von der Kindheit ohne Übergang direkt in die Erwachsenensituation gefallen. Auf jeden Fall waren die Kinder von ihrer Innenwelt und den pubertär-adoleszenten Entwicklungsanforderungen abgelenkt bzw. überfordert, umso mehr in der Kombination mit dem Bemühen, die Veränderungen zu verstehen und sich den neuen gesellschaftlichen Gegebenheiten anzupassen. Das Durchlaufen der eigentlichen Entwicklungsaufgaben der Pubertät und Adoleszenz war dadurch behindert, vor allem die Prozesse der inneren Ablösung von den Eltern und der Auseinandersetzung mit deren Werten, dem, was sie von ihren Eltern ja längst verinnerlicht hatten, sprich die Über-Ich-Entwicklung und Identitätsbildung.

Das Gefühl, die Kindheit verloren, ja ihrer durch die Wende und den eindringenden Westen beraubt worden zu sein, beruht wohl darauf, dass sie sich so sehr auf das Neue stürzten, ohne sich von der Kindheit verabschiedet, abgelöst zu haben. Die Erfahrungen der Kindheit, wie sie mit den Eltern gemacht worden waren, wurden aufgrund der tatsächlichen oder vermeintlichen Schwäche der Eltern pauschal verworfen, so wie es die ganze DDR-Zeit wurde. Die bisher gemachten Erfahrungen wurden aufgegeben, als seien sie es nicht wert bewahrt zu werden. Wenn sie sich diesen Erfahrungen aber nicht in kritischer Auseinandersetzung zuwendet, dann bleibt da eine Leerstelle, ein Gefühl des Verlustes, statt der lebendigen integrierten Erinnerung von gelebtem Leben. Diese Jugendlichen konnten sich nicht selbst aktiv distanzieren, sie waren darin umso mehr behindert, umso pauschaler sie die Personen der Eltern und ihrer Stellvertreter mit dem gescheiterten politischen System und dessen Erscheinungsformen gleichsetzten. Gerade das ist ja die irrige Vereinfachung, denn natürlich sind die Eltern mehr als der soziale und politische Hintergrund ihrer Zeit, der zwar wichtig ist, aber eben wegbrach, und die Eltern als verantwortliches und sich verantwortendes Gegenüber nicht aus der Welt schafft. Und deswegen ist Hensels einerseits nachfühlbarer Eindruck, dass die am Boden liegen Eltern nichts mehr in Besitz hätten, was man ihnen noch entreißen könnte, andererseits in seiner Ausschließlichkeit nicht richtig. Das hat für die Adoleszenten fatale Folgen. Mit Eriksons Worten:

> »Wo die resultierende Selbstdefinition aus persönlichen oder kollektiven Gründen zu schwierig wird, entsteht ein Gefühl der Rollenverwirrung: der junge Mensch kontrapunktiert seine sexuellen, ethischen, berufsmäßigen und typologischen Alternativen, statt sie zu synthetisieren und wird oft dazu getrieben, sich definitiv und total für die eine oder die andere Seite zu entscheiden« (1968, S. 87).

Bei Hensel heißt das nun, sie wollte ein richtiger Wessi werden, der unter Wessis nicht mehr als Ossi erkannt wird.

Die Jugendlichen konnten mit dieser Haltung nur schwerer eine erwachsene Identität in Abgrenzung und Auseinandersetzung mit ihren Eltern erwerben. Sie bleiben da also geschwächt, und das wiederum macht die Betonung all der vielen Äußerlichkeiten verständlich, von denen Hensel im Bemühen um das Verstehen der neuen Verhältnisse und im Vergleich zu dem, was die Wessis mitbringen, berichtet. In ihnen wird vergeblich nach Identität gesucht, wo sie nicht zu finden ist. Dennoch können wir es als einen Versuch der Identitätsbildung anerkennen, der allerdings in einer Gegenidentifikation mündet und insofern nicht die gewünschte innere Freiheit bedeutet.

Wir Älteren hatten uns längst von unserer Kindheit verabschiedet, distanziert. Ihr Verblassen war bereits eingetreten und wir konnten demzufolge unsere Kindheit und die Beziehung zu den Eltern getrennt zum politischen System sehen. So hatten wir zur Wende nicht mehr das Gefühl, dass man uns die Welt unserer Kindheit geraubt hat oder die Beziehung zu unseren Eltern entscheidend relativiert würde, wie das diese Generation erlebt hat. Aufgrund dieser fehlenden Verabschiedung von der Kindheit und der fehlenden Auseinandersetzung mit den Eltern können wir uns erklären, wie es zu der latenten Idealisierung der Kindheit in der DDR, wie sie bei Hensel immer wieder durchklingt, gekommen ist. Abgewehrt wird der schmerzliche adoleszente Ablösungsprozess aus dem geschützten Raum der Kindheit mittels Parentifizierung. Und das hat Folgen. Der unbewusste, abgespaltene Hass auf die in der Krise nicht schützenden Elternobjekte führt in Identifikation mit diesen zu einer inneren Verachtung der eigenen Bedürfniswelt. Da durch die ungenügende Bewältigung der pubertär-adoleszenten Verselbstständigungsanforderungen keine ausreichende innere Orientierung im Sinne eines stabilen Selbst entwickelt werden konnte, bleibt die Identität ungenügend gefestigt. Und wenn die Orientierung nicht innen gefunden werden kann, muss sie weiter außen gesucht werden. Das führt zu erneuter oder fortgesetzter Anpassung nun an die neuen Verhältnisse nach der Wende. Das zeigt sich in Hensels Darstellung in teilweise extrem anmutenden Anpassungsbemühungen an vermeintliche bzw. so als klischeehaft wahrgenommene westliche Mode- und Verhaltensnormen, an unausgesprochene Regeln und Codizes. Anpassung im negativen Sinne, die beinahe ungebrochen kontinuierlich die vorherigen Anpassungsprozesse in der DDR mit verändertem Vorzeichen fortsetzt. Hier zeigt sich eine Kontinuität in den Anpassungsprozessen über den gesellschaftlichen Bruch der Wende hinaus, der bis in die Gegenwart weist. Diese Konsequenz beschreibt Erikson so: »Das Bedürfnis, wenigstens zeitweilig einen totalen Stempel der Einheitsnorm zu finden, ist in dieser Zeit so groß, dass die Jugend manchmal vorzieht, gar nichts zu sein, und das total – statt eines widerspruchsvollen Bündels von Identitätsfragmenten« (1968, S. 88). Hensel reflektiert das sehr genau: »Für uns begannen die langen Jahre der Anpassung, in denen wir vorsichtiger wurden, weniger kritisierten und fast gar nicht mehr provozierten. Wir schauten uns die neue Bundesrepublik genau an, […] und grübelten nach Wegen, wie wir am wenigsten auffallen und trotzdem am weitesten kommen könnten« (S. 99). Eine Anpassung wird hier zum eigentlichen Erfolg, die doch letztlich die Gefahr eines unbemerkt bleibenden Scheiterns enthält.

Trauma oder nachhaltig prägende Erfahrung?

Bei den von Jaeggi et al. angeführten Beispielen haben wir keine Schwierigkeiten, von einer traumatischen Erfahrung zu sprechen, angesichts des existenziellen Charakters der hochemotionalen und überwältigenden Trennungen und Verluste, die diese jungen Frauen bei dem Verlassen ihrer Familien und ihrer Heimat erleiden mussten. Schließlich war das ganze Geschehen auch eingebettet in einen verbrecherischen Krieg. Bei der Wende handelt es sich um eine revolutionäre Befreiung, einer von den Beteiligten überwiegend als positiv erlebten Erfahrung. Dieser positive historische Charakter der Wende macht es uns wohl schwerer, auch traumatische Aspekte wahrzunehmen und anzuerkennen. Um eine nachhaltig prägende Erfahrung handelt es sich dabei in jedem Fall. Aber ich gehe davon aus, dass die Wende mit ihren drastischen Umbrüchen und Einschnitten nicht selten für Jugendliche traumatische Bedeutung erlangen konnte. Wann die beschriebenen abrupten Abbrüche von Kindheit mit den Destabilisierungen der familiären Verhältnisse bei den Jugendlichen traumatischen Charakter annahmen, ist im Nachhinein sicher nicht leicht und nur individuell zu beurteilen. Die Übergänge mögen aus der Ferne betrachtet unscharf geworden sein. Jedenfalls waren die Kinder und Jugendlichen damals nicht die Akteure des Geschehens, sie waren ausgeliefert, abhängig, angewiesen, häufig überfordert und das manchmal auch im Sinne der affektiven Überflutung, wie sie für traumatische Ereignisse typisch sind. Gleichzeitig waren sie in viele aufregende Veränderungen einbezogen, die ein Gewahrwerden der Traumatisierung nicht zuließen. Allzumal es sich wie bei Kriegsende um eine ubiquitäre Erfahrung handelte, die man mit vielen teilte, die also »ganz normal« war. Wenn alle um mich herum mein Schicksal teilen, dann wird das Traumatische nicht abgegrenzt als etwas Besonderes wahrgenommen und kann weder in seiner emotionalen Belastung anerkannt, noch integrierend verarbeitet werden. Auf diese Weise blieben diese Erfahrungen verdrängt bzw. mehr oder weniger isoliert und konnten nicht integraler Teil der reflektierten, erwachsenen Persönlichkeit werden. In diesem Sinne ist es nicht unwahrscheinlich, dass sie zu einem späteren Zeitpunkt noch einmal aktuell werden, wie dies für Kriegstraumatisierungen beschrieben wird und z.B. im Rahmen einer psychotherapeutischen Behandlung bewusst werden.

Die Folgen der Wende und unsere Behandlungen heute

Der Beispiel Jana Hensel stellt mit seiner überoptimalen Anpassung nur eine, hinsichtlich der gesellschaftlichen Auswirkungen doch sehr akzeptierte Variante dar, mit den quasi traumatischen Auswirkungen der Wende fertig zu werden. Jedoch führen in anderer Weise Identitätsprobleme mit einem Mangel an innerer Orientierung und streng-verurteilenden Über-Ich-Strukturen oft zu einseitigen Radikalisierungen, die sich dann auch in entsprechenden politischen Haltungen ausdrücken. Dass eine rückblickende reflexive Auseinandersetzung auch anders möglich war, zeigen andere Beispiele (s. Kraushaar 2004; Ide 2007).

Wenn wir die literarische Fallgeschichte Jana Hensel betrachten, können wir bei Patienten, die zur Wende adoleszent waren, eine ganze Reihe von Konflikten und Themen erwarten, die im Verlauf der Behandlung und vor allem auch in der Übertragung auftauchen sollten. Die Wende wird kaum mehr bewusst als ein kritisches Lebensereignis in der Biografie dargestellt werden können. Sowohl Hensel als auch Ide beschreiben sehr genau wie der Selbstverzicht als partentifiziertes Kind und die nachfolgende erneute Anpassung zu einem gemeinsamen Schweigen mit den Eltern führen. Beide Seiten trauen sich nicht, schamvoll erlebte Ereignisse anzusprechen, entsprechende Wahrnehmungen werden zunehmend verleugnet. Die damals Jugendlichen sind später nicht mehr in der Lage, Verknüpfungen herzustellen zwischen ihren schwierigen Erfahrungen in der Kindheit und Jugend während der Wende und den daraus später erwachsenden seelischen Problemen. Daher gehe ich davon aus, dass sich die Folgen der beeinträchtigten Adoleszenzphase häufiger indirekt äußern, wie in der deutlichen Identitätsproblematik, als dass sie direkt berichtet werden.

Wir erwarten eine gestörte Identitätsfindung mit einer verlängerten Adoleszenz. Diese Patienten werden mit der Schwierigkeit zu uns kommen, sich in den beiden zentralen Lebensbereichen, der familiären und der beruflichen Orientierung festzulegen und in diesen Punkten identisch zu fühlen mit dem, was sie tun. Durch den Mangel an innerer Orientierung sollte es, wie bei Hensel beschrieben, zu verstärkten Außenorientierungen und Anpassungsprozessen kommen oder, als Gegenstück, zu Einzelkämpferhaltungen. Beides müsste sich in der Übertragung mit entsprechenden Ansprüchen an den Therapeuten wiederfinden lassen. Außerdem müssen wir uns bei diesen Patienten darauf einstellen, dass die ohnehin vorhandenen Konflikte und Abwehrmuster aus der frühkindlichen Entwicklungsperiode verstärkt auftreten, weil die Adoleszenzphase als zweite Entwicklungschance nicht genutzt werden konnte. Hier sei vor allem ein kleinkindlich ungenügend bewältigter Ödipuskomplex genannt, für dessen Fortentwicklung die zweite Entwicklungschance Pubertät besonders für die Überarbeitung der Über-Ichstrukturen und die Bildung eines angemessenen Ich-Ideals wichtig ist. Auch die Entwertung der wendebedingt geschwächt erlebten Eltern mit nachfolgender Parentifizierung sollte in der Übertragung auftauchen. Und wenn die Wende infolge einer starken Identifikation mit der DDR als großer unerwarteter Verlust auch im Sinne eines Verrats erlebt worden ist, kann man erwarten, dass es große Angst und ein entsprechendes Misstrauen gibt, erneut, auch durch den Therapeuten, benutzt und verraten zu werden. Ostdeutschen Therapeuten sollten bei sich mit einem verstärkten Wiederaufleben ihrer eigenen DDR- und Wendeerfahrungen, ihrer eigenen Haltungen aus dieser Zeit, in der Gegenübertragung rechnen.

Adoleszenzbedingte Identitätsprobleme: Kein ausschließlich ostdeutsches Phänomen

Wenn es in der DDR die auf Anpassung an die staatliche Ideologie gerichteten autoritären Strukturen waren, die den auf Veränderung angelegten Elan der DDR-Jugend für ihre Zwecke missbrauchte, was ist es dann heute, was zu einer angepassten Jugend führt, wie Jens Jessen in seinem polemischen Artikel »Die traurigen Streber« (DIE ZEIT, Nr. 36, 2008) über die heutige Jugend beklagt?

Jessen wirft der heutigen Jugend mangelnde Aufsässigkeit vor. Sie würde alles akzeptieren bis zur Charakterlosigkeit. Zwar beklagt er den erbarmungslosen Leistungs- und Anpassungsdruck der gesellschaftlichen Verhältnisse, aber seine Klage erscheint etwas unglaubwürdig.

Echte Rebellion kommt nie dann und nie dort, wo man sie haben will. Idealismus mit Engagement für soziale Gerechtigkeit ist heute und hierzulande kaum noch als Rebellion zu bezeichnen und eher selbst ein Teil des Mainstreams oder gar der Anpassung. Adoleszente Rebellionen suchen immer Radikalisierung und Provokation und kommen heute eher an den sozialen Rändern der Gesellschaft vor. Sie ist keineswegs immer fortschrittlich, sondern vielmehr Ausdruck einer empfundenen Ausgrenzung bestimmter sozialer Gruppen oder Folge eines Überforderungsgefühls angesichts gesellschaftlicher Veränderungsprozesse, in denen die Betreffenden keinen Platz für sich zu finden meinen. In diesem Sinne ist auch der Erfolg rechtsnationaler, populistischer Vorstellungen bei vielen Jugendlichen, vor allem auch in Ostdeutschland, zu verstehen. Aber das wird als jugendlicher Protest, als Orientierungslosigkeit und Suche nach Identifikation und Identität nicht gerne gesehen, allzumal es eher Jugendliche sozial benachteiligter Schichten betrifft. In einer Gesellschaft, in der Jugendlichkeit so sehr zum Lebensideal, ja zur Pflicht für alle geworden ist und die Rentner in Jogginganzügen durch die Parks »walken« und bei jeder Gelegenheit ihre jung gebliebene Genussfähigkeit demonstrieren, sucht der Protest andere Wege. Er sucht sie z. B. in autoritären Strukturen, wendet sich radikalen politischen Bewegungen zu. Der Erfolg der NPD gerade unter jungen Menschen ist so ein Ausdruck von Protest.

Rebelliert hat ohnehin immer nur ein kleiner Teil der Jugend. Der größere Teil ist dann auf der nachfolgenden Welle der Kommerzialisierung der Rebellion mitgeschwommen. Mittlerweile ist diese sekundäre Reaktion, die sich im Bereich der Medien, der Musik, Szene und des Lifestyles abspielt, zur eigentlichen Jugendbewegung geworden. Die Kommerzialisierung jeglicher Jugendbewegung setzt inzwischen so schnell ein, dass der eigentliche rebellische Kern kaum mehr zu erkennen ist. Dies kann z. B. sehr gut an der Rapmusik gesehen werden, deren Inhalte um Idealisierung von Gewalt, Hass auf Frauen und Homosexualität, Ablehnung von staatlichen, demokratischen Verhältnissen trotz seines verzweifelten Protestinhaltes kaum als solcher rezipiert und reflektiert wird und ungeachtet dessen aber eine zunehmend anerkennende Kommerzialisierung erfährt.

Jessen sieht die heutige Jugend aktiv an einer konservativen Restauration beteiligt, die von sozialer Kälte und Karrierismus geprägt sei. Er mag aber die politische Wende 1989 in Europa und den Zusammenbruch der großen gesellschaftlichen Utopien als Ursachen nicht akzeptieren. Ich glaube, dass es diesen Zusammenhang gibt. Insofern ist die Problematik der Adoleszenten nicht nur eine der adoleszenten ostdeutschen Wendegeneration, sondern eine, die für alle Jugendgenerationen nach der Wende in Deutschland zutrifft. Während die Wende 1989 vor allem die ostdeutschen Jugendlichen betraf, sind zwei Punkte heute für alle Jugendlichen in Deutschland bedeutsam: Der genannte Verlust der gesellschaftlichen Utopien und außerdem zeitgleich der große gesellschaftliche Umbruch der Industriegesellschaften im sogenannten digitalen Zeitalter. In diesen Veränderungsprozess der Globalisierung und der Realisierung des digitalen Informationszeitalters, am stärksten repräsentiert durch das Internet, ist die Jugend am intensivsten eingebunden. Ein zentrales Stichworte ist hier »der postmoderne Mensch, die postmoderne Ich-Orientierung« (Funk 2005). Jugendliche sind in einer Weise in die neuesten Entwicklungen involviert, sind mit ihnen identifiziert und treiben sie zu großen Teilen selbst mit voran, die sie sehr stark von ihrer Elterngeneration unterscheidet und trennt. Da das so verbunden ist mit dem, was wir den technologischen Fortschritt nennen, wird es als Rebellion und neue Normen- und Wertsetzung kaum wahrgenommen. Ich glaube aber, dass darin ein größeres Veränderungspotenzial hinsichtlich neuer Identitätsbildungen enthalten ist, als wir uns bisher klar machten. Jessens Rede von der angepassten Jugend und der mangelnden Aufsässigkeit in der ZEIT mag auch einer ungenügenden Reflektion dieser Tatsachen geschuldet sein. Diese Entwicklungen werden sich aber schon in der nahen Zukunft verstärkt zeigen.

Literatur

Bischof, N. (1998): Das Kraftfeld der Mythen. Piper-Verlag (München).

Blos, P. (1962): Adoleszenz. Klett-Cotta 2001 (Stuttgart).

Bohleber, W. (Hg.) (1996): Adoleszenz und Identität, Verlag Internationale Psychoanalyse (Stuttgart).

Erdheim, M. (1982): Die gesellschaftliche Produktion von Unbewußtheit. Frankfurt a.M. (Suhrkamp).
Erikson, E.H. (1959): Identität u. Lebenszyklus. Frankfurt a.M. (Suhrkamp).
Erikson, E.H. (1968): Jugend u. Krise. Die Psychodynamik im sozialen Wandel. Stuttgart 2003 (Klett-Cotta).
Funk, R. (2005): Ich und Wir. Psychoanalyse des postmodernen Menschen. München (Deutscher Taschenbuchverlag).
Hensel, J. (2002): Zonenkinder. Hamburg (Rowohlt-Verlag).
Hilbig, W. (1995): Abriss der Kritik. Frankfurter Poetikvorlesungen (S. Fischer-Verlag).
Ide, R. (2007): Geteilte Träume: Meine Eltern, die Wende und ich. München (Luchterhand-Verlag).
Jaeggi, E.; Müller-Bülow, B.; zu Dohna, S. (2006): »Was Adoleszenz ist habe ich erst durch meine Kinder erfahren.« Identitätssuche unter Bedingungen bedrohter Existenz. Psychosozial 29, Heft 3, S. 85–96.
Jessen, J. (2008): Die traurigen Streber. DIE ZEIT, Nr. 36, Hamburg.
Kraushaar, T. (2004): Die Zonenkinder und wir. Die Geschichte eines Phänomens. Hamburg (Rowohlt-Verlag).

Der Einfluss der Wende auf die Identitätsbildung in der Adoleszenz

Dorothee Adam-Lauterbach

Einleitung

Ich bin in den ersten Jahren meines Lebens im damals sogenannten Zonenrandgebiet in der Nähe der Mauer aufgewachsen. Die Welt hinter der Mauer war mir fremd, unheimlich aber auch anziehend. Das Verbot und die Gefahr, die von der Grenze ausgingen, die Leuchtkegel in der Nacht, die Türme, das Wissen um Minen und Todesschussanlagen fand ich unfassbar. Es war von den »Brüdern und Schwestern in der DDR« die Rede. Ich wusste, dass das »Drüben« etwas mit mir zu tun hatte, von dem ich aber wie abgeschnitten war. Es hatte etwas Unheimliches, das aber auch anziehend war. Yolanda Gampel (2000) verwendet den Begriff des Unheimlichen, um Erlebnisse zu beschreiben, die nicht in Worte ausgedrückt werden können, insbesondere Erinnerungen an Schrecken und Entsetzen, die durch extreme gesellschaftliche Gewalt hervorgerufen worden sind und nicht einfach durch primäre frühkindliche Erfahrungen. Dass die Mauer auf uns Westler auch eine unheimliche Wirkung hatte, zeigte sich in einer Äußerung eines von mir betreuten Jugendlichen, der bei einem Besuch in Ostberlin ernsthaft fragte, wo denn nun der eiserne Vorhang stehen würde.

Als die Mauer in Berlin fiel, war auch ich überwältigt. Was mich aber nachhaltig immer noch bewegt, ist die Tatsache, dass ich, wie viele andere auch, bis zum Mauerfall nie eine Vorstellung einer Veränderung der Teilung gedacht oder fantasiert hatte. Das, was ich als Kind als unheimlich erfuhr, löste sich nun auf und konkretisierte sich durch den Mauerfall.

Ich habe die Wende nicht nur als eine äußere, sondern auch als psychische Erweiterung meines Vorstellungsraumes erlebt.

Mir blieb es zunächst unverständlich, dass nicht nur euphorische Gefühle im Westen, sondern auch Ängste beim Fall der Mauer 1989 erlebt wurden. Eine Patientin, die damals 20 Jahre alt war und in Berlin-Neukölln aufgewachsen war, erlebte die Maueröffnung als »Einmarsch« und bekam Panikzustände. Hintergrund war eine traumatisierende Familiengeschichte, der sie bis dahin u. a. mit Kontrollzwängen begegnete, die aber angesichts der Erschütterung durch die neue gesellschaftliche Lebenssituation dysfunktional geworden sind. Es ließ sich aufgrund von unverarbeiteten Erfahrungen von Flucht und Vertreibung eine Parallele zu dem oben beschriebenen Unheimlichen ziehen, die die Ängste der Patientin verstehbar machte.

Das westdeutsche Erleben der Wende ist meines Wissens bislang wenig von Psychoanalytikern reflektiert worden, aber ich glaube, es spielt in der therapeutischen Begegnung zwischen Ost und West und in der Übertragung-Gegenübertragungsdynamik eine oft unterschätzte Rolle. Fragen der Gegenseitigkeit, des Angenommenseins, der Spiegelung und Anerkennung, aber auch Schuldgefühle und Aggressionen durch den weiteren Verlauf der Wiedervereinigung werden hier in besonderer Weise wirksam.

Es waren »fremde Brüder und Schwestern« im Osten. So ermittelte im Jahre 1988 das Meinungsforschungsinstitut Infratest, dass nur jeder dritte Bundesbürger im Jahre 1987 persönliche Kontakte zu DDR-Bürgern besaß. Bei den jüngeren Westdeutschen, die durch verwandtschaftliche Kontakte über die Mauer hinweg weniger geprägt waren, war diese Zahl noch weitaus geringer.

Bei der therapeutischen Begegnung zwischen Ost und West ist die psychohistorische und soziokulturelle Dimension unabdingbar, um »einer Kontextualisierung des Intrapsychischen« (Jaenicke 2006, S. 70) gerecht werden zu können. Das Fortbestehen der »Mauer in den Köpfen«, bietet sich sowohl für den Patienten als auch für den Analytiker an, um das »Risiko der Verbundenheit« (ebd.) zu vermeiden. Hier wirksame projektive Abwehrmechanismen können Spaltungsprozesse perpetuieren und zu einem »entgleisten Dialog« führen, wie ihn Kothe-Meyer (2001) aufgezeigt hat.

Viele unserer heutigen Patienten haben die Wende und die Wiedervereinigung in der Pubertät und Adoleszenz erlebt. Aus diesem Grund möchte ich in dem vorliegenden Beitrag versuchen, die psychische Verarbeitung der Wende in einen adoleszenten Entwicklungszusammenhang zu stellen. Dabei geht es vor allem um Auswirkungen der Wende auf die Identitätsentwicklung. Um die Schnittstelle zwischen Gesellschaft bzw. sozialer Rollen und Individualität erfassen zu können, beziehe ich mich dabei auf das Konzept der Identitätsentwicklung, auch wenn es begrifflich und theoretisch unscharf ist (vgl. Bohleber 1996).

Im Anschluss daran werden therapeutische Aspekte der Übertragung und Gegenübertragungsdynamik auf dem Hintergrund des vorliegenden psychohistorischen Zusammenhangs reflektiert.

Gesellschaftliche und soziokulturelle Aspekte der Adoleszenzentwicklung

In keiner Lebensphase des Menschen ist das Zusammentreffen des Intrapsychischen und des Soziokulturellen wohl so stark wie in der Adoleszenz. Ebenso wie Erikson (1981) stellt Erdheim (1983) die Adoleszenz als Verzahnung intrapsychischer und soziokultureller Faktoren dar. Erdheim betont, dass diese Phase zwischen zwei verschiedenen Wertsystemen und Strukturzusammenhängen eingebettet ist.

> »Der erste Triebschub, der von der ödipalen Phase aufgefangen wird, führt zur Anpassung an die stabile, konservative Familienstruktur, der zweite, der in der Pubertät anfängt, zur Anpassung an die dynamische, expansive Kulturstruktur. Die beiden Anpassungsvorgänge und die darin implizierten Sozialisationsprozesse sind grundlegend voneinander verschieden (Erdheim 1983, S. 109).

Die Entwicklung der Genitalität und die damit einhergehenden veränderten Ich-Funktionen führen zu einer veränderten Beziehung und Wahrnehmung der gesellschaftlichen Umwelt und lassen den Jugendlichen als aktiv Handelnden hervortreten. Unterstützend wirken dabei die adoleszenten narzisstischen Größenfantasien, die sich nun auf die Gesellschaft richten, die Konflikte aufgrund ihres subjektiven Charakters verschärfen und den Kulturwandel vorantreiben.

Das, was Erdheim als Kulturbeitrag der Adoleszenz beschreibt, entwickelte sich in der DDR besonders seit Mitte der 80er-Jahre. Durch Perestroika und Glasnost zeichnete sich ein Mentalitäts- und Wertewandel bei den Jugendlichen ab. Selbstbestimmung, Selbstverwirklichung, Lebensgenuss, Spannung und das Bedürfnis nach informellen Formen des Sozialkontaktes gewannen an Attraktivität. Es entstand ein wachsender Konflikt zwischen Selbstverwirklichungsbedürfnissen der Jugend und der »staatlich verordneten« Jugend (vgl. Schröer 1996, S. 146f.).

Der Antagonismus zwischen Familie und Kultur wird von Erdheim als zentraler Konflikt in der Adoleszenz beschrieben. Für DDR-Jugendliche muss dieser Konflikt besonders erschwert gewesen sein, da es durch die Wende zusätzlich einen Antagonismus der Kulturen zwischen Ost und West gab. Die bisherige Kulturstruktur brach durch die Wende zusammen, gleichzeitig erweiterten sich die Handlungsangebote sowohl hinsichtlich der biografischen als auch der alltäglichen Möglichkeiten (vgl. Kirchhöfer 1998, S. 174).

Spricht Erdheim von zwei Wertsystemen und Strukturen, mit denen Heranwachsende konfrontiert werden, so kann in Bezug auf die Wende und die Wiedervereinigung eigentlich von drei Wertsystemen gesprochen werden, bezieht man die Anpassung an die bundesrepublikanische soziokulturelle Struktur mit ein.

Darüber hinaus existierte schon vorher bei vielen eine Art Doppelmoral, die durch die unmittelbare Nachbarschaft zum Westen und dessen medialer Vermittlung breite Schichten der Bevölkerung durchzog:

> »Selbst die politische Programmatik der SED war immer eine des Sich-Abgrenzens vom anderen Deutschland. So entwickelte sich eine stabile, gespaltene politische Moral, ohne die der spätere Zusammenbruch des gesamten sozialistischen Systems nicht verständlich ist« (Froese 2006, S. 80).

Die DDR-Jugend hatte soziologischen Untersuchungen zufolge vor allem materielle und eine auf Sicherheit orientierte Wertorientierung. Ein Großteil der Jugendlichen stellte die DDR zwar infrage, aber sie wollten nicht einfach eine Adaption an bundesrepublikanische Verhältnisse sondern suchten einen »dritten Weg«. Autonomie und Hedonismus wie im Westen war ihnen weniger wichtig als materielle und soziale Sicherung. Sie suchten das Eingebundensein in soziale Netze und familiale Verbundenheit. Entsprechend hatten Kollektivität und Gemeinschaftswerte einen hohen Stellenwert (Neunter Jugendbericht 1994).

In diesem Zusammenhang schreibt Schröer (1996): »Sie wollten heraus aus der Enge und Bevormundung des SED-Staats, aber nicht hinein in die pure risikobeladene Pluralität einer Gesellschaft westlichen Typs« (ebd., S. 146)

Betrachtet man die institutionalisierte Form des Kindes – und Jugendalltags in der DDR, so »wird die Radikalität des mit der Wende einhergehenden Wandels hin zu neuen Freiheiten und Gefahren, zur Optionenvielfalt und Entscheidungszwang für den Einzelnen« (ebd.). besonders deutlich. Die damit verbundenen Freisetzungen produktiv zu gestalten, stellte eine besondere Anforderung an die Jugendlichen in der Wendezeit dar.

Gleichwohl setzte auf der anderen Seite die Wende auch Möglichkeiten der Identifikation und der Entwicklung frei, die vorher nicht gelebt oder repressiv verfolgt und unterdrückt wurden. Dennoch waren es entwicklungspsychologisch gesehen erschwerte Bedingungen, unter denen sich die Adoleszenzkrise für viele Jugendliche vollzog.

Erschwerend kam hinzu, dass ein großer Teil der Elterngeneration durch die vielfältigen, z.T. bedrohlichen Erosionsprozesse weder Halt noch Orientierung anbot, sodass Jugendliche in Bezug auf ihre Lebensbewältigung oft allein auf sich gestellt waren (vgl. Horzetzky in diesem Band).

Aus dieser soziokulturellen Perspektive sollte deutlich geworden sein, dass der Enkulturationsprozess für die Adoleszenz während und nach der Wende besonders vielschichtig und widersprüchlich gewesen ist. Im Folgenden soll dieser Prozess aus einer intrapsychischen bzw. entwicklungspsychologischen Perspektive dargestellt werden.

Anything goes? – Entwicklungspsychologische Aspekte der Identitätsentwicklung zur Zeit der Wende

Es geht in der Spätadoleszenz um die Anerkennung von Realitätsgrenzen, um die Erkenntnis, dass nicht alles, was man sich in der Adoleszenz vorstellte, möglich ist. Der Spätadoleszente sollte das erreichen, was Blos (1978) eine reife Ambivalenz nennt. Die postadoleszente Persönlichkeitsorganisation wird indessen nicht erreicht, wenn die Integrationsanforderungen aufgrund ungelöster Konflikte den Jugendlichen überfordern und wenn frühere Traumatisierungen nicht verarbeitet und integriert werden können. Es geht dabei um die Integration von Identifizierungen und die aus der frühen Adoleszenz stammenden Gegenidentifizierungen.

Die Notwendigkeit der erwachsenen Persönlichkeit, narzisstisches Gleichgewicht zu finden, lässt die Rolle des Ich-Ideals in den Vordergrund rücken. Aspekte der elterlichen Objektrepräsentanzen gehen dabei in das Ich-Ideal ein, da die internalisierte Objektlibido in narzisstische Libido umgewandelt wird. Wenn in einer progressiven adoleszenten Ich-Entwicklung Inhalte und Struktur des Über-Ichs revidiert, positiv oder negativ modifiziert werden konnten, erhalten Objektbeziehungen eine eigene Authentizität.

Aus diesen Entwicklungsaufgaben in der Adoleszenz erwächst ein Gefühl von innerer Kohärenz, Integrität und somit von Identität.

Das Problem der Ostjugendlichen bestand in der Unsicherheit, welche Identifikationen möglich waren. Wie sollten angesichts des Zusammenbruchs der DDR und der gesellschaftlichen Transformationsprozesse, die auf manche Menschen traumatisierend gewirkt haben (u.a. Froese 2006), Integrations- und Synthetisierungsprozesse möglich sein, wenn Selbst- und Objektrepräsentanzen schwach und entleert erlebt wurden? Vieles, womit sich DDR-Jugendliche identifiziert hatten, galt plötzlich nicht mehr. So formulierte eine Patientin, die damals 12 Jahre alt und eine passionierte Voltigierreiterin war: »Auf einmal galt nichts mehr – noch nicht einmal mehr die alten Voltigierregeln.« Sie erlebte eine tiefe Verunsicherung und konnte auf dem Hintergrund früher Verlusterfahrungen keine Bindung zum Früheren mehr herstellen. Dieses Erleben ist in der

Adoleszenz besonders problematisch, da der Jugendliche ohnehin eine größere Getrenntheit erlebt.

Fonagy et al. (2004) betonen, dass in der Adoleszenz das Erleben von Getrenntheit und das Erreichen von Autonomie nur dann gelingen können, wenn Bindung und Ähnlichkeit gleichermaßen impliziert sind. Eine einseitige Betonung von Unterschieden ist kein Zeichen von wirklicher Autonomie sondern ist häufig Ausdruck von Identitätsverlust. Um sich psychisch getrennt fühlen zu können und dabei eine innere Kohärenz zu erleben, sei es notwendig, Ähnlichkeiten zu akzeptieren. »Die Herausforderung an die Identität in der Adoleszenz besteht in der Akzeptanz der Ähnlichkeit, nicht in der Anerkennung der Unterschiede« (ebd., S. 324) Die Wende stellte insofern eine Bedrohung für die innere Kohärenz dar, da das Frühere entwertet wurde.

Ein anderer Patient, der einen irakischen Vater hatte, mit dem er nie über dessen Herkunft kommuniziert hatte, wurde nach der Wende als 13-Jähriger wegen seines Aussehens von Neonazis zusammengeschlagen: »Bis dahin wusste ich gar nicht, dass ich *Ausländer* war. Wir hatten nie in der Familie über den Irak gesprochen.« Er suchte sich nach dem Überfall eine subkulturelle Zugehörigkeit als »Grufti«, zog sich schwarz an, schminkte sich weiß und verbarg sein Aussehen aus Angst vor weiteren gewalttätigen Übergriffen. Später engagierte er sich im »Kampf gegen rechts«. Dieser Patient fand durch den adoleszenten Entwicklungsschub eine kreative Lösung für seine Problematik. Die Auseinandersetzung mit seiner Herkunft eröffnete ihm eine Erweiterung seiner Identität und inneren Repräsentanzenwelt, die ohne die veränderte politische Situation nicht möglich gewesen wäre. Er hatte eine Symbolisierungsmöglichkeit gefunden.

Eine stabile Identitätsbildung kann nicht gelingen, wenn es keine Identifikation mit dem Vorangegangenen gibt. Der Begriff der Ich-Identität von Erikson (1981), in dem alte Kindheitsidentifikationen als auch neue Identifikationen mit einfließen, weist auf diesen Zusammenhang hin.

Dennoch hat sich der theoretische Blick auf die adoleszente Entwicklung hin zu einem mehr offenen, lebenslangen Entwicklungsprozess verschoben, der mit den Anforderungen der Moderne kompatibel geht. So schreibt Bohleber: »Heute verstehen wir Identitätsbildung als ein viel flexibleres und offeneres sowie als ein lebenslang sich vollziehendes Projekt« (2005, S. 3).

Trotz der Chancen, die sich mit der Öffnung der Grenzen ergaben, ein »anything goes« gab es nicht. Häufig kam es zu Anpassungsprozessen, die Seidler (2006) als pathologische Normalität beschrieb. Die für Westler oft unverständliche »Ostalgie« hängt mit hier erfahrenen Defiziten zusammen und dient als Kompensation unsicherer Identitätsentwicklungen.

Ich möchte im Folgenden an einem Beispiel exemplarisch aufzeigen, wie das Erfahren der Wende eine bis dahin pathologische Entwicklung zu kompensieren verhalf, aber letztendlich die Brüchigkeit einer instabilen Identitätsentwicklung überdeckte. Dabei soll versucht werden, die intrapsychische Wirkung der historischen und gesellschaftlichen Veränderungen im Kontext einer adoleszenten Entwicklungskrise während und nach der Wende zu erfassen.

Fallvignette

Eine 36-jährige Patientin kam über die Vermittlung der Hausärztin, die sich wegen einer schweren Krise mit suizidalen Anwandlungen sehr um sie sorgte. Die Patientin war auffallend dankbar, einen Termin zu bekommen. Sie war sehr freundlich, zunächst abwartend und ängstlich. Sie sprach mit leiser Stimme. Von ihrem Äußeren her wirkte sie apart, war ungeschminkt und gepflegt. In ihrer sportlichen Markenkleidung wirkte sie in gewisser Weise »unauffällig auffällig«. Was sich sofort vermittelte war eine Starrheit. Sie verzog keine Miene und wirkte körperlich angespannt. Ich war betroffen von ihrer traurigen und ernsten Ausstrahlung. Sie wirkte bedürftig, ohne offen appellativ zu sein. Es kam mir vor, als ob sie nie lachen würde. Sie berichtete, unter Depressionen zu leiden und dass sie oft das dringende Gefühl verspüre, gegen einen Baum fahren zu wollen. Trotz ihrer Not bekam ich den Eindruck, es ginge nicht um eine akute Suizidalität, dazu spürte ich zu wenig Aggression bei ihr, sondern um eine tiefe Verzweiflung und Hoffnungslosigkeit. In den ersten Stunden sprach sie v.a. darüber, wie enttäuscht und unglücklich sie über den Bau eines Hauses sei. Alle fänden das Haus wunderschön, aber sie konnte sich nicht mit dem Haus »versöhnen«.

In ihrer Ehe gab es Probleme. Ihr Ehemann, ein angesehener Jurist, wertete sie häufig ab und machte sie selbst vor den Kindern schlecht. Das Ehepaar hatte drei Kinder: ein Mädchen, elf Jahre alt, und zwei Jungen, sieben und drei Jahre alt. Der jüngste war schwerer Allergiker und wäre wegen damit zusammenhängender Atemnot schon mehrmals in Lebensgefahr gewesen. Die Patientin berichtete, dass sie ständig, mit Notfallmedizin ausgerüstet, erreichbar sein musste. Sie versuchte immer zu kontrollieren, was er aß, ansonsten stand sie Todesängste um ihn aus. Um allen gerecht zu werden, kochte sie gleichzeitig drei verschiedene Mahlzeiten, alles biologisch-dynamisch. Da sie unter dem Druck stand, die Versorgung der Kinder und die Hausarbeit zu bewältigen, stand sie morgens um 5.30 Uhr auf. Die Erziehung der Kinder und vor allem die Erkrankung des Sohnes erlebte sie als nicht kontrollierbar.

So wie sie von Unversöhnlichkeit dem Haus gegenüber sprach, so fühlte sie sich durch ihren Sohn bestraft. Sie meinte, für die Erkrankung verantwortlich zu sein, da sie dieses Kind »durchgedrückt hätte« und jetzt dafür bestraft würde. Ähnliche Gefühle von Bestrafung erlebte sie generell im Umgang mit den Kindern. Sie hatte ständig das Gefühl, »die machen mir alles kaputt.«

Das Thema Bestrafung und Schuld beherrschten ihr Erleben von klein auf. Als ich auf ihre Anamnese eingehen möchte, fiel es Frau G. schwer, über ihre Geschichte und ihr Aufwachsen im Osten zu sprechen. Sie wollte am liebsten schnell darüber hinweggehen. Das Thema schien mit Scham besetzt zu sein.

Die Patientin ist das erste Kind einer damals 20-jährigen Mutter und eines 21 Jahre alten Vaters. Sie war »ein Unfall« und wuchs in dem Bewusstsein auf, ungewollt zu sein. Die Eltern seien im selben Dorf groß geworden und wären von der Großmutter mütterlicherseits »gezwungen worden« zu heiraten. Die Schwiegerfamilien hätten sich von an Anfang an verachtet. Die Patientin wurde mit drei Monaten in eine Krippe gebracht, was sie der Mutter verübelt und was sie bei ihren Kindern nie machen wollte. Die Mutter war seit der Geburt der Tochter als Lehrerin tätig. Der Vater habe studiert.

Sie beschrieb die Familie ihrer Mutter zunächst als ärmlich. Der Großvater mütterlicherseits war Handwerker. Es stellte sich erst im Verlauf der Behandlung heraus, dass die Großmutter früher aus reichen Verhältnissen stammte. Die Familie hätte das halbe Dorf an Ländereien besessen. Sie wurden nach dem Krieg bei Gründung der DDR enteignet. Die Großmutter wäre eine »schreckliche, strenge, kaltherzige und negative« Frau gewesen. Frau G. kann sich nicht erinnern, jemals Liebe oder Zuwendung bekommen zu haben. Der Großvater wäre von seiner Frau schlecht behandelt und verachtet worden.

Genauso böse wie die Großmutter wäre auch die Mutter der Patientin. Sie wäre zu den Kindern kalt und ohne Liebe gewesen. Die Mutter machte sie noch heute schlecht und lachte sie aus.

Der Vater der Patientin ist 1951 geboren. Der Großvater war bei der Feuerwehr. Der Vater der Patientin bekam aufgrund seiner Begabung und als besonderes Privileg einen Studienplatz in Flugzeugtechnik in Moskau, als Frau G. zwei Jahre alt war.

Die Familie lebte aufgrund des Studiums des Vaters bis zum siebten Lebensjahr der Patientin im deutschen Viertel in Moskau. Diese Zeit in Moskau beschreibt die Patientin als eine schöne Zeit. Die Mutter sei an der Botschaftsschule voll berufstätig gewesen und war kaum zu Hause. Deshalb hätte es wohl wenig Streit gegeben. Die Kinder waren in der Krippe, später im Kindergarten und wurden stärker vom Vater betreut. Die Grundversorgung wäre »o. k.« gewesen, ansonsten hätten sich die Eltern nicht für die Kinder interessiert.

Die Schwester der Patientin war kurz nach der Geburt schwer krank und wäre fast verhungert. Sie sei in ihrer Kindheit stärker geschont worden als die Patientin. Im Gegensatz zu ihr sei sie selten geschlagen worden.

Nach der Beendigung des Studiums des Vaters musste die Familie zurück in die DDR, wo der Vater bei der NVA einen hohen Posten innehatte. Die Familie wäre gerne in Moskau geblieben. Für die Patientin fing mit dem Rückgang in die DDR »der Horror« an. Aufgrund der Tätigkeit des Vaters beim Militär hätte die Familie alle drei Jahre umziehen müssen. Der Vater wäre von der Mutter gegen sie aufgehetzt worden. Als Kind wäre sie ständig geschlagen worden. Die

Eltern hätten sich ständig gestritten und wären nur wegen der Kinder zusammen geblieben.

Die Patientin fühlte sich durch die vielen Umzüge nirgendwo heimisch. An Freundschaften konnte sie sich nicht erinnern. Mit zehn Jahren wollte sie das erste Mal aus dem Fenster springen, weil sie es nicht ausgehalten hätte zu Hause. Sie flüchtete sich in den Leistungssport. Aufgrund ihrer sehr guten Leistungen wurde sie mit vierzehn in eine Jugendinternatssportschule aufgenommen. Sie blieb dort bis zum 16. Lebensjahr, sei am Wochenende immer nach Hause gefahren, aber selbst dann wäre es in der Familie nur schrecklich gewesen. Sie absolvierte in diesem Internat ihren mittleren Bildungsabschluss. Der Drill dort, 12 Stunden Sport und Schule, hätten ihr bis heute alle Freude am Sport genommen. Trotz der hohen Stellung des Vaters hätten sich die Eltern nicht darum gekümmert, dass sie Abitur machen und studieren konnte, was sie bis heute nicht verstehe und was sie sehr bedauere.

Als ich sie fragte, ob ihr die Tätigkeit des Vaters bei der Armee Angst gemacht hätte, bejaht sie dieses. Beide Eltern, die Mutter in ihrer Funktion als Lehrerin und der Vater bei der NVA seien mit dem DDR-System identifiziert gewesen. Sie waren in der Partei und hatten teil an der Repression. Frau G. erlebte die Atmosphäre in der Familie, als ob eine dunkle Wolke über der Familie geschwebt hätte. Sie hätten zu Hause nie offen gesprochen. Wenn sie sich über den Osten beklagte, hätte sie Ohrfeigen bekommen. Alles, was aus dem Westen kam, wäre in den Augen der Eltern feindlich gewesen. Sie hätte nie West-Kleidung tragen dürfen, geschweige denn West-Fernsehen schauen. Ihre Großmutter hatte Verwandte in der BRD und durfte als Rentnerin reisen, was der Vater bekämpfte und zu unterbinden versuchte. Sie vermutet, dass der Vater Geheimnisträger gewesen wäre und aus Sicherheitsgründen abgehört wurde. Noch heute habe sie oft Angst und flüstere zu Hause, was ihr Mann ins Lächerliche ziehen würde.

Nach der Internatsschule begann sie eine Ausbildung im medizinischen Bereich. In dieser Zeit entwickelte sie eine anorektische Erkrankung. Sie meinte, sie hätte nicht mehr leben wollen. Auch dafür hätte der Vater sie geschlagen.

Mit 17 hatte sie ihren ersten Freund. Er kam aus einer dem System gegenüber kritischen Familie. Für ihn war klar, dass er über den Sport versuchen wollte auszureisen. Im selben Jahr fiel die Mauer.

Die Zeit der Wende wirkte in den Erzählungen der Patientin verschwommen. Als sie bei Mauerfall in den Westen wollte, hätte der Vater es ihr verboten und getobt. Ihr Freund habe sie dann von Zuhause rausgeholt. Ihr Vater hätte die Maueröffnung furchtbar gefunden und hätte sich geweigert in den Westen zu fahren.

Die Familie brach nach der Wende auseinander. Frau G. zog zusammen mit ihrem Freund in eine Wohnung, trennte sich aber bald von ihm. Sie zog in einen »Westberliner Szenebezirk«, arbeitete in einem Krankenhaus, jobbte nebenbei in einer Kneipe und hätte sich zum ersten Mal in ihrem Leben frei gefühlt.

Als sie versuchte, mit den Eltern über die Misshandlungen zu sprechen, hätten sie sie nur ausgelacht und alles abgestritten. Sie brach den Kontakt zu den Eltern bis zur Geburt ihres ersten Kindes für einige Jahre ab.

Für die Patientin ist der weitere Werdegang des Vaters bei seinem Hass auf den Westen unbegreiflich. Er hat nach Auflösung der NVA 1990 sofort bei der Bundeswehr Karriere gemacht. Später bot man ihm eine hochdotierte Stellung bei einer Base in Amerika an. Bis heute habe der Vater nicht ein Wort über die Wiedervereinigung verloren. Dieses Schweigen und die Ungewissheit über die Verstrickung des Vaters in die DDR-Diktatur erlebt die Patientin nach wie vor als bedrohlich.

Die psychische Disposition der Patientin zur Zeit der Wende

Somatischer Befund

Durch die Wende konnte sich die damals 17-jährige Patientin von den Eltern zwar distanzieren und ein eigenes unabhängiges Leben aufbauen, aber letztendlich ist ihre Identitätsentwicklung trotz dieser positiven Entwicklung fragil und unsicher geblieben.

Die Patientin identifizierte sich auffallend schnell mit dem Westen. So brach sie die wenigen Kontakte, die sie in de Osten hatte, ab. Ihre Anpassung an den Westen vollzog sich ohne Übergang. Überspitzt formuliert wirkt es so, als ob sie ihre Kindheitsidentifikationen abgestreift und sich eine Westidentität zugelegt hätte.

Diese Dynamik wird verstehbar, wenn man sich ihre Situation vor der Wende deutlich macht. Sie litt unter einer anorektischen Erkrankung. Diese ist Ausdruck des misslungenen Loslösungs- und Individuationsprozesses auf dem Hintergrund der frühen Bindungsstörung der Patientin und spiegelt die mangelnde Integrations- und Synthetisierungsfähigkeiten des fragilen Ichs der Patientin wider. Sie konnte sich nicht mit ihrer Mutter identifizieren. Der abgewehrte Hass auf die Mutter wird selbstdestruktiv in der Symptomatik zum Ausdruck gebracht. Sie lebte den familial abgewehrten schwachen Teil. Gefühle von Einsamkeit begleiteten sie von klein auf. Der ständig erlebte Wechsel durch die Umzüge und der erlebte Drill in der Internatsschule ließen keine altersgerechte Einbindung mit Gleichaltrigen zu.

Kothe-Meyer (2001) beschreibt, dass es im Leben in der DDR eine individuelle Erfahrung von isolierten Lebenssegmenten gab, die intrapsychisch abgespeichert waren. Die gesellschaftlichen und innerseelischen Segmentierungen entstanden aus dem Zwang, Lebensbereiche voneinander zu trennen. Es war im Osten wichtig zu erfassen, welche Meinungen und Verhaltensweisen richtig und erwünscht waren, welche Haltungen notwendig oder sogar gefährlich werden konnten. Genau diese Trennung der Lebensbereiche vermittelt sich mir in der Biografie der Patientin nicht, da die Familie von Frau G. keine Nische war, die es ihr ermöglicht hätte, die erfahrenen Defizite zu kompensieren. Es gab hier keinen inoffiziellen Bereich, einen von staatlicher Anpassung abgegrenzten, geschützten Raum. Im Gegenteil, das Familienleben und die von ihr erfahrenen Traumatisierungen erschienen wie eine Fortsetzung der staatlichen Repression. Sie konnte sich ein Leben im Osten nicht vorstellen. Frau G. meinte, schon als zehnjähriges Mädchen hätte sie Gedanken gehabt, aus dem Osten weggehen zu wollen. Die Patientin erlebt sich als Opfer, als Verfolgte und Gejagte, ähnlich wie wir es aus Analysen von Nazikindern kennen.

Die Beziehung zu ihrem Freund eröffnete ihr erstmals neue Identifikationsmöglichkeiten. Er sprach offen darüber, in den Westen gehen zu wollen. In seiner Familie herrschte eine Atmosphäre, die ihr fremd war. Zur selben Zeit erlebte sie die Wende.

Die Wende kam also für die Patientin zu einer Zeit, in der der Westen die Illusion der Befreiung von den Eltern versprach. Intrapsychisch ausgedrückt konnte sie sich den negativen Objektrepräsentanzen entledigen, indem sie sie auf den Osten projizierte. Die DDR ist für sie die Verkörperung der erlebten familialen kumulativen Traumatisierung. Ihre Anpassung an den Westen verstehe ich als Versuch, sich somit der bedrohlichen Introjekte zu entledigen.

Darüber hinaus gab ihr der Westen eine Möglichkeit, sich an den Elternobjekten zu rächen, was für die Patientin einen narzisstischen Triumph bedeutete. Dieses Motiv spielte vermutlich auch bei der Eheschließung mit einem Mann aus dem Westen eine Rolle.

Als sie heiratete, stand es für Frau G. nie außer Frage, dass sie die Rolle der Hausfrau und Mutter übernahm. Sicher war hier eine Gegenidentifikation zu ihrer Mutter wirksam, aber diese Haltung hatte noch eine weitere Dimension, die mit der Abwehr ihrer ostdeutschen Vergangenheit zu tun hat. Sie orientierte sich an dem Bild einer »westdeutschen Hausfrau«, wollte ganz für ihre Kinder da sein, hielt ihrem Mann den Rücken frei, forderte nichts, pflegte Haus und Garten. Diese Identifikation blieb aber fassadär und brüchig. Die Patientin betonte, dass sie dieses Familienleben in dieser Form nicht noch einmal wählen würde und äußerte häufig Zweifel in Bezug auf die Tatsache, dass sie überhaupt Kinder hatte. Ihre Identitätsschwierigkeiten und ihre Orientierungslosigkeit zeigten sich nicht nur in diesen Zweifeln, sondern auch in einer Sichtweise auf ihr Leben, als ob ihr noch andere Möglichkeiten offen stehen könnten – als ob es wirklich ein »anything goes« geben könnte. Frau G. hatte sich angepasst, ohne sich identifizieren zu können.

Reflexionen über die therapeutische Begegnung zwischen West und Ost

Es ist schwer vorstellbar, wie die Entwicklung der Patientin gewesen wäre, hätte die DDR weiter existiert. Intrapsychisch führten die Wende und die Anpassung der Patientin letztendlich zur Stagnation des spät- bzw. postadoleszenten Entwicklungsprozesses. Die Patientin litt auf dem Hintergrund der erlebten kumulativen Traumatisierung unter einer Identitätsdiffusion.

Ich hatte im Unterschied zu anderen Behandlungen lange Zeit eine Hemmung, das Ausmaß der Traumatisierung der Patientin anzunehmen. Ich habe in mir eine Vorsicht der Patientin gegenüber wahrgenommen, was nicht nur mit dem Ausmaß ihrer Störung zu tun hatte, sondern auch mit ihrer Herkunft. Aus dem Westen kommend, hatte ich Angst, zu schnell zu urteilen und zu verurteilen. Spielten dabei Schuldgefühle eine Rolle, im Westen aufgewachsen zu sein?

Im Gegensatz zu Kollegen aus dem Osten bin ich befangener im Umgang mit Patienten aus der ehemaligen DDR. Steckt in der Vorsicht nicht ein unbewusstes Überlegenheitsgefühl, das ich abwehre, um nicht Teil haben zu müssen an westlicher Arroganz und Ignoranz?

Was ich als großen Unterschied in der Behandlung ehemaliger DDR-Patienten erlebe, ist die Schwierigkeit des Erfassens der mehrgenerationalen Ebene. Ihre Familiengeschichte beginnt für mich gefühlsmäßig erst nach dem Krieg. Ich kann mir meist kein Bild von der Familie davor machen und kann mir die Verstrickung der Großeltern- und Urgroßelterngeneration in der Nazizeit denken aber nicht vorstellen. Es ist so, als ob sich die Geschichtsschreibung der DDR auch auf mich übertragen hat.

Um beim Beispiel der beschriebenen Patientin zu bleiben, so ist anzunehmen, dass ihr Erleben von Bestrafung, Schuld und Bedrohung sicher einen mehrgenerationalen Hintergrund hat, der nicht nur mit der Verstrickung im DDR-System, sondern in der Vorgeneration auch mit einer unverarbeiteten Nazi-Vergangenheit in Beziehung steht. Die Eltern haben vermutlich eine verdrängte und verleugnete Naziideologie implantiert, was die repressive, gewalttätige Erziehung erklärt.

Ihre Geschichte hat etwas von diesem eingangs beschriebenen Unheimlichen, das ich selbst beim Anblick der Mauer als Kind erlebte. Das Schweigen in ihrer Familie ist bedrückend. Es ist ein unheimliches Schweigen, das sie als »dunkle Wolke« beschreibt. Die Eltern hüllten sich, wie Kestenberg (1995) diesen individuellen und kollektiven Abwehrmechanismus beschreibt, in einen »Vorhang des Schweigens«.

2. Anamnese

Die Patientin hat weder mit ihrem Mann noch in einer vor Jahren angefangenen Therapie über ihre Vergangenheit gesprochen. Frau G. hat, um das Ausgeliefertsein in der traumatischen Situation seelisch überleben zu können, ihre Gefühle abgeschnitten und einkapselt. Es blieb ein »leerer Kreis« zurück (Laub 1998), der das Empfindungs- und Einfühlungsvermögen in sich selbst und in andere, auch in die eigenen Kinder, dauerhaft beeinträchtigt.

Aus einer psychohistorischen Perspektive betrachtet, lief die Behandlung Gefahr, dass mein Abgeschnittensein vom Osten vor dem Mauerfall und die Abwehr der Patientin, sich mit ihrer Ost-Vergangenheit auseinanderzusetzen, zu einem gemeinsam agierten Widerstand hätte werden können, der letztendlich das »unheimliche Schweigen« (Gampel 2000) reinszeniert und festgeschrieben hätte. Durch die gemeinsame Reflexion mit Kollegen aus dem Osten gelang es in dieser Behandlung, das Schweigen aufzulösen. Die Patientin befreite sich allmählich von ihrem falschen Selbst. Sie konnte sich stärker mit ihrer Ostvergangenheit identifizieren und diese auch betrauern. Einfacher ausgedrückt: Der Osten ist ihr und mir nähergekommen.

Die Wende ist für West und Ost psychodynamisch als auch intersubjektiv bedeutsam. Nach meiner Erfahrung wird in therapeutischen Beziehungen zwischen Ost und West bzw. in der Übertragung-Gegenübertragung noch heute das Erleben des Mauerfalls reaktiviert. Diese Dynamik hat Ähnlichkeit mit Geschwisterübertragungen. Hier werden Projektionen und Spaltungsmechanismen, Gefühle von Neid und Rivalität, Schuld und Scham, aber auch Loyalität und Bindung wirksam.

Es ist denkbar, dass Patienten aus der ehemaligen DDR oftmals TherapeutInnen aus dem Westen aufsuchen, um sich mit ihrer DDR Vergangenheit nicht konfrontieren zu müssen, unbewusst werden Elternobjektübertragungen vermieden. Es lohnt sich darüber nachzudenken, ob ihnen dabei Gegenübertragungswiderstände entgegenkommen, die ein tieferes Verstehen und die für eine erfolgreiche Behandlung notwendigen Auseinandersetzungsprozesse verhindern werden.

Literatur

Bohleber, W. (1996): Identität und Selbst. Die Bedeutung der neueren Entwicklungsforschung für die psychoanalytische Theorie des Selbst. In: Bohleber, W. (Hg.): Adoleszenz und Identität. Stuttgart (Verlag Internationale Psychoanalyse).

Bohleber, W. (2005): Vergangenes im Hier-und-Jetzt oder: Wozu noch lebensgeschichtliche Erinnerung im psychoanalytischen Prozess? Psyche – Z Psychoanal, Beiheft: 2–10.

Blos, P. (1978): Adoleszenz. Stuttgart (Klett-Cotta).

Erdheim, M. (1978): Die gesellschaftliche Produktion von Unbewusstheit: Eine Einführung in den ethnopsychoanalytischen Prozess. Frankfurt a.M. (Suhrkamp).

Erdheim, M. (1983): Adoleszenz zwischen Familie und Kultur. Psychosozial 17: 104–116.

Erikson, E.H. (1981): Identität und Lebenszyklus. Frankfurt a.M. (Suhrkamp).

Fonagy, P.; György, G.; Jurist, E. & Target, M. (2004): Affektregulierung, Mentalisierung und die Entwicklung des Selbst. Stuttgart (Klett-Cotta).

Froese, M.J. (2006): Überlegungen zur psychohistorischen Situation Ostdeutschlands. In: Seidler, C.; Froese, M.J. (Hg.): Traumatisierungen in (Ost-) Deutschland. Gießen (Psychosozial), S. 67–88.

Gampel, Y. (2000): Reflections on the Prevalence of the Uncanny in Social Violence. In: Robben, A.; Suarez-Orozco, O. (Hg.): Cultures under Siege: Collective Violence and Trauma in Interdisciplinary Perspectives. Cambridge (University Press), S. 48–69.

Jaenicke, C. (2006): Das Risiko der Verbundenheit – Intersubjektivitätstheorie in der Praxis. Stuttgart (Klett-Cotta).

Kestenberg, J.S. (1995): Überlebende Eltern und ihre Kinder. In: Bergmann, M. S.; Jucovy, M.E. (Hg.): Kinder der Opfer, Kinder der Täter. Psychoanalyse und Holocaust. Frankfurt (Fischer).

Kothe-Meyer, I. (2001): Ein entgleister Dialog – unerwartete Schwierigkeiten in der psychoanalytischen Arbeit mit Patienten aus der ehemaligen DDR. Psychoanalytische Sozialforschung, 5. Jahrgang, Heft 8: 79–92.

Laub, D. (1998): The empty circle: children of survivors and the limits of reconstruction. In: JAPA, 46: 507–529.

Kirchhöfer, D. (1998): Aufwachsen in Ostdeutschland. Langzeitstudie über Tagesläufe 10 bis 14 jähriger Kinder. München, Weinheim (Juventa).

Neunter Jugendbericht (1994): Bericht über die Situation der Kinder und Jugendlichen und die Entwicklung der Jugendhilfe in den neuen Bundesländern. Bundesministerium für Familie, Senioren, Frauen und Jugend, Bonn.

Seidler, C. (2006): Trauma, Schweigen und Erinnern. In: Seidler, C.; Froese, M.J. (Hg.): Traumatisierungen in (Ost-)Deutschland. Gießen (Psychosozial), S. 29–66.

Schröer, A. (1996): Kollektivität als Ressource? Die Veränderung kollektiver Lebensformen durch junge Erwachsene in Ostdeutschland. In: Walther A. (Hg.): Junge Erwachsene in Europa – Jenseits der Normalbiographie? Opladen (Leske u. Budrich), S. 143–156.

Autorinnen und Autoren

Dorothee Adam-Lauterbach, Dipl.-Päd., Dipl.-Psych. analytische Paar- und Familientherapeutin, Psychoanalytikerin (DGPT) in eigener Praxis, Lehrtherapeutin der APB. Veröffentlichungen: Psychoanalyse von Geschwisterbeziehungen, zuletzt: Psychodynamische und psychopathologische Aspekte von Geschwisterbeziehungen. Forum Psychoanal. 2007 (3) S. 203–218
Kontakt: adam-lauterbach@t-online.de

Karl-Heinz Bomberg, Dr. med., Facharzt für Psychosomatische Medizin und Psychotherapie, Anästhesie und Intensivmedizin. Psychoanalytiker in eigener Praxis, stellvertretender Vorsitzender der APB, Dozent und Lehranalytiker. Interessen: Schmerz, politische Repression in der DDR und ihre psychischen Folgen, Humor in der Psychotherapie, sowie Psychoanalyse und künstlerische Kreativität, Publikationen als Liedermacher und Autor.
Kontakt: k-h.bom@gmx.de

Inge Brüll, Dr. med., Fachärztin für Innere Medizin und Psychotherapeutische Medizin, Psychoanalytikerin, eigene Praxis, Lehranalytikerin (DGPT), Supervisorin, Balint-Gruppenleiterin, Interessen: Psychosomatik, Psychoanalyse und Kultur, Publikation zu Biografien im Umbruch.
Kontakt: bruellinge@arcor.de

Christa Ecke, Dipl.-Psych., niedergelassene Psychoanalytikerin in Berlin, Lehranalytikerin (DGPT), Vorsitzende der APB Berlin, Supervisorin,

Publikationen: Fragen der Gruppenpsychotherapie, Geschlechterdifferenz, sexuellen Gewalt, interkulturelle Psychotherapie.
Kontakt: ChristaEcke@web.de

Mario Erdheim, PD Dr. phil., Ethnologe und Psychoanalytiker, Psychoanalytisches Seminar Zürich, wegweisende Arbeiten über Ethnopsychoanalyse, Standardwerk: Die gesellschaftliche Produktion von Unbewußtheit (1982). Frankfurt a. M.
Kontakt: Erdheim@bluewin.ch

Michael J. Froese, Dipl.-Psych., Dr. phil., Psychoanalytiker in Potsdam, Supervisor und Lehranalytiker (DGPT). Interessen: Psychoanalyse und Gesellschaft, DDR-Geschichte, Psychisches Trauma, Behandlungstechnik. Publikationen zu sozialpsychologischen und psychohistorischen Themen. Zuletzt »Einige psychohistorische Besonderheiten Ostdeutschlands«. In: Radebold, H.; Bohleber, W.; Zinnecker, J. (Hg.): Transgenerationale Weitergabe kriegsbelasteter Kindheiten. Juventa-Verlag 2008.
Kontakt: Dr.Froese@gmx.de

Frank-Andreas Horzetzky, Dr. med., Facharzt für Psychotherapeutische Medizin, Facharzt für Innere Medizin, Psychoanalytiker, eigene Praxis, Lehranalytiker, Supervisor, Balint-Gruppenleiter, Leiter der Institutsambulanz der APB. Interesse: Adoleszenz und historische Einflüsse.
Kontakt: Frank.Horzetzky@bvvp-berlin.de

Wolfgang Kruska, Dr. med., Nervenarzt und Psychoanalytiker in eigener Praxis, Gründungsanalytiker der APB, Dozent, Supervisor, Lehranalytiker (DGPT), Interessen: Integration von ost- und westdeutschen Erfahrungen, Versorgungsmodellen und Strukturen; lange in Ärztekammer und KV Berlin tätig.
Kontakt: wolfgangkruska@web.de

Christina Matté, Dr. rer. nat., Dipl.-Psych., Psychoanalytikerin in eigener Praxis in Müncheberg. Therapeutische Arbeit mit Kindern,

Jugendlichen und Erwachsenen. Interessen: DDR-Geschichte, Fragen von Kultur und Kunst. Dozentin an der Arbeitsgemeinschaft für Psychoanalyse und Psychotherapie Berlin (APB).
Kontakt: ch.matthe@t-online.de

Carl Nedelmann, Dr. med., Jg. 1936, Arzt für Psychiatrie und Psychotherapeutische Medizin, Psychoanalytiker (DPV/IPV) in eigener Praxis. Arbeitsschwerpunkte: Kulturtheorie und Behandlungstechnik mit einem besonderen Interesse an Phänomenen der Entfremdung und der Verleugnung.
Kontakt: carl.nedelmann@dpv-mail.de

Christoph Seidler, Priv.-Doz. Dr. sc. med., Nervenarzt, niedergelassener Psychoanalytiker (DGPT) und Gruppentrainer (DAGG), Balint-Gruppenleiter, 1990–2006 Vorsitzender der APB. Interessen: Gruppenpsychotherapie und Gruppenanalyse, Psychoanalyse und Gesellschaft, z.B: Kriegskindheiten, transkulturelle Psychoanalyse. Letzte Publikationen: »Gruppenanalyse im Dialog«, Psychosozial 103 (2006), Herausgeber: Traumatisierungen in (Ost-)Deutschland. Psychosozial-Verlag Gießen 2006.
Kontakt: APBeV.inst@gmx.de

Annette Simon, Dipl.-Psych., Psychoanalytikerin in eigener Praxis, Lehranalytikerin, (DGPT), Supervisorin, Interessen und Publikationen über psychische Probleme beim deutschen Einigungsprozess.
Kontakt: faktor.simon@t-online.de

Astrid Wahlstab, Dipl.-Psych., Psychoanalytikerin, eigene Praxis, Lehranalytikerin, Supervisorin, Interessen: Psychoanalyse und Gesellschaft. Elternverlust von Adoleszenzen, Verlust von identitätsstiftenden Werten und Normen.
Kontakt: Astrid.Wahlstab@web.de

Lutz Wohlrab, Dr. med., Facharzt für Neurologie und Psychiatrie, Facharzt für Psychotherapeutische Medizin, niedergelassener Psycho-

analytiker (DGPT) in Berlin-Weißensee. Interessen: DDR-Geschichte, Bildende Kunst und Film in Verbindung mit der Psychoanalyse. Letzte Publikation: Herausgeber von: Filme auf der Couch, psychoanalytische Interpretationen (2006). Gießen (Psychosozial-Verlag).
Kontakt: lutz.wohlrab@gmx.net